人邮普华
PUHUA BOOK

我 们 一 起 解 决 问 题

成为格式塔咨询师

心理咨询师的完形之路

费俊峰　林　荫_著

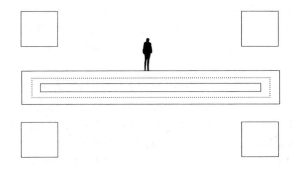

人民邮电出版社

北　京

图书在版编目（CIP）数据

成为格式塔咨询师：心理咨询师的完形之路 / 费俊峰，林荫著. -- 北京：人民邮电出版社，2024.7.
ISBN 978-7-115-64729-0

Ⅰ. R395.6

中国国家版本馆 CIP 数据核字第 2024TK4316 号

内 容 提 要

　　格式塔疗法是一种遵循整体论的整合疗法，它吸收并整合了格式塔心理学、精神分析、现象学与存在主义、整体论与场论、禅宗与东方哲学等诸多流派的理论与技术，并将它们交融为一个新的整体。格式塔疗法将来访者的体验放在首位，通过培养来访者对自身和环境的觉察能力治愈来访者，并促进其成长。作为一门整合性的咨询技术，格式塔疗法已被广泛应用于家庭关系、压力管理、人际沟通、个人成长与团队建设等众多领域，其强大的治疗效力吸引了大批学习者。

　　本书作者基于近 30 年的理论与实践经验，将与格式塔疗法相关的各项内容囊括在本书中。全书共分为六个部分：第一部分对格式塔疗法的相关理论进行了全面介绍；第二部分重点讲授了格式塔疗法的基本功；第三部分介绍了格式塔疗法在此时此地的运用；第四部分讲述了如何将格式塔疗法的理论运用在咨询工作中；第五部分介绍了如何处理未完成事件、阻抗和僵局，以及如何运用实验、空椅子和梦处理来访者的问题；第六部分讲授了格式塔咨询师自身的成长与发展。

　　本书有理论、有方法、有案例、有练习，内容丰富而不枯燥，适合新手心理咨询师、心理学老师和学生，以及社会工作者阅读、参考。

◆　　　著　　费俊峰　林　荫
　　　责任编辑　杨　楠
　　　责任印制　彭志环

◆　人民邮电出版社出版发行　　北京市丰台区成寿寺路 11 号
　　邮编 100164　电子邮件 315@ptpress.com.cn
　　网址 https://www.ptpress.com.cn
　　三河市中晟雅豪印务有限公司印刷

◆　开本：720×960　1/16
　　印张：24.75　　　　　　　　　　　2024 年 7 月第 1 版
　　字数：337 千字　　　　　　　　 2024 年 10 月河北第 4 次印刷

定　价：108.00 元

读者服务热线：（010）81055656　印装质量热线：（010）81055316
反盗版热线：（010）81055315
广告经营许可证：京东市监广登字 20170147 号

序 一

　　余生很贵，好好活着，活在当下，平静地面对生命的所有可能。这是我在到了知天命的年龄后的自我期待。我从 1996 年开始进入心理咨询行业，并用心地在这个领域学习、耕耘，那些帮助别人的方式，如人本主义、心理剧疗法，焦点疗法、欧文·亚隆的存在主义疗法，也或多或少地被我用在了自己身上，并呈现出了一些效果。但令我改变最大的是，我于 2009 年连续学习并使用格式塔疗法。这是我人生中的一个重要转折点。那个时期，其实是我在专业和职场方面遇到挑战和挫折的时候，我参加了中德连续完形培训的工作坊，德国老师温暖、令人尊重，成员的开放分享也让我触及存在于我内心的、我没有办法面对的个人议题，我感到既神奇又震惊。在学习的那几年，重点其实不是怎么在临床工作中运用格式塔疗法的技术，而是面对每个人的个人议题。我持续地练习对自己的内部区域、外部区域的觉察，逐渐提升觉察能力，倾听自己的声音和情绪。我开始重新检查自己内摄的很多信念，能够诚实地与外在的人、事、物接触。我渐渐地确认了一些自己不接受甚至投射出去的东西，也能够承认过往逃避和压抑的需求、渴望、梦想。这让我渐渐地整合了自己，也让我能够再次评估自己拥有什么、缺少什么、我所处的环境有什么样的条件和限制，知道放下一些需要，并能够更勇敢、更有选择地去面对。

格式塔疗法也帮助我处理了一些未完成事件，我不再受过往经历的一些情绪的困扰，不再在烂人、烂事上花太多时间和精力，能够针对当下发生的事情去应对。当然，我也不是在学习的过程中就有如此收获，而是大约于 2016 年开始在教学、咨询、督导中融入格式塔咨询流派的精神，并不断地跟学生、来访者、受督咨询师交流并一起成长。2020 年年底，我受丽心理机构邀请开始跟施琪嘉教授举办格式塔疗法的 12 天连续培训。一直到今天，我做了几十个线上、线下的工作坊，其中有连续 20 天的线上工作坊，有江苏省心理学会主办的 9 天的初、中、高三阶连续学习工作坊，也有线上和线下相结合的工作坊。在这个过程中，我积累了很多教学体验和经验。2021 年我教授的课程更多的是带有实验性质的。2022 年一万心理主办的线上连续培训是我把课程体系化的过程，很多点都可以与工作坊深入的体验和实践相磨合。2023 年我教授的课程变得更加流动了，有些学员给出的评价是"行云流水"，我也很享受这个过程。这一切的改变都是波浪式前进、螺旋式上升的。

学习格式塔疗法是我人生中非常关键的转折点，回顾从 1996 年以来的专业工作，我经历过成功、挫败、痛苦、挑战，这些对成就现在的我而言都有所贡献。另外，我还在新冠疫情期间主编了"格式塔治疗丛书"。格式塔疗法吸收了东方禅宗的思想和智慧，这对中国人是具有适应性的，纯粹西方的心理学、心理咨询的方式，并不完全适合中国人的心理。在学习罗杰斯的人本主义的时候，我发现它确实很吸引我，但使用起来很难。在格式塔咨询中，觉察、选择很重要，这需要一个过程。有了觉察以后，我才能勇敢地做出选择和决定，处理完未完成事件，才能发现现在的我力量不足，否则我是没有勇气面对过往的。如果一个人没有照顾好当时受苦的自己，就不容易完形。另外，我发现自己有很长时间的抑郁体验，也有很强的自我责备和自罪感，总觉得自己应该做得更好。所以，在这 15 年的学习和推广格式塔疗法的过程中，我深深地感觉到，格式塔不仅是一个咨询流派，更是一种生活方式。它对每个想要真正生活的人都很有帮助，我很愿意推广它，而写书就是一个重要的方式。

很高兴遇到本书的合著者林荫老师，她从 2021 年开始参加江苏省心理学会主办的初、中、高阶连续培训课程，然后开始尝试给我做课程助手和一万心理主办的线上培训的助教。林荫老师毕业于清华大学，思维清晰，逻辑性强，具备很强的现场反馈和提炼能力。她能及时地把我现场做的体验的过程反馈给我。这也使我愿意跟她一起完成本书，因为这里有我们对很多培训现场的整理，也有一些她在学习、观看我的工作后的心得和反思，以及她自己做个案和接受督导时的一些体验。

怎样把格式塔的理念以更加能够被接受的方式呈现？对此，我其实犹豫了很久。因为市面上的图书大部分是译本，很难读懂，而国内虽然也有些中国临床工作者写的书，但有的可能因为要迁就读者，所以表达方式过于强调确定性，这跟格式塔的理念其实是相违背的。所以我们一起讨论了框架、涉及的主题，以及怎样能很好地通过文字把我们想分享的内容表达出来。

本书能够完成，也很感谢人民邮电出版社。他们给我们提供了专业的建议。

本书共分为六个部分。第一部分介绍了格式塔疗法的基本理论，涉及生命观和人性观、接触与接触循环、成长与停滞、觉察这四个核心理念，也谈到了格式塔疗法的咨询思路和工作方式。第二部分是格式塔疗法的一些基础训练，涉及现象学的觉察、存在主义的对话、场论和整体论。第三部分是格式塔疗法对此时此地的运用，涉及格式塔咨询师的自我运用，格式塔咨询师如何在此时此地工作，运用当下、追踪、反移情在对话中浮现、洞察。第四部分是格式塔疗法在整个咨询过程中的应用，涉及初始访谈与评估概念化、格式塔疗法在长程咨询中的工作、如何看待来访者自体组织的发展、对咨询关系的应用，以及全周期工作的四个阶段，并通过一个长程案例来展现整个工作过程。第五部分涉及格式塔疗法的几个应用专题，包括未完成事件、阻抗和僵局、实验、空椅子及梦工作。第六部分是格式塔咨询师的成长之路，介绍了如何成为格式塔咨询师、学习格式塔疗法的常见困难与应对、对个人议题的探索，以及格式塔咨询师的进阶发展，也谈到了格式塔取向的督导是如何进行的，并通过一个案例来呈现这个过程。

本书适合有格式塔疗法基础、想用格式塔的方式做咨询，以及想成为格式塔咨询师的人阅读。我们希望这是一本手册式的参考书。

费俊峰

序 二

在学习格式塔疗法的过程中，我无数次问自己，格式塔到底是什么？每一次，答案都在变化。在不同的学习和人生阶段，我对它有不同的理解。在现阶段，我的答案是，格式塔疗法是一门成长的艺术，一门生活的艺术。

格式塔疗法提供了一种生命观和人性观，相信生命是一个通过不断整合朝向成长的过程，并以此为基础建构了完整的理论体系和实践方法。这给我们提供了一条活出自己、成为自己的道路，让我们有可能在令人迷茫和困惑的当代社会过上一种充满意义感的生活，不断开出新的生命之花。

费俊峰老师就是这样在自己的生活中践行格式塔疗法的精神的。他感动于人民教育家陶行知先生普及平民教育和农村教育的事迹，并将其推广到心理学领域。费老师总是充满热情地投入助人工作中，温暖地关心着每个人，尤其是那些缺少资源和支持的群体。即便在 2018 年身患癌症，费老师也完全没有停止从事助人工作的脚步。在接受癌症治疗的同时，费老师继续着高强度的工作。近几年，他带领格式塔工作坊数十场，各类心理学讲座上千场。这就是一种符合格式塔精神的生活方式：知道自己认同什么和需要什么，通过一个个接触循环去实践和整合，在这个过程中活出真实的自己；不论健康或疾病、顺境或逆境，都不会改变这条自我实现之路。

与费老师一起工作的过程对我来说也像一场深刻的生命教育。我们平时总是很自然地用生命永续的幻觉来否认死亡焦虑，当这一切被打破时，我不禁开始认真思考：在有限的时间里，我要怎样利用我的生命。至今为止，我找到的唯一答案是，在当下可以把握的每一刻充分地活。

作为咨询师，我们要走的就是这样一条路——把自己的生命活出来，这也让我们成为真正的格式塔咨询师。这条路无关他人，是每个人为自己做出的选择。你走过一条怎样的路，最终就会收获一个怎样的自己。至于你的那条路在哪里，没有人能提供现成的答案，每位咨询师都需要自己去探索、去践行、去书写自己与格式塔的故事。

所以，格式塔咨询师的训练不仅包含学习理论和技术，还包含深入自己的生命，开发自己作为一个真实而独特的人所拥有的资源和特质，找到运用自己疗愈来访者的方法。这也是为什么格式塔疗法中流传着这样一种说法："有多少位格式塔咨询师，就有多少种格式塔。"每位咨询师都不一样，经由每个人的生命流淌而出的格式塔方法自然也不一样。

实现这样的成长并不容易，咨询师需要以体验性的学习为主，同时辅以理论学习，将理论和实践结合起来，这样才能形成具有个人特色的工作风格。而现有的中文版格式塔疗法图书主要是翻译国外作者的著作，并且以理论著述为主，读起来比较艰涩难懂且有一定的文化差异。这造成了理论与实践的脱节，很多学习者在参加了格式塔工作坊后，还是感到这些书难以理解，无法把自己的体验与书上的概念联系起来。

为了填补这一空白，我们产生了撰写本书的想法，我们希望依托中国的文化环境，把理论与实际联系起来，提供一本符合中国人阅读习惯的格式塔疗法实践入门书，通过理论与实操讲解、体验性练习、案例分析这三个部分的有机结合，学习者可以循序渐进地掌握格式塔疗法的工作方法，不至于因为学习门槛过高而失去领略格式塔魅力的机会。同时，撰写本书也是一种对实践的分享，它整合了我们在格式塔工作坊、督导、咨询中所积累的经验，我们希望把中国格式塔咨询师在专业上的探索和尝试分享出去。

然而，撰写一本关于格式塔疗法实操的书是一项颇具挑战性的任务。因为格式塔疗法的工作以此时此地为根基，最鲜活的格式塔总是在工作坊中、在咨询室里、在我与你的相遇中。一旦写成文字，这些经验就被固化下来了，这与追求灵动、自由的过程性工作方式相违背。但是，如果不将这些内容形成系统性、书面化的文字，又会影响格式塔疗法的传承与传播。这是一个悖论，也是我们在撰写本书的过程中反复思考的问题。

如何平衡和整合两极？如何在不违背格式塔原则的前提下，用文字的形式传递出格式塔疗法在此时此地工作的精神内核，让更多人能够从中获益？我们找到的答案是把握住"创造性地自我运用"这一核心思路，这是格式塔咨询师推动咨询的发动机，即通过运用自己的觉察连续谱帮助来访者发展觉察能力、获得成长。我们希望本书可以协助你学会如何运用自己来工作，开发属于自己的"独门武功"，而不是提供一套标准化的操作流程和技术指导。真正的格式塔精神尊重每个人的独特性，从不塑造权威，更无法提供标准答案。

我们更愿意把本书看作一场跨越时空的相遇。书作为载体，记录了我们在实践过程中积累的感悟和反思，以及我们基于自身特点所形成的工作方法。如果你在阅读过程中与我们产生了共鸣，感到有所收获，那一定是你与自己的经验和体悟有所连接，在这一刻，相遇就发生了。虽然我们与你不在同一时间、同一地点，但我们希望你在阅读的过程中真实地感受到被看见、被支持，而你心中的这份连接感对我们来说也是一种看见和支持。这是两段成长历程的相遇，我们曾经走过的成长历程与你正在经历的成长历程相遇了。

只是你遇到的是曾经的我们，因为这些文字记录了我们走过的路，在被写下的那一刻，它们就被定格了，就像一件孩子穿小了的衣服。而人是会不断成长和蜕变的，当你读到这些文字时，我们已经离开这里去创造新的可能性。生命就是这样一个不断向前的过程，正如加里·扬特夫所说的"everything is becoming"，一切都处在形成和变化的过程中。成长需要通过破坏旧的格式塔，才能形成新的格式塔。我们不会被这些已有的东西束缚住，希望你也一样。

很高兴有机会在本书里与你相遇，也祝愿你可以从现在出发，大步流星地走向你的未来。

生命不息，步履不停，诸君共勉。

林荫

目　录

第一部分

格式塔疗法理论介绍

第 1 章　　　　　　　　　**格式塔疗法概述**

格式塔疗法的核心理念

　　这是一本旨在介绍格式塔疗法实践应用的书，但在开始介绍实操内容之前，我们希望学习者能够对格式塔疗法的理论框架有所了解，以此作为开展实践工作的基础。不过，用简短的文字介绍格式塔疗法的理论不是一件容易的事。一方面，格式塔疗法作为一种遵循整体论的整合疗法，吸收并整合了格式塔心理学、精神分析、现象学与存在主义、整体论与场论、禅宗与东方哲学等诸多理论流派的内容，并将它们交融为一个新的整体，形成一套相互交织的网状理论体系。如果像思维导图的树状结构那样将格式塔疗法拆分成一个个组成部分来介绍，就会破坏其原有的整体性，失去这个理论框架作为一个完整格式塔的美感和精髓。而如果选择保留整体性，就必然会牺牲逻辑上的清晰度。另一方面，从标志格式塔疗法创立的第一本书《格式塔治疗：人格中的兴奋与成长》（*Gestalt Therapy:Excitement and Growth in the Human Personality*），到后来的大部分理论著作，都采用了格式塔心理学和场论所特有的语言体系，这种语言体系与日常的语言习惯有所不同，导致这些书读起来比较抽象、难懂，不容易与现实生活相联系。但在应用层面，格式塔疗法是一种极为贴近实际的体验性方法，格式塔的形成和破坏存在于生活中的每时每刻，因此，这种疗法完全可以作为一种生活方式让人们去践行。

所以，我们的挑战在于，如何既尽量保留格式塔疗法的原汁原味，又让理论介绍部分通俗易懂。对于第一个难点，我们仍然会采用整体论的结构，这样才能保留格式塔理论的原貌。对于第二个难点，我们会放弃格式塔传统的语言体系，用贴近生活的例子来介绍那些抽象的理论概念，希望学习者可以在充分理解每一个概念的基础上，对格式塔疗法形成一幅完整的图景。

生命观与人性观

首先，请你闭上眼睛，想象这样一幅画面。

在绚烂多姿的海底世界，各种各样的海洋生物无拘无束地畅游着，仿佛跳着自在的舞蹈。其中有一只美丽的水母，它的身体由顶部透明的、琉璃般的伞状凝胶体和底部的无数条触须组成，形成一个协调的整体。它在水流的推动下一张一翕地优雅起舞。在每一次律动中，它的整个身体都协调而流畅地展开再收缩，曼妙的触手感知着深海的温度和气息，同时推动着自己灵活地移动，去寻找美味的食物，或者躲避危险的天敌。

水母就这样自由自在地徜徉着去探索每一寸海洋，同时用自己身体的运动调谐着水流的韵律。水母自身散发的荧光也犹如一盏精致的灯笼，使深海不再是一片无边的黑暗，而是成为一幅充满生机与活力的画卷。

这幅深海水母的图景很好地体现了格式塔疗法的生命观。格式塔疗法认为，地球上所有具有生命的个体都是充满活力的有机体，从最原始的单细胞生物到最复杂的人类，都遵循着同样的生命规律：有机体与环境相互依存，在不断的新陈代谢过程中，从环境中吸收营养、排出废物，从成长、成熟逐渐过渡到衰老，直到生命的尽头。水母用自己的身体形态完美地诠释了在扩张与收缩之间往复循环的生命历程，这在人类身上体现为心脏的收缩与舒张、肺部的呼气与吸气、肌肉的紧绷与放松、神经系统的兴奋与平静。这不仅存在于身体层面，也存在于心理和社会层面。心理学的英文单词"psychology"的前半部分源自希腊语的"psyche"一词，意思是"灵魂"，原意是"有活力的呼吸"。古希腊人相信灵魂承载着个体内在生命的气息，会在他死亡的同时离去。[①]

整体论和场论的思想在此处体现在两个层次上。第一个层次是把有机体作为一个整体来看待。格式塔疗法的理论借用了生物学的"感受器"和"效应器"概念，感受器承担定向（orienting）功能，用来感知自己和环境，效应器承担操纵（manipulating）功能，让个体可以自由运动，并对环境施加影响[②]。健康的有机体身上的感受器和效应器会形成一个协调而统一的整体来发挥功能，就像水母那优美而流畅的身体运动过程。对于人类，整体性不仅体现在生物层面的身体上，还包括身体和心灵作为一个整体来运作，这挑战了自17世纪以来统治西方现代思想的笛卡尔身心二元论。在第二个层次，有机体和环境构成一个整体的场，并且持续进行着交互作用，就像水母与大海的关系一样。格式塔疗法用"有机体/环境场"这个专有词组来表达这一点，其中的连接符"/"具有重要寓意，同时意味着分化与统一。这体现了"你的世界之中的你"（you-in-your-world）[③]，如果没有你身处其中，你所感知和体验的世界便不存在，而如果没有世界，你也绝对无法孤立地活着。

---

① 弗雷德里克·皮尔斯，拉尔夫·赫弗莱恩，保罗·古德曼.格式塔治疗：人格中的兴奋与成长[M].吴思樾，译.程无一，校译.南京：南京大学出版社，2023：161.

② 弗雷德里克·皮尔斯，拉尔夫·赫弗莱恩，保罗·古德曼.格式塔治疗：人格中的兴奋与成长[M].吴思樾，译.程无一，校译.南京：南京大学出版社，2023：139.

③ 弗雷德里克·皮尔斯，拉尔夫·赫弗莱恩，保罗·古德曼.格式塔治疗：人格中的兴奋与成长[M].吴思樾，译.程无一，校译.南京：南京大学出版社，2023：113.

在《格式塔治疗：人格中的兴奋与成长》这一开宗立派的著作中，副书名中的"兴奋"与"成长"作为两个关键词，精准地概括了格式塔疗法的人性观，即不用病理性的视角看待心理问题，而是遵循人本主义的态度，认为朝向成长是生命的自然状态，而兴奋代表着一切生命活力的激发与调动，是成长的源泉。在经典精神分析理论中，弗洛伊德将"性与攻击"定义为人类的两个基本驱力，以性驱力为核心，并把攻击驱力看作一种毁灭性的力量。与之不同的是，格式塔疗法围绕攻击性建构自己的理论，并将其看作一种积极、健康的生命力量，而社会文化对人类的驯化导致这一必不可少的内在力量被极大地抑制和削弱。人们不再尊重和发挥自己的自发性，而是通过自我控制的方式主导生活，努力让自己像大多数人一样，迎合外在的期待与标准，以过上循规蹈矩的生活为荣。这就是格式塔疗法中"神经症"这一名词的意涵，即由于抑制自身生命力而造成的成长停滞，长期处在刻板、僵化的生命状态中。

所以，弗雷德里克·皮尔斯（Frederick Perls）等人在创立格式塔疗法之时，实际上吹响了一曲生命的赞歌，希望能够帮助人们再次激活和解放生命力，重启中断的成长历程，真正向着独一无二的、真实的、完整的自己不断迈进。在这种状态下，个体会充满活力地活在当下，体验到世界的绚烂与精彩，对一切新奇的事物抱有好奇心，愿意大胆尝试和冒险，去探索未知的领域。但这并不意味着天马行空、脱离实际，这样的人同时具有充分的现实感和灵活性，可以平衡地协调自身状况和环境条件，最大化地运用现有资源，选择恰当的方式实现自己的成长需要。这在格式塔疗法中被称为"创造性调整"，也体现了一种对人的基本信念——具有自体调节和自我负责能力的有机体。

到目前为止，我们介绍了格式塔疗法的生命观与人性观，接下来，我们可以谈谈"格式塔"这个常常令人费解的名词了。它来自涵义丰富的德文单词"gestalt"，包含了构造（configuration）、结构（structure）、主题（theme）、结构关系（structural relationship）、有意义且有组织的整体（meaningful organized whole）等意思，在中文里，没有能够准确表达其意义的词汇，所以我们将这个词音译为"格式塔"，也意译为"完形"。由于格式塔具有静态和动态的双重属性，而我们认为"完形"并不能涵盖其丰富的意义，因此我们更倾向于使用音译"格式塔"。从静态角度来看，格式塔指多个元素以某种特定的关系组织起来，形成一个有意义的整体。这个整体具有统一、完整的特性，不同于任何单一元素，体现了"整体大于部分之和"的思想。从动态角度来看，格式塔意味着不断朝向完整和完成的过程，体现了场论特有的世界观——一切都处在形成和变化的过程中（everything is becoming）①。

　　将"格式塔"这一名词的静态和动态角度结合在一起，就形成了格式塔疗法看待生命的方式：生命是一个完整的整体，同时生命是一个朝向整合的过程。意大利的格式塔治疗师玛格丽塔·斯帕尼奥洛·洛布（Margherita Spagnuolo Lobb）著有一本书《朝向未来的此时》（*The Now-for-Next in Psychotherapy*），书名精辟地描绘了这一生命状态——活在当下、活向未来。

接触与接触循环

　　让我们来到"有机体/环境场"这一概念，进一步展开说明有机体与环境的接触，以及图形（figure）与背景（ground）的动力关系。

　　接触是格式塔疗法的核心概念之一，一个美丽的定义是："接触是差异的

---

① Gary Yontef. Awareness, Dialogue & Process：Essays on Gestalt Therapy[M]. The Gestalt Journal Press，1991：219.

相会。"[1] 两种不同的东西触碰在一起才会产生接触，而接触发生的地方被称为"接触边界"。接触边界不是一个固定的实体，而是一个正在发生的事件（event）、一个流动的过程（process），它随着接触的产生被创造出来，又随着接触的完结自然消失。关于接触边界，一个十分形象的例子是海岸线，海岸线因海水与沙滩的接触而产生，随着海浪的波动，接触边界始终处于流动之中。每一次海水来袭，向上覆盖沙滩，接触边界便向前移动；随后海水回退，接触边界后移，刚刚发生接触的地方会重新裸露出沙滩，再无边界的痕迹可循。接触边界同时承担着区分与连接的功能，海水和沙滩在接触边界既相互区分，又彼此连接，是分化与统一的结合。马丁·布伯（Martin Buber）在对话理论中运用了具有哲学意涵的词汇"之间"（between 或 in-between）来表达相似的意思，接触边界存在于两者之间，既不属于海水，也不属于沙滩，而是由海与沙的相会共同创造的。"之间"空无一物，又是一切关系发生的源泉。

接触现象在生活中无处不在，格式塔疗法更关注有机体与环境的接触。前面描绘的深海水母就展示了一幅水母与海水接触的美丽画面，其接触边界同样随着水母身体的律动不断变化。皮尔斯等人将有机体与环境的接触边界形象地称为"成长的器官"[2]，对于不同的成长功能，接触边界也会有所不同。在呼吸功能中，由于水母用皮肤来呼吸，因此从海水中吸入氧气、排出二氧化碳的接触边界就位于皮肤。而在捕食功能中，水母喜爱各种微小的浮游生物，会用触须缠绕住猎物，然后送入口中，最终由肠腔消化吸收。整个捕食过程的接触边界也在不断变化，从触须到口部，再到肠腔。通过这些接触功能，水母把氧气

---

① 埃德温·尼维斯. 完形治疗：观点与应用 [M]. 蔡瑞峰，黄进南，何丽仪，译. 卓纹君，校阅. 成都：四川大学出版社，2007：27.

② 弗雷德里克·皮尔斯，拉尔夫·赫弗莱恩，保罗·古德曼. 格式塔治疗：人格中的兴奋与成长 [M]. 吴思樾，译. 程无一，校译. 南京：南京大学出版社，2023：278.

和食物同化为自己的一部分，实现了自身的成长。

需要强调的是，接触边界的功能同时包括同化与异化，同化是指从环境中吸收、整合个体需要的东西，异化则是拒绝或排出个体不需要的毒素和废物。一个容易出现的偏误是更重视同化，而对异化关注不足。实际上，如果有机体不能拒绝对自己有毒或有害的东西，也不可能长久地生存。在格式塔疗法中，这种成对出现的概念总是同等重要的，这体现了两极辩证统一的思想。

在接触过程中，有机体会根据自身的兴趣和兴奋来组织场域，这里需要引入一组新的概念"图形与背景"，它们来自场论和格式塔心理学。如果你在青春年少的时代有过心仪的对象，那么你大概可以很好地理解这一点。你的心上人总是会成为你眼中最突出的图形，无论是在教室里还是在操场上，你总是可以第一时间在人群中认出他/她，仿佛有一束聚光灯打在他/她身上一般，而其他同学会黯然地消退到背景中，不会被你注意到。这就是接触带来的场域分化，场域中令你兴趣盎然的部分会浮现为图形，其余的部分则成为背景，衬托着图形的存在。

对于健康的有机体，图形与背景不是固定不变的，而是处于不断的相互轮转和交互之中。在每一次接触中，有机体都会把兴趣和能量投向当前最紧急且具有主导性的需要，使这一图形从背景中分化出来。之后的接触过程伴随着不断上涨的兴奋，形成一个清晰、明亮的良好格式塔，最终达到充分接触。例如，你在时间紧迫的情况下要赶一趟飞机，在去机场的路上，你往往无心留意沿途的风景，而是不断地查看导航，催促司机加快速度。到达机场后，你在大屏幕前迅速找到自己的航班信息，确定登机口的位置，然后调动身体能量，快速奔向登机口，在最后时刻冲上了飞机。在这个过程中，你注意到的所有外部信息和内部的能量调动都与这趟飞机有关，直到你终于坐在自己的座位上，感觉松了一口气，这时赶飞机的需要得到了满足。在之后的几分钟里，你等待急促的呼吸逐渐平息，肌肉的酸痛有所缓解，与赶飞机有关的图形便消退到背景中。这一刻，场域回到未分化的状态，一切事物对你来说都是无差别的。接下来，你从包里拿出一本小说来阅读，你的注意力被小说精彩的情节所吸引，小说以外的世界对你不再重要，这时一次新的图形与背景的分化便出现了。

格式塔疗法用"接触循环"（又被称为"体验循环"）来描述这个过程，虽然这个循环本身是一个不可分割的整体，但将其分为若干步骤有助于我们在理论层面进行概念化和应用。在《格式塔治疗：人格中的兴奋与成长》中，皮尔斯等人提出了第一个版本的接触循环包括四个步骤：前接触—接触—最终接触—后接触。你可以看到其中的概念全部使用了格式塔的语言。之后，有多位格式塔治疗师进一步发展了这一理论，建构了不同版本的接触循环，其中使用较广泛的是英国治疗师彼得鲁斯卡·克拉克森（Petruska Clarkson）提出的七步骤接触循环（见图 1.1）。

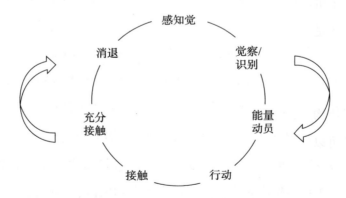

图 1.1　彼得鲁斯卡·克拉克森提出的七步骤接触循环

一个用于讲解接触循环的经典案例是进食过程，这也是格式塔疗法关于有机体与环境接触的原型：有机体通过攻击和同化食物来实现自身的成长。接触循环从感知觉开始：你的胃部产生了一种空虚、灼热、渴望的感觉，最初它存在于背景中，未必会被你觉察到。随着感觉的增强，它在某个时间点从背景中浮现出来，成为图形并进入你的觉察范围，你注意到此刻胃部的感觉，并将其识别、命名为"我饿了"。于是，你动员能量，从沙发上站起身，来到厨房给自己煮一碗面，这是行动阶段。之后，你端着煮好的面条来到餐桌旁，在尝到第一口面条的时刻，你与食物的接触才真正开始。在进食的过程中，你通过嘴巴和胃肠道不断地与面条接触，胃部的空虚感逐渐消失，转而被一种越来越充盈的感受代替。当你终于吃饱时，你完成了与食物的充分接触，感到十分满足。这时，食物不再对你有任何吸引力，这个循环消退了。接下来，你感到一股困意袭来，于是离开餐桌来到卧室午睡。这时，一个新的循环便开始了。

实际上，无论我们采用几个步骤来拆解接触循环，描述的都是同一个过程，觉察内外部刺激，识别自己的需要，动员能量并做出行动与环境接触，最终达到充分接触，需要得到满足，然后撤回到休息状态，同化并整合所获得的成长。几乎可以说，我们生活中所有的活动都遵循这个接触循环，不论是学习、工作，还是娱乐、交友。而且人类的体验之流是十分丰富的，接触循环不是一个循环接着一个循环按照单一的顺序发生，而是有许多循环同时存在，并且大循环嵌套着小循环。例如，我们写作本书的过程就是一个历时长久的大循环，需要经历构思、写作、出版等一系列过程，其中的每一步都是一个完整的循环，并且可以再向下分解到每一章、每一节、每一段，都是一个小循环。再比如，此刻我正面对计算机投入写作中，忽然我感到颈部肌肉一阵酸痛，于是我暂停打字，站起身稍微活动了一下肩颈，感到放松一些之后，我再次坐下来回到写作中。在这里，我暂时中断了写作的循环，插入了一个放松肩颈的循环，这个循环得到满足并消退后，我再度重启写作循环。

在每个接触循环中，有机体都会从使用定向功能逐渐过渡到使用操纵功能，统合协调自己全部的感觉运动、情绪和认知功能，使其作为一个整体与环境接触，以满足自身的成长需要。健康有机体的生命历程就处在这样生生不息的接触循环中，带着兴奋与活力，组织场域形成良好的图形，并且图形与背景可以自由运作、动态变化，这个永恒而充满意义的过程就是格式塔疗法理论的中心①，所以皮尔斯等人提出，接触是最纯粹的第一现实（the simplest and first reality）②。

成长与停滞

皮尔斯在《格式塔治疗：人格中的兴奋与成长》的前言中提道："成熟是一个转化环境支持并发展自体支持的持续过程。"③个体的成长和成熟是通过接触来实现的，格式塔疗法将有机体的接触系统和成长施动者（agent）定义为"自体"（self）。自体不是一个固定不变的实体，而是一个过程，随着每一次接触的发生浮现于接触边界，随着每一次接触的结束而消退。个体通过接触与环境进行物质和能量的交换，两者相互重组，个体改变环境，同时也被环境改变。

一个典型的例子是孩子的成长发育。孩子通过进食的咀嚼和消化过程，把食物打碎、破坏，将其中的营养同化为身体的一部分，形成骨骼和肌肉组织，同时将其中的废物排出体外，回归环境。随着年龄的增长，当可爱的幼童逐渐成长为翩翩少年时，原来那个幼童的身体和心智便消失不见，无法再找回来

---

① 弗雷德里克·皮尔斯，拉尔夫·赫弗莱恩，保罗·古德曼.格式塔治疗：人格中的兴奋与成长 [M]. 吴思樾，译.程无一，校译.南京：南京大学出版社，2023：9.
② 弗雷德里克·皮尔斯，拉尔夫·赫弗莱恩，保罗·古德曼.格式塔治疗：人格中的兴奋与成长 [M]. 吴思樾，译.程无一，校译.南京：南京大学出版社，2023：275.
③ 弗雷德里克·皮尔斯，拉尔夫·赫弗莱恩，保罗·古德曼.格式塔治疗：人格中的兴奋与成长 [M]. 吴思樾，译.程无一，校译.南京：南京大学出版社，2023：1.

了。每一次新的格式塔的形成，总是伴随着旧的格式塔的破坏，这就是成长的历程。

另一个有趣的例子是婴儿的运动发展。在学习走路之前，婴儿需要先熟练掌握爬行技巧，这种四肢着地、全身协调向前移动的运动模式就是爬行的格式塔。而婴儿在开始练习走路时，需要双手离地、双足站立，放弃原有的平衡和移动方式，这会让婴儿的身体再次变得笨拙，很容易失稳和跌倒，需要父母用双手或学步带提供支持，帮助婴儿不断练习，直到最终学会独立行走。之后，随着行走的运动模式不断强化，成为一种自然而然的技能，爬行的格式塔被彻底破坏，所以成年人往往很难像婴儿那样协调自如地快速爬行。但是，从爬行到行走的发展过程是必不可少的，婴儿在爬行阶段锻炼了肌肉力量和身体协调性，随着爬行格式塔的破坏，这些运动能力被同化到背景中，并在之后练习走路的过程中与新获得的运动技能进行重组，形成一个全新的行走格式塔。

在人的整个生命历程中，所有学习和成长都需要经历类似的过程，只有打破旧的自己，才能重塑新的自己。成长意味着跃入未知，面对挑战和冒险，对新奇的事物保持开放的态度，而这需要环境提供足够的空间和支持才有可能实现。

婴儿在出生时，天生带着有机体的接触潜能，所以婴儿总是活在当下，想哭就哭，想笑就笑。但婴儿的自体功能尚未发展，非常依赖环境的支持，需要母亲在生理和心理层面提供全方位的照顾。随着婴儿的身体和心智发育，如果环境能够提供恰当的支持，婴儿就可以通过与环境接触不断同化自己所需的营养和技能，其自体功能就能得到充分的发展，最终，婴儿将成长为一个身心成熟的成年人。这样，一个人就完成了从环境支持向自体支持的过渡，能够发挥出有机体的自体调节和自我负责潜能，成为真实的自己，并过上充满创造性、富有意义的生活。

但是，如果环境提供的支持不足，这个成长历程就无法顺利实现。一些社会文化常常用单一的标准和主流价值观来要求所有人，对个体的独特性缺乏足够的尊重与包容，甚至打压孩子天然的自发性和创造性。于是，孩子很难获得被看见、被接纳的体验，常常会被比较、评判或拔苗助长。如果一个人在成长过程中总是被期待成为"不是自己的样子"，他就无法如其所是地存在，更难以拥有试错和冒险的勇气。

为了应对这样的状况，孩子只好运用尚未成熟的自体功能做出创造性调整，通过压抑自身成长的需要来迎合和适应环境，让自己先生存下来。孩子不再带着自发的兴趣和兴奋与环境接触，而是用各种各样的方式扰乱接触边界的功能，通过减少或中断接触来保护自己免受伤害。如果环境长期保持不变，这些接触中断的方式就会被反复使用，逐渐形成固化的格式塔。于是，这个孩子在长大成人后，仍然维持着在童年时期发展出来的模式，用固定而僵化的方式应对所有环境，失去根据当下的情境做出灵活调整的能力。除此之外，由于认同了外界的标准和要求，那些不被环境接受的东西在个体内部也会遭到拒绝和排斥，如"哭泣是软弱的表现"这类信念，让个体不能接纳自身的悲伤和脆弱。在与环境中断接触的同时，个体内部也产生了自体分裂和自体疏离，本该用于成长的能量被无意义地消耗在与自己的战争中，使自体不再是协调统一、朝向成长的整体。

于是，悲剧就这样发生了，最初为了自我保护而产生的自体调节方式冰封了个体的成长之路。由于自体的接触功能受到限制，难以从环境中同化新的东西，个体的成长潜能便不能得到充分的释放，长期处于成长停滞的状态中。

在这种情况下，图形与背景自由形成的过程会被打断，接触循环将无法顺畅运转，导致有机体与环境的接触边界出现功能障碍。最初，皮尔斯等人将其称为"接触中断"（contact interruption）或"接触扰乱"（contact disturbance），后来一些格式塔治疗师将其更改为更具资源取向的命名，如"接触调整"

（contact modification）或"接触风格"（contact style）。这些词汇在格式塔疗法中指向的都是同一概念，可以互换使用，但为了避免混淆，本书统一采用"接触中断"这个词。

常用的接触中断方式包括以下七种。

融合

融合（confluence）让接触边界失去了区分的功能，而差异是接触的基础，失去差异也就无法产生接触，导致个体与环境融为一体，不分彼此。融合会导致图形与背景无法分化，个体的主动性是缺失的，注意力无法指向场域中的某个具体对象，更无法形成清晰的格式塔。融合在关系中的原型可以追溯到子宫中的胎儿——胎儿还没有成为独立的个体，只能被动地依赖母体供应所有养分。

在人际关系的一些阶段，融合是必要的，如母婴关系的早期阶段、情侣之间的热恋期，以及性高潮的时刻。处于融合状态的个体会体验到与他人不分彼此、水乳交融，充分享受连接感所带来的充实与满足。

但在健康的关系中，连接与差异这两极需要被同时容纳，如果个体长期处于融合中，难以维持自己的个人边界和个人空间，会产生被侵入、被吞噬的感觉，面临失去自我的风险。与西方的个人主义相比，中国的文化观念更加提倡关系中的融合，会把家族的纽带、集体的利益放在个人之上，诸如"家国文化""子承父业""不孝有三、无后为大"等都是中国人文化血脉的体现。

投射

投射（projection）是把属于自己的内在部分投向外部，认为它们来自环境，而非自己的一部分，包括个人的品质、感受或行为等。

投射具有帮助我们理解世界的重要功能，当遭遇陌生情境和新鲜事物时，个体需要借助过往的经验进行一些推测和假设，才能选择恰当的态度和方式去应对。格式塔疗法认为，共情的过程包含投射的参与，因为我们与别人是不同的个体，不存在真正的感同身受。我们只能想象自己处在这个情境中会有怎样的感受，然后把这个感受投放到对方身上，猜测对方跟我们有一样的体验。健康的投射需要使用者对此有所觉察，知道这只是自己的想法和假设，别人可能有不同的想法。

如果在缺乏觉察的情况下使用投射，会让个体误以为自己的想法就是事实，坚信自己掌握着真理，或者否弃自己的内在部分，把它们投射出去，不能拥有自己的全部感受和特质。另外，僵化地使用投射会让个体由主动的施动者变为被动的承受者，无法承担自我责任。例如，一个人在生气时总是闷不作声，拒绝回应他人，用沉默来表达被动攻击，最终对方失去耐心、暴躁发怒，这个人就会占据受害者的位置，认为攻击来自外部。

内摄

内摄（introjection）是指没有经过咀嚼和消化就把环境中的东西生吞活剥地摄取进来，就像蛇吞青蛙一样，好像吞下了一个不属于自己的异物，会产生困惑、割裂的感觉。内摄有时也被翻译为"内射"，但我们认为译作"内摄"能更准确地反映其含义。内摄的常见形式是由养育环境、社会文化所灌输的信念和规则，通常以"应该""必须""不得不"作为开头，如"我应该坚强""我必须孝敬父母""我不得不赚钱养家"。

内摄对于个体学习的过程是必要的，在接触一项新知识时，个体需要先把完整的信息接收进来，然后再慢慢思考、消化，形成自己的理解。对孩子来说，内摄一些安全常识也是十分重要的，哪怕孩子暂时还不能理解这些常识，如"过马路要看红绿灯""不要吃陌生人给的东西"。

但是，如果个体习惯性地使用内摄，不加筛选地接受他人的观点和信息，就会失去自己的独立性和判断能力。另外，如果个体只是内摄了外界的标准和价值观，没有形成自己的人生目标，导致生命能量没有用于满足自身需要，他就很难在生活中获得满足感和意义感，不论怎么努力都只会感到徒劳和空虚。

内转

内转（retroflection）也被翻译为"回射"，是指把原本指向环境的冲动转向自身。例如，本来需要来自环境的抚慰，但是抑制了这种需要，转而自己抚慰自己，或者抑制对环境释放攻击性的冲动，转为自我攻击。

当环境无法满足个体的需要，甚至攻击个体的冲动和生命力时，个体就会使用内转来应对，压制自己的生命能量，不再向外释放。内转对接触边界的扰动在于，把本该在个体与环境之间发生的事情转移到个体内部，把自己分为行动者和接受者两部分，避免与环境接触。

内转的功能在于让个体可以适当控制自己的冲动和攻击性，不会像孩子一样任性，这对人类社会的和谐至关重要。另外，内转也是一种有力的自我保护，可以让个体更有控制感，隔离环境的伤害。例如，一个孩子做错了事情，担心被妈妈批评，于是抢在妈妈前面用更加狠毒的方式来责骂自己，这样妈妈可能就不会再指责他了，或者无论妈妈说什么，他都不会再感到受伤了。

虽然这样的应对方式最初具有保护性的作用，但也会让个体形成自我攻击的习惯。抑郁的形成机制就与内转极为相关，如果把原本指向外部的攻击性全部转向自身，长期进行严苛而残忍的自我攻击，就会让个体陷入抑郁中。过度使用内转也容易形成讨好他人、牺牲自我的人格特质，即总是隐忍压抑、回避冲突，努力满足他人的期待和要求，不敢表达自己的需求和主张。

偏转

偏转（deflection）也被翻译为"偏离"，是指避开直接接触，用模糊、笼统的方式进行回应。一个有助于理解偏转的形象画面是，当球队获得比赛的胜利时，一名队员想和另一名队员击掌庆祝，但另一名队员在最后的时刻笑嘻嘻地偏开了手掌，让想要击掌的队员感到困惑和落空。总体来说，偏转给人的感觉是，好像发生了接触，但又没有触碰到什么。

在人际交往中，答非所问、顾左右而言他、打趣开玩笑都是在运用偏转。中国的传统文化也包含许多偏转的味道，例如，"太极圆融之道""万事和为贵""凡事留一线，日后好相见"都体现了中国人的相处艺术。

偏转可以在人际关系充满张力时带来空间和保护，避免正面冲突，给双方留下余地。但是个体如果习惯性地使用偏转，就失去了与他人真实接触的能力，总是把自己包裹在层层外衣之下，无法建立深入的关系。

自我中心

自我中心（egotism）又被称为"自我监控"，是对自发性的控制。个体在与环境接触并获得成长的过程中，并不能事先预期和控制成长的结果。成长需要自发性的参与，尤其是在充分接触的时刻，只有放下掌控，变化才会自然发生。而使用自我中心的个体不能允许自发性的自然呈现，想要极力维持自身的稳定性和可控性，避免被环境改变。从接触边界的角度来看，我们可以将自我中心理解为试图扩大自己的边界以控制"不可控制之物"，这个不可控制之物既包括环境，也包括自己内部不受控制的部分，如性高潮的过程。

过度使用自我中心会导致个体拒绝从环境中吸收新的东西，于是环境对他来说不再具有滋养性，他只是生活在自己的世界里，变得刀枪不入。例如，一个自以为是的人总是从自己的视角来解释世界，并坚称这是唯一的真相，不愿意倾听和借鉴他人的想法。另外，为了控制自发性，习惯于使用自我中心的人会变得过度内省，总是将自己抽离出来，从旁观者的视角反观自己和世界，无法全然地沉浸在当下的体验中。

自我中心的积极作用在于，它让个体拥有自我反省的能力，形成稳定的身份感和自我同一性，并在长远的规划中适度延缓自发性，进行更周全的考量和权衡，避免未经深思熟虑的承诺和出尔反尔的摇摆。

去敏化

去敏化（desensitization）是指降低感知觉的敏感程度，让身体变得麻木、无感。这是在接触循环的源头就进行打断，避免感知觉进入觉察领域。可以说，这是一种强力的接触中断方式。

去敏化在创伤人群中较常见，既包括经历地震、车祸这类突发性事件的人，也包括在成长过程中遭遇虐待和忽视所带来的发展性创伤的人。当外界刺激对个体来说具有压倒性和淹没性，而个体没有其他应对办法时，通过切断感受来减少伤害恐怕就是当前最佳的自我保护方式了。

但是，去敏化会让当事人无法整合创伤经历，那些未经整合的感官碎片会在当下反复出现，让当事人一次次重新经历创伤体验，形成"闪回"的症状。如果去敏化成为一种固化的接触方式，当事人会长期处于解离（dissociation）和冻结（frozen）的状态，失去与身体的连接，感受不到自己的生命活力及世界的丰富多彩。

需要说明的是，这些接触中断方式中的一部分整合自精神分析，与精神分析中的防御机制名称相同，但两者存在性质上的差异。精神分析理论更关注个体内部的精神结构和人格类型，而格式塔疗法基于接触理论，从现象学、整体论及过程性的视角出发，将接触中断看作整个场在当下发生的现象。还有，格式塔疗法从人本主义和资源视角出发，将这些全部称为创造性调整，认为它们具有重要的功能和意义，可以帮助个体灵活地调节接触过程。只有当它们成为固化的模式时，才会影响个体的成长。

另外，接触中断的方式常常混合发生。我们在对千变万化的体验现象进行分类和概念化时，总是会有所抽象和失真，不可能完全复原体验的全貌。不过，这七种方式仍然涵盖了生活中较常见的接触现象，学习者可以将其作为协助登山的拐杖，但不必拘泥于此。

觉察的作用

最后，让我们谈谈觉察，这样你就可以看到格式塔疗法的理论是如何形成一个整体的。

《格式塔治疗：人格中的兴奋与成长》一书给出了觉察的四个特征 [1]：接触、感觉（sensing）、兴奋、格式塔的形成（gestalt formation），从中我们可以看到，觉察贯穿在整个接触过程中，参与并推动了接触循环的完形。

接触与觉察的关系是，所有觉察都包含接触，但不是所有接触都带着觉察。例如，你一边吃饭一边看手机，注意力全部被手机上的精彩内容吸引，这时手机就成为图形，而食物消退到背景中。你仍然在跟食物接触，但是对进食的体验缺少觉察，你很可能狼吞虎咽、食不知味，进而影响肠胃的消化吸收。而如果你像正念练习吃葡萄干那样，带着全然的觉察细嚼慢咽，调动自己的视

---

[1] 弗雷德里克·皮尔斯，拉尔夫·赫弗莱恩，保罗·古德曼. 格式塔治疗：人格中的兴奋与成长 [M]. 吴思樾，译. 程无一，校译. 南京：南京大学出版社，2023：7.

觉、嗅觉、味觉、触觉，充分体验与食物接触的过程，你将收获一场活色生香的饕餮盛宴，并感受到临在当下的岁月静好。

觉察就像一抹来自内在的光，照亮每一刻的经验，让生命体验更加鲜活，并带来更充分的接触。格式塔疗法将有机体带着觉察与环境接触的状态称为"觉察连续谱"（awareness continuum）。在这种状态下，有机体可以对自己的整个存在状态保持觉察，作为一个灵活而协调的整体与环境接触，根据当下的主导需要组织场域，形成一个清晰明亮、协调优美的良好图形。待需要得到充分满足后，有机体会整合吸收从环境中获得的营养，当下的图形将被破坏，下一个图形会开始形成，如此周而复始。

杰出的格式塔理论家加里·扬特夫（Gary Yontef）在其著作中指出，健康就意味着保持觉察连续谱，发挥有机体的自体调节能力[1]。而当有机体出现自体障碍时，觉察的重点是了解自体功能是如何运作的，通过让受限的接触功能恢复来重启停滞的成长进程。

为了实现这一目的，扬特夫将觉察能力的发展分为四个阶段[2]。下面我们以扬特夫的框架为基础进行一些扩展说明。

● 简单的觉察（simple awareness）

第一阶段需要发展基本的觉察能力，如对身体感觉、情绪、想法、行为的觉察，但这时来访者还没有发展出对当下的连续觉察能力。

---

[1]　加里·扬特夫. 觉察、对话与过程：格式塔治疗论文集 [M]. 潘新玉，译. 南京：南京大学出版社，2022：153.

[2]　加里·扬特夫. 觉察、对话与过程：格式塔治疗论文集 [M]. 潘新玉，译. 南京：南京大学出版社，2022：305.

- 对觉察的觉察（awareness of awareness）

这是指通过对觉察过程的觉察，来访者了解自己是如何觉察及如何避免觉察的。每次觉察到接触中断是如何发生的，带来了重新建立接触的契机和可能性。通过对此时此地的接触工作，来访者开始练习对持续发生的接触过程保持监测。

- 对性格的觉察（awareness of the character）

通过在第二阶段不断积累对当下的觉察，来访者渐渐熟悉了自己的自体功能运作，开始觉察到固化的格式塔。扬特夫认为，觉察的目的是获得洞察，通过顿悟了解体验的结构。这既包括来访者如何体验自己和环境、如何与环境接触、经常运用哪些接触中断方式，也包括来访者如何表达和满足需要、如何处理攻击性和应对冲突等。当来访者充分觉察到这些固化的模式在当下如何运作时，就有可能使用更加灵活多样的接触方式，让原本被卡住的接触循环重新运转起来。

- 现象学上升（phenomenological ascent）

到了这个阶段，来访者已经拥有了觉察连续谱，并且不只限于咨询场景，可以把这种状态迁移到日常生活中，充分发挥自体调节能力，跟随自发的图形／背景分化及场的浮现，带着充分的觉察活在当下。

当来访者的自体功能达到这一水平，就不再需要咨询师的支持，可以离开咨询师独自面对未来的成长之路了。这并不意味着来访者今后的生活不会再出现任何困难和困扰，而是不论发生什么，来访者都对自己有足够的信心，相信自己有能力去面对和处理。

总之，格式塔疗法的理论是一个以自体为核心的接触理论，而格式塔疗法的实践则以觉察为基石（觉察既是手段，也是目的），通过觉察帮助个体恢复和发展自体功能，成为真实的自己，朝自我实现不断迈进。

最后引用克尔凯郭尔（Kierkegaard）的一句话来结束理论部分的介绍：生命不是一个有待解决的问题，而是一个等待被体验的现实。格式塔疗法不是一个问题解决范式，而是一种体验的方法，一门成长的艺术，给我们提供了一条充分活出自身精彩的生命之路。

格式塔疗法的咨询思路

根据理论部分的介绍，格式塔疗法不是从问题解决的角度来看待心理咨询，而是关注成长。格式塔疗法的核心咨询思路可以被概括为，通过觉察恢复自体功能，重启停滞的成长进程。

那些由于成长停滞而产生心理困扰的来访者通常都不是活在当下，他们活在过去形成的固化格式塔里，活在自己的头脑里，不再运用感知觉真实地体验自己和世界。所以，格式塔疗法总是从发展觉察能力开始，帮助来访者回到当下，去体验自己及感受环境，既包括内在的身体、情绪、认知过程，也包括自己在外部世界如何去看、去听、去行动。

格式塔疗法关注"什么"（what）和"如何"（how），不关注"为什么"（why），相信只要了解当下是什么就足以带来改变。这是由于当有机体开始觉察时，自发的整合过程就启动了。实际上，整合是格式塔疗法的重要工作思路，既包括整合内在的各个部分以提升整体性，也包括整合外部环境的资源。

内部整合主要针对那些在过去的环境中不被接纳的自体部分，它们长期被拒绝和否弃，在内部形成分裂和对立，破坏了有机体的整体性。格式塔疗法认为，所有的内在部分都是重要的，不论是强烈的阻抗还是脆弱的情感，都是有功能、有意义的，就像大家庭的一分子，没有任何一个部分需要被消灭或抛弃，关键是如何协调它们之间的关系。通过觉察和接触，在不同部分之间进行对话，让长期僵化的内在边界恢复流动性，把之前分散、对立的生命力量重新整合起来，有机体就可以作为一个协调运作的整体，最大化地发挥生命能量。与此同时，在有机体与环境之间，接触功能的恢复进程也就同步启动了。通过觉察接触中断，让原来卡住的接触循环重新运作起来，个体就可以从环境中同化、吸收新的东西，重启停滞的成长进程。

实际上，内部的分裂与外部的接触中断总是同时存在的，是同一个现象在不同侧面的表现。而内部整合和外部整合也同样是一体两面、相辅相成的过程，有机体越具有高整合性，就越能更好地发挥接触功能，进而从外部吸收更多营养，带来更深入的内在整合。

整合思路的另一个意义在于启动自发的改变，而非刻意改变，这就是格式塔疗法的重要原则：改变的悖论。改变的悖论是指，越想推动改变的发生，越会保持不变，只有放下刻意改变的企图，接纳和成为自己现在的样子，改变才会自然地到来。这是由于刻意改变常常来自外部力量的推动，个体内部并没有足够的动力，并且刻意改变会制造出新的分裂，破坏有机体的整体性。个体内在的一部分会成为改变的推动者，另一部分则作为亟待被改变的问题，两者之间会产生对抗和内耗，就像一条腿想向左走，另一条腿想向右走，用尽全力也只会原地不动。而如果能够允许一切如其所是地存在，内部相互消耗的力量就不复存在，这时个体作为一个整体的自组织过程会开始运行，发自内在的成长力量才会真正生发出来，自发的改变才得以发生。

　　所以，在格式塔疗法中，除了帮助来访者进行觉察，咨询师没有其他预设的咨询目标。成长的方向来自有机体自身的成长潜能和自我实现动力，不需要咨询师进行事先规划和设计。格式塔咨询师常常会听到来访者分享这样的感悟："不知道发生了什么，我突然就改变了，对自己和世界的感知方式发生了翻天覆地的变化。"也有一些来访者会这样反馈："好像在潜移默化中，一些改变悄然发生了。"这就是来自成长的惊喜。

　　为了实现这样的咨询思路，扬特夫把格式塔疗法的工作框架分为三个部分：觉察、对话和场论。我们将其进一步扩展为：以现象学的觉察为核心方法论，以存在主义的对话为基本态度，以场论和整体论为底层世界观。这三个部分同样不是割裂存在的，而是相互交织成一个整体。

　　在本章，我们先对这三个部分进行概括性介绍，在后续章中，我们会进一步展开讨论。

现象学的觉察

　　在格式塔疗法中，培养觉察能力运用的是现象学方法，主要包括直接体验和实验。

　　基于格式塔疗法的理论，有机体的全部体验都发生在接触边界。可以说，接触即体验，而体验在英文词典中的释义是"从一个事件中真实地活过来"（the actual living through an event）。所以，相比于注重无意识的精神分析，格式塔疗法更看重在意识层面可以直接体验到的东西。咨询师会运用现象学的方法，悬搁先入为主的想法和理论，回到感知觉，帮助来访者带着觉察穿越一个个真实的体验过程，去发现那些之前被忽略的"显而易见之物"（the obvious）。

另一个有趣的方面是，在英语中，体验（experience）与实验（experiment）源自同一个拉丁语词根"experi"，意思是"去尝试"，所以体验就意味着像做实验一样尝试新的可能性，且事先无法预料会发生什么。这在格式塔疗法中被称为"实验技术"，咨询师会根据来访者的议题建议做一些实验，以帮助来访者发现"现在是什么"，并创造新的体验和可能性。

最简单的实验可以是体验当下的呼吸，尤其是对于横膈膜长期紧张，无法进行深呼吸的来访者，咨询师可以先邀请他们体验自己通常的呼吸方式，然后再尝试更长、更慢的呼吸。这个实验有可能引发更深的呼吸，也有可能带来相反的效果——来访者对呼吸的关注造成紧张的加剧，出现更严重的呼吸不畅。从实验的角度来看，无论发生何种情况都是有效的，前者可以让来访者在呼吸中体验到更多的自体支持，后者则让固化的格式塔凸显出来，来访者的紧绷被制造出来的过程有机会被咨询师和来访者一起体验到。

存在主义的对话

格式塔疗法中存在主义对话的态度吸收自哲学家马丁·布伯，存在主义注重人的整体性存在，这与格式塔疗法的整体观十分契合，而对话的态度是相信关系由两个人共同创造，这也体现了整体大于部分之和的思想。

对话的方法意味着建立一种真诚而平等的关系，充分尊重人的价值，实现独立与连接的辩证统一。在对话关系中，每个人都作为一个独特的个体参与其中，并且尊重对方的独立性和完整性，不为了自己的需要过度照顾对方，也不为了自己的目的试图改变对方。同时，关系双方都可以保持开放，尊重互动和改变的自发性，允许自己被对方影响，同时也会影响对方。这样新的东西才有可能在"之间"浮现出来，真正实现自由、平等、有创造性的关系。

我们在理论部分介绍过，格式塔疗法相信"有机体 / 环境场"是一个相互依存的整体，有机体通过与环境接触才能实现成长。咨询师以对话的态度在场，这给来访者提供了一个适当的成长环境，来访者可以在其中发展觉察能力和接触能力。

格式塔咨询师以一种非权威、非指导性的态度临在，不会告诉来访者他们需要什么，而是提供支持，帮助来访者探索自己需要什么，并且发展自体支持以满足这些需要。同时，咨询师以自己的整个存在在场，充分尊重自己的自发性，并且敢于展现自己真实的样子。这样，咨询师就提供了一种自体调节和自体支持的示范，并且在接触边界保持可接触（available）的状态，就像咨询师总是向来访者伸出双手，而来访者可以选择接触或后撤。通过这种方式，咨询师支持来访者以自己的节奏实现成长，不会推动或强迫来访者接受任何东西，也不会卷入来访者过去的操纵式关系中。

场论和整体论

在格式塔疗法中，场论和整体论的重要性在于提供了一种全新的世界观，为格式塔疗法基于当下、跟随变化、通过觉察实现整合的工作方法提供了理论基础。我们已有的世界观通常建立在牛顿力学的基础上，它遵循线性因果、绝对时空观，相信存在客观现实和真理性的科学理论。而场论基于量子力学的科学范式，认为世界是一个系统的关系网和统一的整体，场中的所有事物都相互关联，每个事物都受到其他所有事物的影响，现象是由整个场决定的，而且场中的一切都处在不断变化的过程中。在场论的视角下，因果是非线性的，时间和空间都是相对的，观察者会影响观察结果，所以没有绝对的客观现实，科学理论的适用性取决于其所处的情境。

根据场论的非线性因果观，来访者现在的表现不是由童年经历直接导致的，而是由复杂的因素共同决定的。随着时间的河流向前涌现，每一个当下都连接着过去和未来，过往的经历被吸收并整合到背景中，并且在当下的场域中不断形成新的图形，来访者也会随着这样的图形与背景形成过程被持续塑造。

在咨询中，来访者和咨询师带着各自的背景相遇，在当下的场域中形成一个更大的背景。随着二人的接触，新的图形会在这个背景之上浮现出来。一方面，来访者会呈现出固化的格式塔，表现为当下的情感模式、身体姿势、自我意象或接触方式。咨询师会运用自己的觉察连续谱，帮助来访者对此进行觉察。所以，运用格式塔疗法不需要过多追溯过去的经历，只需要通过当下的直接体验就可以深入地看见一个人。另一方面，场内的所有元素都相互关联，咨询师是场的一部分，不可避免地会对场产生影响，但又无法决定整个场域。这就是在场论世界观之下咨询师的存在状态，既相信个体的主体性和影响力，又臣服于更大的场。场的运作虽然复杂多变，但并不是毫无规律的。场有自己的内在结构和过程，会在混沌和有序之间往复循环。这就需要咨询师放下想要掌握全局和控制结果的企图，作为场中的一个元素支持图形的浮现，保持在场但不执着，跟随当下的变化灵活调整。这种态度来自一种对人、对生命、对世界的根本性信任，相信有机体的成长潜能，相信背景中有足够的支持，相信在两者的共同作用下，变化会朝积极的方向发生。

格式塔疗法的工作范式

格式塔疗法中有一则著名的小故事。有一次记者采访皮尔斯，请他介绍一下格式塔疗法的工作方式。皮尔斯没有直接回答这个问题，而是请记者作为来访者进行了一小段咨询演示。演示过后，记者有所感悟，好像模模糊糊体验到格式塔疗法是什么，但仍然很难说得清楚。这就是格式塔疗法的一个突出特点，即用语言介绍其做法并非易事，只有体验过才知道是什么。如果你看过即兴爵士乐演出，或许可以更好地理解这一点。爵士乐手会根据现场的氛围、自己的情绪进行即兴演奏，并且跟乐队中的其他乐器相互配合。在这种方式下，每一次表演都是独一无二的，是整个乐队在特定场域下的共同创造。运用格式塔疗法也是如此，咨询师没有预先设定的目标和剧本，而是随着当下的接触与来访者互动，每一次咨询都是这位独特的咨询师和这位独特的来访者共同演绎的双人舞。

在咨询过程中，咨询师会把现象学的觉察、存在主义的对话、场论和整体论这三个部分整合起来，形成一种整体性的存在状态和工作方式，我们将其称为"格式塔疗法的基本工作范式"，它指的是咨询师保持觉察连续谱，关注当下的鲜活体验，充分运用自身的全部资源，在过程中工作。

具体来说，格式塔疗法的基本工作范式包括以下几个方面。

聚焦于体验

格式塔疗法是一种体验取向（experience-near）的咨询方法，咨询师优先使用当下鲜活的体验开展工作，因为正在发生的体验是被激活的、充满能量的，咨询师和来访者可以直接感受到，并且共同面对，这是最真实的"现场直播"。通过对当下的体验进行工作，来访者可以获得一些直接而即时的觉察和感悟，这往往是更有冲击力的。

所以，在格式塔疗法中，与谈论一个童年事件的来龙去脉相比，咨询师更关注来访者讲述这个事件时当下的身体感觉和情绪过程；与探索来访者和过去某个朋友的羁绊相比，咨询师更关注自己与来访者在当下的接触质量，以及在咨询关系中发生的互动。

在此时此地的过程中工作

格式塔疗法虽然整合了心理剧和身体工作的元素，但总体上仍然属于一种谈话疗法。在一切谈话疗法中，总是同时发生着内容与过程两个层面。内容层面是指咨询师和来访者的谈话内容，即用耳朵可以直接听到的他们所说的话，这属于外显层面。而在话语之下总是有一些过程在持续进行着，不一定能直接被看到和被听到，包括身体过程、情绪过程、能量过程、关系过程等，这属于内隐层面。

聚焦于过程（process-focused）是指，与外显层面的谈话内容相比，格式塔疗法更关注内隐层面的过程。因为在纷繁复杂的话语背后，个体的核心模式总是在当下反反复复地上演，所以从此时此地的过程入手，可以很快地呈现出个体固化的格式塔，即个体如何体验自己和环境，如何在关系中与他人互动。

此时此地也是格式塔疗法的重要概念之一，很多心理疗法都会提到这一概念，但涵义往往有所不同。格式塔疗法中的此时此地是相当微观的时间单位，是指时时刻刻、秒秒相续（moment-to-moment）的体验过程和关系过程，就像一帧一帧的电影镜头一样，一刻的体验接着下一刻的体验，一个接触循环接着下一个接触循环。

在与来访者在一起的时光里，咨询师不断追踪此时此地的过程，包括这一刻来访者的表达和下一刻咨询师的反馈，每句话之下的接触是如何连接上的，又是如何被打断的。来访者的一个表情变化或现场氛围的某种微妙转变，都会引起咨询师的注意，并可能成为下一刻咨询的素材。如果你看过哈利·波特系列电影，或许会对霍格沃兹城堡中的魔法楼梯印象深刻。楼梯是悬浮的，总在不断变化，你踏上这一级台阶，下一级台阶才会出现。这一刻你只知道自己踩在脚下的台阶上，但无法预料下一级台阶会出现在哪里，你需要等待来访者的反应，才会看到下一级台阶的浮现，进而继续向前迈步。

跟随和信任变化

在此时此地的过程中工作需要咨询师学会跟随和信任变化，而与此相对的一种方法是结果导向。

运用结果导向推动咨询就像登山，典型的代表是认知行为流派。登山运动员以山顶作为明确的目的地，先评估山的走势和地貌特征，再规划路线和准备装备，并在路途中根据地图导航不断纠偏调整。这类似于科学家的思维方式，通过"收集信息—评估诊断—对症下药"来解决问题，追求确定性和可控性。

但跟随变化更像鱼儿在大海里游泳，鱼儿可以自由地在海水里嬉戏徜徉，不需要到某个特定的地方，大海里也没有什么地标让鱼儿定位自己，鱼儿的游动通过与水流相协调，借助水流的走势前行。这在咨询中意味着不需要解决特定的问题，而是跟随事物的内在规律，协助自然的改变过程发生，最终所谓的问题会被解构或转化。

在学习格式塔疗法的初期，学习者常常会对过程导向感到困惑和迷茫，这是由于我们从小接受了许多科学化的教育，更习惯结果导向的思维方式。但格式塔疗法相信成长的自发性和创造性，重视人的价值，拒绝把一个鲜活而美丽的生命当作问题来对待。我们都曾是大海中的鱼儿，只是被训练成了登山运动员，格式塔疗法可以帮助我们重新回归大海。

以咨询师的自我运用为中心

格式塔疗法提供了一种哲学观和生命观，一种看待心理咨询的理念和框架，但并没有过于复杂的理论建构，其主要理论就是以有机体的成长为核心的接触理论。而格式塔疗法基于此时此地的工作方法也无法提供流程化、标准化的操作步骤，需要咨询师在当下做出灵活的调整和选择。所以，格式塔疗法最主要的咨询工具就是咨询师本身，需要咨询师按照格式塔的理念，运用觉察去探索和发现自己，找到自身具有疗愈性的特质，并创造个性化的方式运用这些特质，帮助来访者实现成长。

咨询师的自我运用要以觉察连续谱为基础，对自己和周遭发生的一切尽量保持广泛而清晰的觉察，并且随着时间的推移持续更新，不断让新的信息进入觉察领域。这就像一个人坐在小船里漂流在时间的长河之中，小船与水流总是同步移动，这样在每时每刻，小船都与这一刻的水流相连接。在这种状态下，咨询师既是松弛稳定、游刃有余的，同时又保持着警觉而敏锐的洞察力，集中而不紧绷。而且咨询师的身心是开放和开阔的，对事物的辨别是清晰而分明的，比较接近佛教中的"了了分明"，以及《孙子兵法》中的描述"静若处子，动若脱兔"。

这样，咨询师作为一个人的真实情感、想法、反应都成为可以利用的风向标，指示着在过程中发生了什么。咨询师要运用自己的觉察协助来访者发展觉察能力，来访者也可以在两个人的接触中体验连接与支持。由此，在一次次的咨询过程中，来访者的生命画卷被徐徐展开，来访者看见自己，同时也被咨询师看见，两个真实的人得以在心灵深处相遇。

最重要的是，格式塔咨询师是真实而赤诚的人，不是权威、专家或优秀的咨询师角色。他们充分在场，忠实于自己的感受和需要，同时也鼓励来访者忠实于自己。他们信任有机体的自体调节和自我负责能力，信任来自场的支持和资源，把自己投入关系中，跟随来访者的成长潜能，见证一个个生命活出来的过程。

以上就是格式塔疗法的基本工作范式，虽然它极具灵活性和创造性，但仍然遵循一些基本的方法和规律，学习者可以通过循序渐进的训练逐步掌握。这就像爵士乐演奏家经过长期练习，在熟练掌握众多和弦组合、节奏编排、曲调单元之后，最终领悟了爵士乐曲的底层逻辑，可以跟随当下的情绪灵活演绎，用音乐展现自己的灵魂。

后面我们会以现象学的觉察、存在主义的对话、场论和整体论这三个部分为框架，提供一些分解动作的讲解和练习，希望可以帮助你掌握觉察连续谱，这在格式塔疗法中类似于音乐中的乐感，是必不可少的基本功。然后，我们会进一步介绍咨询师的自我运用，帮助你学会如何在此时此地灵活地运用格式塔的工作方法。

第二部分

格式塔疗法基础训练

第 2 章　　　　　　　　　　**现象学的觉察**

现象学方法

现象学概述

　　格式塔疗法的觉察是一种基于现象学的方法，所以在进入觉察训练之前，我们需要先谈谈现象学。

　　现象学是在 20 世纪兴起的哲学思潮，最初由德国哲学家胡塞尔（Husserl）创立，后来被应用到人文科学、自然科学等诸多领域，存在主义哲学也是借鉴了现象学方法发展而来的，代表人物有海德格尔（Heidegger）、萨特（Sartre）等。

　　要对现象学下一个简明、扼要的定义是一件不容易的事，通常需要很多哲学方面的背景知识才能对其有所把握。这大概就是为什么格式塔学习者常常会见到与现象学有关的内容，但总是感到一知半解、不明究竟。作为一本心理咨询方面的书，我们不打算在哲学领域班门弄斧，只想澄清一些重要的概念和常见的误区，目的是帮助学习者领会现象学方法的核心思路，以便在格式塔疗法中更好地应用它们。

　　对现象学的常见误解，是从字面上将"现象"简单地理解为客观现象。实际上，现象学作为一种哲学方法，研究的对象是人类意识，它通过可以直接体验到的现象来研究意识的结构，从而探究人类和世界的本质。

现象学中的关键概念是意向性，指的是我们的每一个意识动作、每一个经验活动都具有指向性，意识和经验总有一个朝向的对象（某事或某物）。现象学中的"现象"指的就是这个意识所指向的对象在意识中是如何呈现的。

现象学定义了两种态度，即自然态度和现象学态度。自然态度就是我们在日常生活中的状态，我们会自然而然地认为世界就在那里，各种事物也在那里，我们的意向性总是指向一些东西。这是意识的自然运作状态，一切都是如此理所当然，我们甚至不会注意到这些事物是怎样发生的。而现象学态度是我们在对自然态度及其中所发生的意向性加以反思时的聚焦状态。在现象学态度下，我们注视着（look at）在一般情况下会穿视而过（look through）的东西[①]。

这就像眼睛自然是用来看东西的，眼睛没有办法看到自己是如何看的，要想了解光线如何通过角膜、晶状体，最终在视网膜成像，并且经过视神经传输到大脑皮层的视觉中枢，就需要后撤到眼睛之外的地方，从另一个位置用另一双眼睛去看整个过程。这个转变被叫作"现象学还原"，也就是从自然态度转向现象学态度。还原（reduction）的拉丁语词根"re-ducere"的意思是"导引回去、保留或撤回"，这意味着从我们所关心的一般性目标离开，回到一个较特殊的点，在这个点上，我们的意向性指向意向性本身，也就是了解我们是如何意向着事物的。

在进行现象学还原时，现象学提倡"回到事物本身"，利用生活中随处可见的事物，通过直接体验来探索意识现象，以求通达意识和事物的本质，这在现象学中被叫作"本质直观"。所以，一个苹果、一块手表、一张桌子都可以

---

① 罗伯特·索科罗斯基. 现象学十四讲 [M]. 李维伦，译. 台北：心灵工坊，2004：38.

成为现象学哲学家进行哲学研究的工具。与其他哲学流派相比，现象学最显著的特点是提倡"随做而识的热思"，而不是"做后才识的冷思"。

现象学在心理咨询中的应用

经过上面的介绍，相信你已经大致了解了现象学方法的主要思路，即通过跳出一种自然而然的状态，去关注那些我们平时习以为常的、容易忽略的事物，并且通过直接体验的方法进行探索，最终获得洞察。在哲学领域，现象学致力于研究人类和世界的本质这一哲学主题，而在心理咨询中，我们用现象学方法探索人的心理过程是一种扩展性应用。

我们的头脑总会对周遭事物快速赋予意义，以我们熟悉的方式去解读它们。这也是意向性的另一层含义，我们总是意向着完整的、有意义的事物，会把不完整的感觉材料"脑补"成有意义的整体。格式塔心理学中也有相似的内容，通过研究人的认知过程，发现人总是在追求完整性、补全性、连续性，头脑不喜欢碎片化、模糊化、无意义的信息，会根据已掌握的概念、知识和过往经验把感知觉组织成一个完整的格式塔。

通过这样的体验和感知过程，我们就可以运用现象学还原的方法，去了解这个快速的"穿视而过"是如何发生的，我们最初接收到了哪些原始感官素材，又是如何把这些素材组织起来并建构出意义和解释的。

例如，我们会自然且迅速地将图 2.1 中散乱的黑色墨点看成一只斑点狗，这就是一个赋予意义的图像形成过程，也是一个最简单、基础的知觉过程。用乐高来作比喻的话，基础步骤是用几个乐高块拼成一个形状单元，而生活中包含着数不胜数、各式各样的形状单元，我们会进一步用这些形状单元进行拼插，形成一些有功能的组件，它们可以随着不同的情况变换形状，有时成为人形，有时成为汽车，有时又成为其他东西。我们就是这样建构自己所感知到的世界的，还原这个十分庞杂、不断变形的世界并不是一件容易的事。

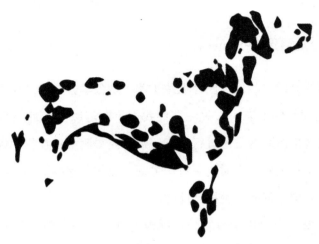

图 2.1　散乱的黑色墨点还是斑点狗

在心理咨询中，我们将个体主观感知到的世界称为"心理现实"，在格式塔疗法中，这也被称为"现象场"，两者差不多是同一个意思。每个人都有自己的现象场，我们只能用自己的眼睛去看世界。在这里，我们可以借助物理学的"参考系"来理解这一点。作为生活在地球上的人，我们自然会以地球为参考系，认为地面是静止不动的。实际上，地球在以 466 米 / 秒的速度进行自转。但在这个参考系内，我们无论多么努力都无法感受到地球的自转。这就像一个具有典型自恋特质的人常常会自命不凡，认为自己优于他人，于是优越感便会从他日常的一言一行中汩汩渗出，这在他人眼里是如此显而易见，而他本人却浑然不觉。

所以，现象学方法给我们提供了一种视角和态度，告诉我们每个人都有自己的参考系，也就是现象场。这就像整个宇宙都处在运动中，每个参考系都有自己的运动方式一样，每个人的现象场也都有自己的加工方式，总是会受到一些制约，使我们无法绝对客观地看待世界。但与此同时，我们也可以对这种无法避免的主观性有所觉察，并探索自己的现象场，通过直接体验去了解主观上的心理现实是如何被建构起来的。

因为现象学态度跳出了日常的自然态度，打破了种种习以为常的定势，所以我们在刚开始接触时难免会感觉反直觉、不适应，需要通过一些特定的方法和刻意的训练来掌握。下面我们就来介绍悬搁、描述、水平化这三种现象学的探索方法。

现象学的探索方法

悬搁

在哲学领域，悬搁是指当我们进入现象学态度时，把自然态度中所有理所当然的信念悬置（suspend）起来，让它暂停作用。悬搁的英文单词是"bracketing"，原意是置于括号内，这个动作就十分形象了，放进括号里暂时存起来，但并不需要改变和扭转它们。

在心理过程中，我们的头脑持续不断地用一些概念和假设加工着事物，悬搁可以让这个过程暂停、定格，把那些先入为主的概念和假设先放在一边。在语言的建构过程中，我们可以很好地体验到悬搁。下面是一个训练悬搁的练习。

> ### 练习：悬搁语言的意义
>
> 这个练习你可以一个人进行，也可以在小组中进行。

准备三段音频材料，一段小语种音频、一段英语音频、一段汉语音频，它们可以取自电影片段或听力材料，每段音频两分钟左右即可。请注意，小语种必须是一种你完全听不懂的语言，如法语、意大利语、韩语等。

先听小语种音频，注意你听到了什么。你会发现自己只能听到一些音节、音调、节奏，可能还可以感受到讲话人的语气、情绪、态度，但你并不能理解其含义。这时，你或许会觉察到，你的大脑开始猜测这个人在说什么，或者很快感到无聊、走神。在这个过程中，你可以切身体会到大脑的运作方式，就像一只饥渴地寻求意义的野兽，尽其所能地摄取任何能够带来意义的信息。当你注意到这一点时，你可以把这种对意义的渴望暂时放在一边，去留意你的耳朵接收到的原始信息，如声音的高低、粗细、大小、质感等。这时，你已经在使用现象学的悬搁了。

接下来听英语音频，尝试用刚才听小语种音频时那种悬搁的状态，尽量不去理解其意义，只是回到声音本身，看看你能做到多少。

最后听汉语音频，同样用悬搁的态度，回到声音本身，你大概会发现对汉语应用这种方法是最困难的，需要花费很大力气才能做到不对声音形成意义，稍微一不小心，你就听懂了某个词语或某个句子。

如果你是在小组中进行练习的，那么请在听完音频后与小组成员一起讨论过程中的体验和收获。

通过上面的练习，你会发现母语中的词汇和概念就像刻在头脑中一样挥之不去，我们从小形成的很多信念、价值观也是如此。通过悬搁练习，我们可以学到的是"你无法不判断"，这就是头脑运作的方式。通过概念和信念快速认识事物对我们在世界上的生存和发展具有重要意义，它节省了很多认知资源，使我们不必每次见到同一个东西时都要重新认识一遍。但这种思维方式也会带来弊端，它让我们容易忽略原始的感官信息，还没有进行充分调查和了解就快速形成判断，陷入自己的推断和偏见中。

这种现象在心理咨询中也是如此。例如，咨询师如果遇到单亲家庭或在孤儿院长大的来访者，很容易形成诸如缺失、不幸、悲惨这类判断。如果你在一个完整的家庭中长大，你就只能基于自己拥有父母的体验去推测少了父母其中一方甚至双方是一种怎样的感觉，这是你所在的参考系和现象场。但如果一个人从出生起就没有父母，从来没有体会过拥有父母的感觉，那么他对此的感受可能与你的想象完全不同。毋庸置疑，这样的经历会影响他对家庭、人际关系乃至世界的认识，但我们需要悬搁自己的判断，进入来访者的参考系和现象场，去了解他是如何感知、如何赋予事物以意义的。

总之，悬搁带来的帮助是，虽然我们无法不加工、不判断，但我们可以对此保持觉察，把头脑中不断飘过的想法、念头识别出来，并将其作为一种假设，带着开放的态度去进行验证。

描述

悬搁是描述的基础，我们可以悬搁假设和判断，用一种恍若初识的态度去描述事物。在描述时，你可以通过有意识地关注各种感官通道直接接收到的原始信息，把你所体验到的一切用直接而形象的语言呈现出来，不需要解释这些体验。这些感官通道既包括视觉、听觉、嗅觉、味觉、触觉，也包括身体的内感觉。

掌握描述的一个要领是，尽量多用形容性的词汇，少用概念性的词汇。例如，"我看到一个啤酒瓶"，啤酒瓶已经是一个概念了，如果来自非洲原始部落的土著居民没见过啤酒瓶，那么他所看到的就是一个深绿色、有光泽、亮晶晶的圆柱状物体，一头粗一头细，细的那头顶端有一个孔，看进去会发现里面是空的，摸起来的质地是坚硬而光滑的，手感是冰冰凉凉的。

许多存在主义哲学家都非常擅长运用描述。下面是萨特在其代表作《恶心》（*Nausea*）中对树根的一段描写[①]。

> 刚才我在公园里，栗树的根深扎在土地里，正好到了我的凳子下面。我再也想不起来这是一个树根。一切语言都消失了，随着它们一起消失的还有事物的意义，它们的使用方法和人们在它们表面上刻画上去的那些轻轻的记号……
>
> 那棵栗树紧紧地涌向我的眼睛。一层绿霉一直覆盖到了树的一半高；黑色的浮肿的树皮好像被煮过的皮革。马斯科亥泉水轻轻的声音钻进我的耳朵里，并在里面搭了一个窝，叹息声塞满了耳朵；我的鼻孔里满溢着一种绿色的腐烂的气味……我那时不用言词来想，我是用事物来思想事物的，我直接接触事物……
>
> 不论我一再重复地说"这是一个树根"，也不再起作用。我看得清楚人们不能由它的树根功能，由它的抽水泵功能转到这个，转到这层又粗硬又细密的海豹皮上，转到这个油光光的、结老茧的、固执的容貌上。功能不说明什么，它能使人大致了解什么是树根，但不是这个独特的树根。这个树根，连同它的颜色，它的形状，它那固定的运动都没有解释的必要。

下面我们会提供一些描述事物的参考性框架和条目，你可以尝试从这些维度入手练习描述身边的事物。在五感中，描述视觉和触觉是相对容易的，我们可以先从这两项开始。嗅觉的描述是最困难的，我们往往需要借助一些概念和比喻来分享自己闻到了什么气味，如葡萄的气味、大海的气味，要想把这些描

---

① 让 - 保罗·萨特 . 恶心 [M]. 杜长有，译 . 北京：中国友谊出版公司，1999：157–161.

述展开，通常只能运用"酸的""咸的""腥的"这类高度抽象化的形容词，但它们与我们真正闻到的丰富气味相差甚远。实际上，嗅觉器官是人类最原始、最古老的感觉器官，使用嗅觉不需要高级思维活动的参与，气味带给我们的影响也是快速而直接的。这大概就是为什么用语言描述嗅觉反而是最困难的，这是一种很有意思的现象。

描述五感的维度

- 视觉：形状、体积、颜色、质地、纹路
- 听觉：音量（大 / 小）、音调（高 / 低）、音色（饱满 / 沙哑等）、节奏（快 / 慢）
- 嗅觉：香 / 臭
- 味觉：酸甜苦咸、清爽 / 油腻、鲜美 / 腐败等
- 触觉：硬度（软 / 硬）、温度（冷 / 热）、质感（粗 / 细、松 / 紧）、重量（轻 / 重）

练习：描述五感

这个练习需要在小组中进行。

（1）综合运用五感描述：每位成员选择一样物品，不要给其他成员看到，成员轮流描述自己的物品，尽量使用直接体验到的五感信息来形容，其他成员可以觉察当听到描述性信息时，自己的头脑是如何加工的。

（2）单一感官通道描述：每位成员选择一种有特殊气味的物品，先悬搁所有概念，充分运用嗅觉去闻这个物品散发出来的原始气味，然后尝试尽量多用形容词，少用概念来描述自己所闻到的。

同理，你可以将这个练习运用到视觉、听觉、味觉、触觉上，通过这个练习，你可以对比自己的不同感官通道的感受和描述能力有怎样的差异。

轮流完成描述后，请与小组成员一起讨论过程中的体验和收获。

水平化

水平化是指场域内的一切事物同等重要，包括缺失的事物。咨询师尽量不对事物的重要程度进行假设和预判，而是对自己的所见、所闻、所感给予同等注意和重视。

由于感觉器官感知信息的方式和注意力局限的影响，我们总是无法同时感知到所有事物及事物的所有方面，如图 2.2 这个立方体，无论从任何角度看，我们都只能同时看到它的三个面，而其余三个面是看不到的。但是，我们会自行脑补出背后的三个面，把它识别为一个有体积的立方体，而不是三个平行四边形。这在现象学中被称为"显现"和"不显现"，类似于场论中的图形和背景。

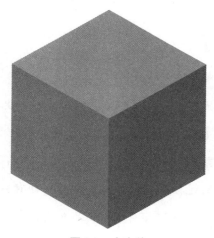

图 2.2　立方体

这是我们自然感知世界和组织现象的方式，通过把注意力放在当下感兴趣的事物上，让这些事物浮现为图形，而其他没有被注意到的事物则隐藏在背景中。但是，如果我们形成了特定的注意习惯，就会固化对场域的组织，使一些被忽略的信息总是无法被看见，这就是"选择性注意"。只有把事物的各个方面都考虑进来，它作为一个整体的意义才有可能被完整而准确地把握。所以，水平化的作用是，咨询师通过对自己的注意力分配有所觉察，有意识地留意场域内的所有元素，让背景中的事物有机会浮现出来。

运用水平化意味着咨询师觉察自己如何根据当下的兴趣和关注点形成图形，并且保持一种背景感，知道在当下的注意范围之外，总有其他东西存在。

我们可以通过监测注意力的聚焦程度和灵活性来培养水平化能力。例如，在观看一部激烈的枪战片时，你的注意力往往会窄化，完全投入电影中，对周围的事物浑然不觉。你可以留意自己在这种注意状态下的身体感觉和头脑运作，并把它记录下来。相反的一种情况是，你坐在河边的露天咖啡馆享受一段惬意的午后时光，此时你的注意力可能会比较分散，没有停留在特定的东西上，视线随意地扫过天上的云朵、河中的水流、河边散步的人群。同样，你可以留意自己在这种注意状态下的身体感觉和头脑运作。经过这样的刻意练习，你可以对自己的各种注意状态更加熟悉，进而有意识地进行识别和调整。

练习：觉察和扩展注意力

对你现在所处的房间进行现象学探索。这个练习你可以一个人进行，也可以在小组中进行。

第一步，先跟随注意力的自然变化，留意注意力如何在不同的事物上自发地切换，并观察随着你的注意力切换，场域内的事物如何组成了图形和背景。

第二步，有意识地切换注意对象，观察房间内的各种物品，倾听环境中的声音，嗅闻环境中的气味，用手去触摸一些物品，或者把注意力转向内部，留意此刻的身体感觉。

第三步，扩展你的注意力，同时注意多个焦点或通道，例如，用眼睛看更大的范围，扫视整个房间，或者一边观察某物一边留意自己的身体感觉。

如果你是在小组中进行练习的，请在练习结束后与小组成员一起讨论过程中的体验和收获。

学习者对水平化的一个常见疑问是，即使所有事物都同等重要，都需要被关注，但咨询时间总是有限的，要如何进行选择和取舍，如何避免顾此失彼呢？实际上，正如我们在悬搁中已经讲到的"你无法不判断"一样，水平化意味着"你无法不取舍"。水平化并不是要求我们尽善尽美地关注所有信息，而是提供一种觉察意识，让我们尽量把对重要性的预设放在一边，通过对自己的注意力保持觉察，有意识地切换和拓宽注意范围，给咨询带来更多灵活性和可能性。

运用三种探索方法的基础——保持好奇心

好奇心是个体在遇到新事物或新环境时，产生的注意、操作、提问的心理倾向。当面对未知的新事物时，我们会感到好奇，这是动物也具有的生物本能。好奇心驱使我们去学习和探索，带来生生不息的创造力，这是人类前进的重要动力。心理咨询就像一段深入来访者内心世界的旅程，前往一片从未被开发的"处女地"，在好奇心和勇气的加持下，咨询师和来访者会一同开启这趟探险之旅。

对格式塔咨询师来说，好奇心更是重要的法宝。好奇心会帮助咨询师形成图形，像指南针一样指示前行的方向。在运用现象学方法时，咨询师也需要对来访者的参考系和现象场保持好奇心，因为来访者往往对自己所在的参考系习以为常，有一套完善的自洽逻辑，而咨询师的好奇心则是撬动自洽逻辑的钥匙。悬搁和水平化有助于咨询师带着孩子般天真的眼睛，去发现之前没有被注意到的细节和侧面。相反，如果咨询师带着先入为主的判断，往往会自以为掌握了真相，也就很难再去好奇了。

咨询中常用的好奇式问题

来访者是如何成为现在这个样子的？

来访者体验到了什么？

来访者是如何体验的？

在刚才的咨询过程中发生了什么？

格式塔咨询师关注的是体验和现象，所以在咨询中尽量使用"什么"和"如何"来提问，而不用"为什么"，因为关于为什么的问题很容易让我们远离体验，回到头脑层面。

需要注意的是，好奇并不是不分青红皂白地刨根问底，咨询师运用好奇心的同时要考虑来访者的感受和需要，给来访者留有选择和空间。更重要的是，咨询师要培养来访者对自己的好奇心，愿意去探索自己的内心世界。

练习：觉察好奇心

觉察你的好奇状态。这个练习你可以一个人进行，也可以在小组中进行。

回想一个最近让你感到十分好奇的事物或场景，想象你正在面对这个事物或置身于这个场景中，注意你此刻的身体感觉、情绪及头脑的状态和想法，把它们标记下来，这些就是你感到好奇的信号。

例如，身体感觉可能有脖子前伸、睁大眼睛、聚精会神地看、心脏部位的活跃感，情绪可能包括兴奋、兴味盎然、神秘感，头脑状态往往是活跃、充满疑问、想要探究清楚。

了解自己的好奇倾向

生活中常让我感到好奇的事物：＿＿＿＿＿＿＿＿＿＿＿

＿＿＿＿＿＿＿＿＿＿＿＿＿＿＿＿＿＿＿＿＿＿＿＿＿

生活中我不感兴趣的事物：＿＿＿＿＿＿＿＿＿＿＿＿＿

＿＿＿＿＿＿＿＿＿＿＿＿＿＿＿＿＿＿＿＿＿＿＿＿＿

咨询中常让我感到好奇的来访者类型和话题：＿＿＿＿＿

＿＿＿＿＿＿＿＿＿＿＿＿＿＿＿＿＿＿＿＿＿＿＿＿＿

咨询中我不感兴趣的来访者类型和话题：＿＿＿＿＿＿＿

＿＿＿＿＿＿＿＿＿＿＿＿＿＿＿＿＿＿＿＿＿＿＿＿＿

如果你是在小组中进行练习的，请在练习结束后与小组成员一起讨论过程中的体验和收获。

小结

我们可以用一个形象的比喻来总结现象学还原的方法，它就像节日里装饰环境的剪纸拉花，合起来只是薄薄一片，拉开以后可以延伸得很长。我们的体验也是如此，抽象成概念后会形成一个词语，如愤怒，但如果将其展开会发现其中蕴含着丰富多样的感官感受。

格式塔疗法作为一种以现象学为基础的方法，不会对来访者的议题进行过多解释和建构，而是专注于把体验展开，让来访者充分接触自己的体验。具体方法是，通过悬搁把先入为主的信念和判断放在一边，通过水平化减少选择性注意的影响——这创造了回到直接体验的条件——然后带着好奇心去运用各种感知觉，沉浸在体验中，并用描述性的语言把体验分享出来。

觉察的概念和三个区域

觉察是什么

格式塔理论家扬特夫是这样定义觉察的：

> 觉察是一种体验形式，与自己的存在及"当下是什么"保持接触。[①]

它作为一个理论性的定义还是抽象了一点，在开始进行觉察训练前，让我们先展开谈谈觉察的含义，希望可以帮助你更好地理解如何实践觉察。

[①] 加里·扬特夫. 觉察、对话与过程：格式塔治疗论文集 [M]. 潘新玉，译. 南京：南京大学出版社，2022：153.

我们可以这样扩展觉察的定义：觉察是一种特定的体验状态，在这种状态下，我们知晓自己的体验，同时体验着自己的体验。例如，当我觉察呼吸时，我知道我在呼吸，同时体验着我的呼吸，体验到呼吸在腹部引发的扩张感和收缩感，体验到呼吸的韵律。而当我没有觉察呼吸时，虽然我可以推测出我仍然在呼吸，但它已进入背景，我没有体验到我的呼吸。

体验是一条生生不息的河流，只要我们活着，就会不断从外界接收感官信息，产生新的感受和想法。而觉察是一抹源自内在的光，照在我们的体验之流上，那些被照亮的地方就是被觉察到的体验。

觉察的"器官"是注意力，我们只需要把注意力放在想要觉察的对象上，不需要做任何其他动作，这可以被总结为觉察的"四不原则"：不用力、不评判、不控制、不刻意改变。例如，此刻我看到的计算机屏幕、头脑中飘过的想法、大腿上肌肉的感觉，我只是在用觉察之光照亮它们，让一切如其所是地存在。当你觉察时，如果你发现自己开始思考、评价、推开或想刻意改变些什么，这是你对体验的反应，它们可以成为继续觉察的对象，你只需要用觉察之光再去照亮它们，看到它们在那里就可以了。

觉察所指向的是在我们内部发生的一切原始体验，这正是觉察的困难之处。在上一节，我们已经讲到，大脑对事物的加工是非常迅速而自动化的。像拉开剪纸拉花一样把已经被头脑压缩过的体验展开，看到它们是如何一步步发生的，这是一件非常不容易的事。

觉察也是一个随着时间不断发展的动态过程。我们内在的体验之流会不断变化，觉察也会随体验而动。换句话说，觉察总是发生在当下，觉察的对象也只存在于当下的这一刻。例如，我的胳膊此刻有一种发痒的感觉，我觉察到这种感觉，然后用手去挠一挠。当挠过后它不痒了时，我这一刻觉察到的就是不痒的感觉。我仍然会记得刚才发痒的感觉，但这已经成为一种回忆，我无法再去觉察已经消失的发痒感，而此刻我可以觉察到的是我正在回忆刚才那种发痒的感觉。

　　觉察并不需要追求完美、面面俱到，对大部分人来说，觉察的自然状态总是时断时续、时强时弱。因为作为复杂的生命体，我们内在的体验之流有无限的层次和维度，就像一部永续播放的巨幕电影，呈现出丰富多彩、五光十色的绚烂画面。觉察的状态就是你有意识地看着电影屏幕，这样你总能看到一些东西，而缺少觉察的状态是电影仍然在播放，而你闭上了眼睛。这是经常会出现的情况，你不需要对此过于在意或苛责自己，因为你并不需要觉察所有的东西。关键是慢慢培养觉察的意识，让自己有更多选择的机会。当你觉察到自己没有在觉察时，就是觉察之光被重新点亮的时刻。

　　皮尔斯等人在《格式塔治疗：人格中的兴奋与成长》一书中对比了觉察和内省：

　　　　觉察是自发地感受到你内在的唤起——你此时在做什么、感受什么、计划什么。而相反，内省是通过评价、纠正、控制、干涉的方式将注意力转向这些唤起活动……觉察就像煤炭燃烧时散发的光芒，而内省更像一个物体被闪光灯照到时反射的光。觉察是在煤炭（一个完全的有机体）内部发生的过程，而内省是在闪光灯（一个有机体中分离出来并且高度主观化的部分，我们将之称为"刻意的自我"）的导演下才发生的过程。[①]

　　可见，皮尔斯等人认为，觉察完全不同于内省。内省是一种刻意的反观姿态，包含思维层面的反思，并且常常在事后发生。而觉察是一种自发的整合状

---

① 弗雷德里克·皮尔斯，拉尔夫·赫弗莱恩，保罗·古德曼.格式塔治疗：人格中的兴奋与成长 [M].
　吴思樾，译.程无一，校译.南京：南京大学出版社，2023：89.

态，个体只需要全然地体验当下的自己正在发生什么，以及这是如何发生的，不需要头脑的参与。

现在，让我们再来看看扬特夫那个略显抽象的关于觉察的定义：

> 觉察是一种体验形式，与自己的存在及"当下是什么"保持接触。

现在，你能否更深刻地领会到这个定义的含义呢？觉察和接触是紧密相连的，概略地说，觉察就是与自己的体验保持接触，不觉察就是与体验中断了接触。

觉察的三个区域

虽然觉察是一种整合性的体验和状态，但皮尔斯等人还是给觉察划分了三个区域，作为练习和实践觉察的一种参考框架。

概括来说，三个区域的划分以皮肤为边界，来自皮肤以外的体验是外部区域，来自皮肤以内的体验是内部区域，中间区域是指头脑对这些体验的加工活动。

外部区域

外部区域主要包括五种感官通道：视觉、听觉、嗅觉、味觉、触觉，这是我们从外部环境接收信息的主要通道，通过看、听、闻、尝、触碰，一个丰富多彩的体验性的世界在我们面前呈现出来。

外部区域还包括我们通过语言、动作、行为等方式对环境施加的影响，例如，我们对物品和工具的操作与使用，我们与他人的交流、互动，我们的人格如何通过种种言行呈现于世。

对外部区域的觉察重点在于，有意识地分辨我们从外部环境接收到的原始信息，以及我们是如何对外界做出反应的，这种反应对他人和环境有怎样的影响，这些影响又是如何反过来再作用到我们身上的。

内部区域

内部区域是指我们自己可以体验到的种种内部感受，包括呼吸、心跳、肌肉张力、内脏感觉、平衡觉、运动觉、机体温度感觉、程序性内隐记忆等。

内部区域还包括情绪情感。不同的格式塔图书对情绪划分到哪个区域是有差异的：有些作者把情绪归为内部区域，有些作者把情绪归为中间区域，还有些作者认为情绪是内部区域和外部区域的综合产物。情绪确实是个体综合内部感觉和外部环境所形成的综合价值评量，并且使用了中间区域的命名功能。但由于情绪的本质更靠近内部感觉，是一种体验的产物，因此我们认为从实践的角度来说，把情绪划分在内部区域更有利于开展心理咨询工作。

实际上，上面提到的种种内部感觉的原始存在形式都是非言语的。例如，当你感到需要食物时，你的胃部会产生一种特定的感觉，那是一种难以百分之百准确描述的体验，而我们把这种体验总体命名为"饿"。实际上，饿可能包括空洞感、灼烧感、拧成一团的感受等，而这些词语也是对实际体验的简化命名和描述。在这里，我们想强调的是，体验和语言就像两个星球的产物，几乎所有体验的原始形式都是非言语的，需要翻译转化为言语形式才能把它们表达出来。语言让我们的体验可以被交流和分享，让人与人可以靠近，但言语化的过程也必然对体验的真实和丰富程度造成压缩与折损。总之，纯粹的内部区域是指我们的原始体验，而将它们表达出来必然需要中间区域的参与。

对内部区域的觉察可以帮助我们了解自己的内部正在发生什么，这是现代人最缺少的，因为我们长期生活在由头脑建构的世界里，疏离了与身体的接触。

中间区域

中间区域也发生在我们的内部，但特指大脑皮层神经元放电产生的各种思维现象，包括想法、信念、想象、记忆、计划、期待等。通过中间区域的加工，我们会对内部区域和外部区域的体验赋予意义，理解在自己内部和环境中发生了什么，然后做出计划、预测、决定，最终对外界做出行为和反应。所以，中间区域的命名来自在接收体验信息和做出行动反应之间进行调停干预，它承担着组织体验的重要功能。

由于我们的教育体系和社会文化倾向，我们的头脑往往被过度重视和开发，但头脑发达并不等于对中间区域的高度觉察，我们反而会因为过度认同头脑，认为自己的想法就是现实，进而忽略对中间区域的觉察。通过觉察中间区域，我们可以更好地了解自己的思维活动特点，看到头脑如何加工体验，如何影响我们对世界的感觉和反应方式。

划分三个区域的意义

在教学过程中，我们会遇到一些学习者对三个区域的细致划分感到困惑，例如：

> 我挥动了一下胳膊，是外部区域的动作，还是内部区域的运动觉？
> 我在某段记忆中的感觉，是中间区域的记忆，还是内部区域的感觉？
> 我觉得今天有点冷，是外部区域的触觉，还是内部区域的身体感觉？

这些问题的答案是两者都对，因为体验本身就是跨区域的。例如，挥动手臂的动作既可以被眼睛看见，也可以在闭上眼睛时作为本体感受被感觉到。同样，我们与物体的接触既可以在皮肤表面被触觉所感知，也可以在肌肉内部被体验为挤压感。

我们作为整体的人，所经历的体验现象是整合的、连续的、非结构的、非线性的，各种体验总是同时发生、相互穿插、相互影响。希望你记得，体验本身是一个完整的格式塔，任何对觉察的分类和概念化方法都是头脑加工的产物，不是觉察的原始形式。

接下来你可能会问，既然体验是一个完整的格式塔，为什么还要划分这三个区域呢？因为格式塔疗法以觉察为中心，通过觉察去探索体验现象，而对于像万花筒一般千变万化的体验性的世界，如果完全没有抓手，可能会更难摸到门道。觉察的三个区域提供了一个整体性的框架，让我们知道要觉察什么，并且可以探索自己擅长的觉察区域在哪里，不擅长的觉察区域在哪里，从而在训练和应用时有所参照。

另外，三个区域的划分也直接体现了格式塔疗法的工作思路，如皮尔斯所说的"放下你的头脑，回到你的感官"，格式塔疗法十分重视感受和体验，借助这三个觉察区域，我们可以有意识地在不同区域之间进行切换。如果觉察到对中间区域的使用过多，我们就可以把觉察转向内部区域和外部区域。这也是现象学方法所提倡的，悬搁信念和判断，回到直接体验。

总之，我们希望你理解的是，从概念上将三个区域的边界区分得清清楚楚并不是学习的重点，只要你能够对各个区域有相对清晰的理解，不产生混淆就可以了。真正重要的是，知道体验和觉察是一种整合性的现象，把三个区域当作训练觉察的脚手架适当借力，但不必拘泥于此，不然反而会陷入思辨的陷阱，束缚了觉察的自由。

如何区分想法与感受

在教学中，我们发现对一些学习者来说，清晰辨别什么是想法、什么是感受是一件有难度的事，越擅长使用头脑的人越是如此。他们更容易识别自己的想法，不容易觉察自己的感受，也会误把想法当成感受。在心理咨询中，格式塔咨询师的一个常用问题是："你对此的感觉是怎样的？"对来访者的回答，咨询师同样需要有判别意识，能够识别他们说的是感受还是想法。

下面我们提供区分感受和想法的几种技巧。

● 性质：感受是可以直接体验到的实体存在，想法是抽象的非实体存在。

情绪感受是有物质基础的体验现象，会在身体内的各个器官和循环系统中有所体现，尤其是通过激素分泌形成影响。因此，情绪感受会更有实体感，虽然它看不见、摸不着，但你可以直接感知到它就在那里。而且情绪感受通常会有一定的持续时长，不会以忽然出现、忽然消失的方式迅速变化。

与之相比，想法是大脑皮层神经元放电的产物，一个念头并没有实际的物质载体，所以想法是一念一念转瞬即逝的，已经过去的想法一旦消失，你便完全找寻不到它的踪迹，仿佛它没有存在过一样。而且想法更容易被操纵，可以通过逻辑推理、思维判断被直接改变。

● 来源：感受来自五感和身体，想法来自头脑。

定位一下你是从哪里体验到这个经验的。如果是感受，你一定可以在自己的五种感官通道或身体内部定位它的位置，而想法则只产生于头脑。

● 谁决定：感受无法被他人反驳，想法可以被反驳和辩论。

你的感受完全由你决定，他人无法质疑和反驳其正确性，例如，你感觉冷，你感觉很生气，这就是你此刻的感受。想法则不同，人们对事物的判断和理解千差万别，你认为这是一门很棒的课，而你的同学可能认为这门课很无聊。人们出现喋喋不休的争论，往往是因为只在想法层面讨论，没有表达感受，那就总是公说公有理、婆说婆有理，双方可以无休止地辩论下去。

- 句式：把句子开头的"我觉得／我感觉"改成"我认为"，看句子是否仍然成立。

中文的语言习惯往往会混用"我觉得""我感觉""我认为"，尤其是"我觉得"几乎可以作为一个万能搭配来使用。例如，咨询师问来访者："你对这个朋友有怎样的感觉？"来访者可能回答："我觉得他是一个很好的人。"这是一个评价和判断，但不是感觉，与这个判断相应的感觉可能是亲近、感动、喜欢等。所以，我们可以尝试改变一下句式，用"我认为"代替"我觉得／我感觉"，如果句子仍然成立，就说明这是一个想法，不是一个感受。

下面是一些改变句式的小例子。

（1）我觉得很生气　　　　　　我____很生气，属于____区域
（2）我觉得你这样说不对　　　我____你这样说不对，属于____区域
（3）我觉得你是一个好人　　　我____你是一个好人，属于____区域
（4）我觉得你很伤心　　　　　我____你很伤心，属于____区域
（5）我觉得这个东西很香　　　我____这个东西很香，属于____区域

参考答案：（1）感觉，内部区域；（2）认为，中间区域；（3）认为，中间区域；（4）猜测，中间区域；（5）尝到，外部区域（如果还没有尝到，只是猜测这个东西很香，那就属于中间区域）。

初探觉察练习

在介绍了觉察的定义、基本方法及三个区域的划分后，我们会引入觉察练习，帮助你逐一发展对三个区域的觉察，最终综合起来获得整合的觉察连续谱。首先，我们想邀请你进行一个自由觉察练习。

练习：自由觉察

你可以在任何地方进行这个练习，只需要跟随自己此刻的兴趣和需要，让注意力自由流转，去觉察你在自己内部或环境中留意到的任何事物和体验，并且每句话都以"此刻"来开头，用现场直播式的语言汇报你的觉察即可，如下面这个示例。

示例

练习的场景是，我写了一天的书稿，吃过晚饭坐在沙发上休息。

此刻，我感到自己的胃有很强的饱胀感，甚至撑得有点不舒服。此刻，我继续感受自己的胃，跟这种饱胀的感觉待在一起。此刻，我感到胃在蠕动。此刻，我注意到眼睛有一点酸胀的感觉。此刻，我想到这大概是因为我一整天都在看计算机屏幕。此刻，我决定闭上眼睛休息一会儿。此刻，我虽然闭上了眼睛，但仍然能看到一些暗黄色的光，同时还有一些像雪花一样的小星星飞来飞去。此刻，我注意到我的后背和沙发靠垫接触的感觉，靠垫柔软而有弹性，支撑着我的后背，我感觉十分舒服。此刻，我感到喉咙有点干，于是咽了一下口水，在吞咽过程中，我的喉咙有发紧和发涩的感觉。此刻，我的脑海里飘过一个想法，要休息多久再继续去写书稿呢？

建议你每次进行至少5分钟的自由觉察，你可以一个人进行练习，也可以在小组中进行练习。

如果你是一个人进行练习的，可以用手机录音，之后回听并统计你的觉察在三个区域的分布情况（内部区域百分比、外部区域百分比、中间区域百分比），并由此掌握自己的觉察优势区域和觉察劣势区域。

如果你是在两人或三人小组中进行练习的，那么你们可以轮流进行自由觉察，每人 5 分钟，并请同伴帮忙统计你们的觉察在三个区域的分布情况（可以用画正字的方法），同伴在记录过程中可以练习快速区分不同觉察区域的能力。在每轮练习过后，你们可以进行讨论，相互分享并交流自己的体验和感悟，之后再进行角色轮换。

这个练习可以每过一段时间进行一次，你可以对统计数据进行横向对比，看看你的觉察区域分布是否有变化，之前不擅长的区域是否得到了加强。

这个练习的目的是允许自发的体验产生，并对此保持觉察，不期待发现什么特定的东西，只是跟当下的体验待在一起。这个练习虽然看似简单，但真正实践起来并不容易，因为我们习惯了控制自己进行刻意的行动，很难自由地待在当下，允许自发性的产生。如果你感到有困难，这并不是一件坏事，反而是一个契机，它让你有机会发现是什么在阻碍你与当下保持接触。当你觉察到这一点时，你就可以回到当下，再次观察自己的体验之流。经过多次练习，你慢慢地就会适应这种新的体验状态。

发展对外部区域的觉察

外部区域包括视觉、听觉、嗅觉、味觉、触觉五种感官通道，在心理咨询中运用比较多的是视觉和听觉。

观察和描述

在咨询实践中，格式塔咨询师会运用现象学的描述技术，通过描述自己在外部区域所看到的，如来访者的表情、姿势、动作，引发来访者对自己内部区域的觉察。

在这里，我们先进行一个刻意练习：请你描述自己所看到的一个人，尽量还原你直接观察到的图像，不进行解释和加工，以学习如何对来访者进行描述。

练习："我看见"

三个人一组，分为三个角色，观察者、被观察者和计时员。

观察者与被观察者相对而坐，仔细观察对方的外貌、服饰、表情、动作、身体姿态等，每句话都用"我看见……"作为开头，连续不断地把自己在当下所看到的详细描述出来。示例如下。

我看见你的头发微微卷曲，在黑色的发丝中，我隐隐能看到一些白发。

我看见你在笑，眼睛弯弯的，像月牙一样，笑的时候眼尾会挤出一些小皱纹。

我看见你的右手在抠左手的指甲，频率很快，肌肉线条隆起。

被观察者在练习的过程中不能讲话，但可以随意移动身体或做出动作，同时可以觉察自己被对方描述时有怎样的感受。计时员从第三方的视角观察整个过程，留意在观察者和被观察者身上分别看到了什么。

每轮观察 5 分钟，讨论 5 分钟。在讨论环节，每位成员都从自己的角色出发，分享过程中的体验和感悟，之后进行角色轮换，共进行三轮。

需要注意的是，这是一个密集的刻意练习，目的是帮助你熟练掌握描述技术。在咨询中，你不需要完全照搬这个方法持续不断地描述来访者，而是根据现场的需要择机使用。

倾听

在现象学方法的悬搁部分，我们提供了倾听原始声音的练习，在咨询实践中，咨询师还需要倾听来访者的话语内容，这是任何心理咨询都必不可少的环节。运用现象学的倾听意味着咨询师听到来访者的话语原意，尽量不进行建构和判断，这是格式塔疗法能够与来访者产生接触的前提。

我们已经提到过，咨询师会无法避免地用自己理解事物的倾向加工来访者的话语，咨询师需要练习的是对这个过程保持觉察，熟悉自己固有的解释系统和加工倾向。

下面是一段咨询师未能充分倾听来访者的对话示例。

对一段咨询对话倾听质量的解析

对话原文

来访者：这个工作让我感觉很棘手，但我不想解决它，我想绕开它。

咨询师：嗯，你想躲开让你感觉困难的东西。

来访者：这不是每个人都会有的情况（呵呵笑）。

咨询师：是呀，你为此付出的代价是白白消耗了时间。

来访者：而且还没有产出。

倾听质量解析

来访者：这个工作让我感觉很棘手，但我不想解决它，我想绕开它。

咨询师：嗯，你想躲开让你感觉困难的东西。

解析：在第一个对话回合中，来访者的用词是"绕开"，而咨询师改成了"躲开"，两者的含义略有不同，绕开可以仍然指向原来的目标，用"曲线救国"的方式解决，但躲开是完全回避了，咨询师的用词比来访者更消极一些。

来访者：这不是每个人都会有的情况（呵呵笑）。

咨询师：是呀，你为此付出的代价是白白消耗了时间。

解析：在第二个对话回合中，来访者在拿自己和他人做比较，并且有一个呵呵笑的非言语信息，但咨询师没有关注来访者的话语和非言语信息在表达什么，他仍然在自己的思路里，希望来访者看到回避困难所造成的代价。

来访者：而且还没有产出。

解析：最终，来访者放弃了自己原本想表达的内容，跟随了咨询师的思路。

从这段对话中，我们可以看到，这位咨询师的信念和价值观是"人应该直面问题，回避困难是没有用的"，这会让他在咨询中非常关注问题解决，急于帮助来访者发现问题和直面问题，没有关注来访者在表达什么。如果咨询师能对自己的这种倾向有所觉察，就可以把自己的信念和判断先悬搁起来，回到来访者的话语内容上。

你可以用同样的方法回顾自己的咨询过程，在征求来访者的同意后对咨询进行录音，听录音并分析逐字稿，看自己是否听到了来访者的原意，并练习如何在此基础上给出回应。

练习："我听到"

一个对倾听进行刻意练习的方法是问自己"我听到了什么"，你可以在小组中进行这个练习。

三个人一组，分为三个角色，咨询师、来访者和观察员。来访者随意讲述最近的一段经历或一个小困扰，咨询师把注意力完全放在来访者的话语内容上，有意识地问自己"我听到了什么"，然后把听到的内容反馈给来访者并进行核对，询问来访者"这是不是你想表达的原意，如果我有理解不到位的地方，请帮助我更正"。观察员从第三方的视角观察整个过程，并帮忙计时。

每轮练习 10 分钟，讨论 5 分钟。在讨论环节，每位成员都从自己的角色出发，分享过程中的体验和感悟，之后进行角色轮换，共进行三轮。

这个倾听练习类似于基本咨询技术中的内容反映和情感反映，但重点会有所不同。格式塔疗法的练习总是以觉察为核心，咨询师有意识地觉察自己听到了什么、头脑是如何加工的，并练习描述所听到的内容。更重要的是，咨询师要与来访者进行核对，核对让双方可以开始接触。来访者也可以在练习中觉察，当自己的话语被咨询师仔细倾听并核对时，自己有怎样的感受和体验。观察员同样可以对整个过程保持觉察，留意自己的三个区域分别在发生什么。

发展对内部区域的觉察——身体感觉篇

内部区域在格式塔疗法中是觉察的重点区域，我们将其分为身体感觉和情绪两部分。首先，我们介绍对身体感觉的觉察。

现代人与身体疏离是一种常见的现象，人们长期处在跟身体失联的状态下，无法利用身体的资源来支持自己。在格式塔疗法中，咨询师自己的身体是重要的资源和工具，咨询师需要先提升对自己身体的敏感度，切身体验到身体觉察的过程和方法，不然很难帮助来访者发展身体觉察能力。

下面我们会先讲解关于身体工作的心理教育，并介绍稳定化技术。咨询师在掌握了这两项技能后，就可以跟随循序渐进的练习步骤来训练身体觉察能力。待咨询师熟练掌握了这些方法后，就可以在咨询中用类似的思路帮助来访者了。训练的两个关键词仍然是"什么"和"如何"，指的是弄清楚要觉察身体上的"什么"，以及"如何"觉察。

心理教育：觉察身体为何如此重要

那些长期忽略身体的来访者往往意识不到身体的重要性，很难理解为什么在咨询中要对身体进行工作。遇到这种情况时，咨询师可以先对来访者进行心理教育，让来访者了解身体觉察的作用，帮助他们更好地参与和合作。下面是一些心理教育的思路和知识。

在第 1 章，我们已经提到过，格式塔疗法的人性观是相信有机体天生具有自体调节的能力，身体作为整体的一部分也是如此。我们的身体是活生生的机体，自带调节能力。例如，你参加运动会的长跑比赛，到后半程你会发现自己的呼吸无法抑制地变得急促，这个感觉虽然不好受，但由于肌肉大量耗能需要更多的供氧，因此心肺功能会自发地加速运转，通过血液循环给肌肉组织提供更多的氧气和能量。或者，你连续几周加班到深夜，终于完成了一个重要项目，在之后的几天里，你可能会嗜睡，感觉自己永远也睡不醒。这是身体在通过睡眠获得更多的休息，帮助你修复之前的过度消耗。

身体每时每刻都在进行这样的自体调节，只是常常没有被我们注意到。通过觉察身体，了解身体的感觉和状况，我们可以给大脑提供更多信息，这有助于大脑有效调动资源来调节身体过程。举一个很简单的例子。当你过度紧张时，你往往会屏住呼吸而不自知，如果在某一刻你觉察到这一点，你的身体自然会重新开始呼吸，并且可以进一步调整呼吸的节奏和深度。

通过觉察提升身体的调节能力被广泛应用，体感疗法（Somatic Experiencing）就运用了这一思路，从身体入手对创伤进行工作。经历过创伤的身体往往长期处于失调状态，体感疗法通过加强对身体感觉的追踪和支持，让身体从失调走向调节状态，从而使来访者更好地面对和处理创伤经验在身体上的留存，同时这个对创伤的处理过程也会进一步改善身体的调节能力。

现代各种躯体取向心理疗法的鼻祖是弗洛伊德（Freud）的弟子威廉·赖希（Wilhelm Reich），他最早提出了身体和语言至少同等重要的观点。皮尔斯曾经与赖希进行过精神分析，极大地受到了赖希思想的影响。赖希创立了身体铠甲理论，认为防御不止存在于心理中，也直接存在于身体中。身体的肌肉组织和各个器官遇到物理或心理上的威胁都会收缩、紧绷，进行自我保护。如果这种紧张状态长期存在，无法得到有效调节，就会演变成慢性身心症状，包括头晕头痛、肠胃功能紊乱、睡眠障碍、纤维性肌痛等。

我们所有的情绪感受都根植于身体（在下面的情绪模块，我们会详细介绍），曾经的负性体验所带来的痕迹和影响会留存在身体中，没有被消化和处理掉，导致我们被卡在未完成事件中，不断重复固化的格式塔。在心理咨询中，我们经常听到来访者提出这样的困惑："所有道理我都明白，但不知道为什么就是做不到。"这就是分裂头脑和身体的典型表现。

美国格式塔咨询师鲁拉·弗兰克（Ruella Frank）在格式塔疗法的基础上发展出一种躯体取向的格式塔疗法——发展性躯体治疗（developmental somatic psychotherapy）。鲁拉·弗兰克曾经跟随皮尔斯的夫人劳拉·皮尔斯（Laura Peris）学习格式塔疗法，同时她也是专业的舞者、瑜伽教练，熟悉多种动作理论。她提出，自体支持的一个重要来源是我们的身体，身体就像容器，承载并容纳着所有的情绪、需要、能量。当我们与他人和环境接触时，身体会存在于背景中，为接触提供必要的支持。所以，通过加强对身体的觉察，我们可以更好地从身体中获得支持，进而改善情绪、认知、行为上的症状，作为一个整体的有机体更加整合、协调地运作。

最后，觉察身体的功能和意义可以总结为以下三个方面。

- 通过觉察帮助身体恢复自体调节功能，从长期失调走向有效调节状态。
- 身体是自体支持的重要来源，人们通过觉察身体可以更好地支持自己。
- 情绪感受根植于身体，将身体工作纳入心理咨询可以给来访者带来整合性的改变。

当需要给来访者提供心理教育时，你可以参考这三个方面，再加上一些通俗易懂的小例子。你也可以充分发挥创造性，根据自己的体会和理解进行心理教育。

稳定化技术

　　一些经历过创伤的来访者会自发启动身体的自我保护机制，将创伤经验深埋心中，平时表现得一切正常，但在进行身体觉察时却会触发意料之外的创伤反应。所以，咨询师在开展身体工作前需要先掌握一些稳定化技术，如果出现突发的创伤激活，咨询师可以帮助来访者将身心调整到相对平稳的状态，就像降落伞一样让人安全地回到地面。

　　快速、有效的稳定化是通过着陆技术（英文为"landing"或"grounding"，这一技术也被翻译为"接地技术"或"扎根技术"）实现的。下面是几种常用的着陆技术，咨询师可以自己先尝试一下，并在需要时教给来访者使用。

- ◆ "54321"技术：请来访者指出五个看见的东西，触摸四个物品，倾听三种声音，嗅闻两种气味，品尝一种味道。这种技术运用的是五感的接触功能，以帮助来访者回到当下。

- ◆ 数颜色：请来访者在房间里寻找五个同一颜色的物品，说出物品的名称，例如，请来访者找出五个黑色的东西，来访者可能回应黑色的书、黑色的地板等。然后再换一种颜色，同样让来访者找出五个物品，如此持续进行，直到来访者稳定下来为止。这种技术使用视觉通道让来访者聚焦于当下的环境，并调动认知功能参与命名。

- ◆ 速算：请来访者计算从 100 开始持续减 7，也就是来访者需要依次报出 93、86、79……这种技术通过启动复杂的逻辑思考功能让来访者的注意力从情绪上转移，但如果来访者的情绪过于强烈，无法计算 100 减 7，这时可以降低难度，改成 100 减 3 或 100 减 5。

◆ 反向阅读：翻开任意一本书的任意一页，请来访者从最后一个字开始倒着念。这种技术打破了头脑通常的认知习惯，来访者需要集中注意力才能念出每个字的读音。在这个过程中，来访者就逐渐回到当下了。

◆ 身体扎根：咨询师和来访者一起跺脚，不是快速跺脚，而是一下一下地进行，有意识地把脚抬高，然后用力跺下去，反复多次。

如果环境不允许由跺脚产生的噪声，也可以请来访者原地站立，向身体两侧高高抬起双臂，然后让手臂自由落下，重重拍在大腿两侧，像拍打翅膀一样，反复多次。

如果来访者的身体出现冻结症状，无法站立，也可以替换成攥拳，用力攥拳，然后再松开，反复多次。

总体来说，调动下肢的着陆效果会更好，因为人在产生应激情绪时，其能量往往集中在头部和胸部，活动下肢可以让能量向下流动。

觉察身体上的哪些感觉

在掌握了心理教育和稳定化技术后，你就可以开始进入身体觉察练习了。首先，我们来介绍在心理咨询中可以觉察身体上的"什么"。前文已经提到，身体感觉是一种非言语的原始体验，我们可以通过分布在全身各处的传入神经元感受到它们。身体感觉包括本体感觉，例如，你闭着眼睛也可以感知到身体的各个部位，也包括内脏感觉，如饥渴、饱胀、口渴、窒息、恶心等。我们的身体内部同时发生着如此丰富的感受，那么在心理咨询中如何决定关注哪些身体感觉呢？

一种方式是"跟着感觉走"，身体的哪个部位有明显的感觉自发成为图形，我们就觉察哪里。觉察的对象可以是生理性的身体感觉，如由疲劳带来的肌肉酸痛感、长期存在的躯体化症状；也可以是与情绪相关的身体感觉，如在害怕时产生的胃部紧张感；还可以是与动作有关的身体感觉，例如，当来访者做出某种表情或动作时，我们可以邀请他觉察相应部位的身体感觉。

另一种方式是"有目的地觉察"，也就是咨询师有目的、有意识地引导来访者觉察一些特定部位的身体感觉。

第一，情绪在身体上的表达通常集中在胸部和腹部的内脏区域，如果来访者对身体感觉不够敏感，无法自主觉察由情绪带来的身体感觉，咨询师可以邀请来访者把更多的注意力放在这个身体区域。

第二，咨询师也可以引导来访者关注某个特定的身体子系统，如自主神经系统唤起和平静的信号。这种方法尤其适用于焦虑的来访者，当他们掌握了一些神经系统的知识，通过觉察熟悉自己的身体运作规律后，就可以更好地调节焦虑情绪了。

第三，咨询师也可以通过有目的地觉察来协助来访者进行情绪调节。例如，当人们产生强烈的情绪时，其能量通常集中在头部和胸部，会对身体的下半部分失去知觉。当这种情况发生时，咨询师可以邀请来访者留意身体的下半部分，例如，依次觉察臀部、大腿、小腿、双脚的感觉，通过注意力的引导帮助能量向下流动，让身体作为一个整体更加平衡，以起到调节情绪的目的。

小知识：自主神经系统在身体上的信号

自主神经系统（又称植物神经系统）是针对重要生理功能的控制系统，

它通过无意识的调节影响心血管系统、呼吸系统、消化系统、内分泌系统、代谢系统、泌尿生殖系统等。

自主神经系统包括交感神经和副交感神经。交感神经的兴奋会引发应激反应，功能类似于汽车的"油门"，副交感神经与交感神经的作用相反，它帮助身体进入休养生息的状态，类似于汽车的"刹车"。这两者通过相互拮抗、相互协调来调节身体功能的运作。

下面列举了交感神经和副交感神经激活的典型反应，咨询师可以引导来访者追踪身体上的这些变化，来增加其对身体的觉察和调节，如询问来访者"现在的心跳是快还是慢""现在的呼吸是深还是浅""现在的肌肉是绷紧的还是放松的""现在的皮肤是在出汗还是干爽的"，等等。

	交感神经的激活反应	副交感神经的激活反应
心跳	速度快、强度高	速度慢、强度低
呼吸	频率快，浅表的胸式呼吸	频率慢，深层的腹式呼吸
消化系统	肠胃蠕动减弱，腹部肌肉绷紧	肠胃蠕动较多，腹部肌肉放松
四肢肌肉	绷紧	放松
皮肤温度	偏低，尤其容易手脚冰凉	偏高
汗腺	出汗，汗毛竖立	无汗，汗毛平躺
瞳孔	放大，视线聚焦	缩小，视线相对不聚焦
唾液腺	唾液分泌减少，口干	唾液分泌增加

如何觉察身体感觉

在介绍了觉察身体上的"什么"后，下面我们来回答如何觉察身体感觉，基本方法可以概括为三个步骤：感知、描述、追踪。

感知是指把注意力指向某个特定的身体感觉，用我们的内感觉能力去感受它。例如，我的小腿此刻有酸胀的感觉，我可以把注意力放在小腿上，去体会那种酸胀感。我也可以想象我的感知力像一只温柔的手，去靠近和触摸酸胀的边缘。

描述是指用一些现象性的词汇和语言把我们所感知到的描述出来。

追踪是指随着时间的推移持续感知这种身体感觉的变化和发展，因为我们的身体感觉一直处在流动中，不是固定不变的静态物。

下面介绍三种描述身体感觉的方法，分别是形容词法、意象法和多维度法。

第一种是形容词法，要点是尽量多用贴近原始感觉的现象性词汇，少用抽象的概念。由于我们从小就很少关注身体，因此许多孩子都没有学会如何对身体感觉进行言语化，甚至父母也没有掌握这一技能。在心理咨询中，来访者缺少描述身体感觉的词汇是一种常见现象，会出现"有感觉，但不知道怎么说"的情况，这时就需要咨询师帮助他们补充相关的知识和词汇量。下面提供一个身体感觉词汇表（见表 2.1），当来访者不知道如何描述时，你可以提供一些示范和选项。如有需要，你也可以把词汇表分享给来访者，鼓励来访者在日常生活中使用。

表 2.1　身体感觉词汇表

类型	具体词语
平缓类	放松的、平静的、安静的、沉静的、深邃的
舒展类	开放的、扩张的、广阔的、有空间的
活力类	轻快的、跳跃的、充满能量的、释放的
紧张类	发紧的、发慌的、紧绷的、收缩的、僵硬的

（续表）

类型	具体词语
抖动类	发抖的、颤抖的、抽搐的、一跳一跳的
凝固类	麻木的、沉重的、迟钝的、卡住的、冻结的、空洞的
堵塞类	堵住的、打结的、窒息的、阻滞的
疼痛类	酸痛、刺痛、钝感的疼、尖锐的疼
痒类	发痒的、刺痒的、酥麻感、通电感、像冒泡泡一样
温度类	热的、暖的、燃烧感、冒热气的、凉的、冷的、冰冷的
湿度类	干爽的、潮湿的、流汗的、滑腻的、黏糊糊的

第二种是意象法，它可以让描述更加立体、丰富、真切、传神。在运用这一方法时，咨询师需要邀请来访者充分发挥想象力，用比喻和画面去描述。例如，腿上好像有很多只蚂蚁在爬来爬去，胸口好像有无数只蝴蝶在飞，脑袋里好像有蜜蜂在开演唱会，肚子里好像装着一个千年冰窖，等等。

第三种是多维度法，适用于深入探索局部的身体感觉，从多个维度把它展开，包括大小、形状、颜色、质地、温度、强度等。

示例：用多维度法描述身体感觉

明天我要进行一场公开演讲，但还没有准备好，想到这件事时，我会感到胃里有一种不适感。下面我将从多个维度进行描述。

◆ 大小：跟拳头差不多，可能比拳头略大一些。

◆ 形状：一个圆柱体，圆的一面朝前，有点像我的肚子凹进去了。

◆ 颜色：表面是灰白色的，里面是黑色的。

◆ 质地：比较硬，有点像玻璃的质感。

◆ 温度：是比较冰冷的。

◆ 强度：比较强烈，如果满分是 10 分，此时可以达到 7 分。

通过这些描述身体感觉的方法，咨询师可以给来访者提供一些指引和工具，帮助他们更细致地感知自己的身体，并用语言传递出来。言语化也是一个把感觉实体化的过程，可以使感觉从模糊缥缈变得更为清晰可见，这样来访者会感到更可控、更有抓手，进而更愿意靠近自己的身体感觉，也能更好地涵容它们。

下面我们再结合一些探索身体感觉的常用句式，进行完整的身体觉察工作。

探索身体感觉的常用句式

"现在，我想邀请你把注意力放在自己的身体上，去感受此刻你的身体感觉和身体状态是怎样的？"

"在身体的哪个部位能感受到这种感觉？"

"可以花一点时间，慢慢地感受。"

"能具体描述一下这个身体感觉吗？"

"如果觉得有困难也没关系，我可以给你提供一些情绪词，例如，是……还是……？"

"这个感觉会让你联想到怎样的意象或画面呢？"

"这个感觉的大小／形状／颜色／质地／温度／强度是怎样的？"

"你可以跟这个感觉待一会儿，允许它以自己的方式存在和变化，你只需要持续地感受它的变化过程就好。"

下面请你综合运用上面学到的方法，在三人小组中进行练习。

练习：描述身体感觉

三个人一组，分为三个角色，咨询师、来访者和观察员。

咨询师邀请来访者觉察自己的身体，选择一种此刻比较明显的身体感觉进行探索。咨询师可以用一些常用句式来引导来访者进行觉察，并分别运用形容词法、意象法、多维度法来详细描述这种身体感觉。观察员从第三方的视角观察整个过程，并帮忙计时。

每轮练习 10 分钟，讨论 5 分钟。在讨论环节，每位成员都从自己的角色出发，分享过程中的体验和感悟，之后进行角色轮换，共进行三轮。

把身体觉察整合到咨询工作中

前面我们介绍了觉察身体感觉的基本方法，但身体感觉不是孤立的，需要与心理咨询中经常探索的情绪、想法、行为结合起来。这就需要把三个觉察区域整合起来，在三个区域之间进行穿梭性探索。

练习：把身体觉察整合到咨询工作中

三个人一组，分为三个角色，咨询师、来访者和观察员。

这个练习以身体觉察为落脚点，把各个区域的元素都引向身体。

咨询师首先邀请来访者随意谈论一件事或一个主题，当来访者谈到外部区域的感官体验或行为、中间区域的想法、内部区域的情绪时，咨询师可以用以下句式将觉察引导到身体感觉上。

"当你看到 / 听到……时，你的身体有怎样的感觉？"

"当你有……想法 / 当你正在回忆这件事时，你的身体感觉是怎样的？"

"当你做出……行为时，你的身体感觉如何？"

"当你有……的情绪时，你可以在身体的哪个部位感受到它？"

当来访者定位到某种身体感觉后，咨询师就可以继续运用觉察身体感觉的方法帮助来访者进行探索了。探索完毕后，咨询师可以再邀请来访者回到情绪、想法、回忆、行为上，看看会产生怎样的变化。观察员从第三方的视角观察整个过程，并帮忙计时。

每轮练习 15 分钟，讨论 5 分钟。在讨论环节，每位成员都从自己的角色出发，分享过程中的体验和感悟，之后进行角色轮换，共进行三轮。

提升身体觉察能力

格式塔咨询师要想做好身体工作，除了掌握各种探索技术外，对自己身体的敏锐觉察也是必不可少的资源和工具。身体觉察相当于咨询师的内功，咨询师可以借助身体更好地进行自体支持，同时身体信号也提供了重要信息，有助于咨询师识别自己的反移情，了解咨询过程中发生了什么。

下面提供一些训练身体觉察能力的练习和实验，咨询师可以一个人练习，也可以进行小组练习。其中一些练习可以在咨询中使用，帮助有需要的来访者提升身体觉察能力。

静态练习 1：躯体扫描

正念练习中的躯体扫描是训练身体觉察能力的好方法，其基本步骤是从脚部开始向上，最终到头部，逐一觉察每个身体部位的感觉。需要经过的部位包括：脚部、小腿、膝盖、大腿、臀部、躯干（腹部、腰部、胸部、背部），再到肩膀、手臂、双手，最后经过颈部，来到面部、头部。

练习的要领是，只需要运用内感觉去觉察和感知，不需要运用头脑去命名和描述，也不需要试图改变或推动什么。如果你在过程中走神了，不需要责备自己，这是非常正常的现象，你只需要在注意到的时候把注意力拉回来就可以了。

练习时间可以从 10 分钟、20 分钟到 40 分钟不等，有兴趣的朋友可以在网上搜索一些正念练习引导音频作为辅助。在这里，我们就不提供完整的文字版引导语了。

静态练习 2：追踪身体感觉

正念的躯体扫描是按照不同的身体部位，将整个身体全面觉察一遍，而追踪练习则是跟随当下最凸显的身体感觉，去觉察随着时间的推移不断变化的感觉之流。

如果你是一个人进行练习的，先留意此刻身体上哪个部位有明显的感觉，把注意力放在这个感觉上，并跟随这个感觉的变化，这个变化可能是这个感觉本身的性质和强度，也可能是这个感觉的位置，或者出现了完全不同的新感觉。无论发生怎样的变化，都持续地关注那些显著的身体感觉就可以了。

如果你是在小组中进行练习的，则需要两个人一组，一位咨询师，一位来访者。来访者按照上述方法追踪，同时像现场直播一样把追踪到的身体感觉描述出来。咨询师跟随来访者的描述，用好奇的方式询问更多细节，协助来访者进行追踪。一轮练习 10 分钟，讨论 5 分钟。

说明：这种追踪方式与实际咨询中咨询师对自己身体感觉的觉察比较相近。通过把一部分注意力持续地放在身体感觉上，咨询师可以捕捉到明显的身体感觉的变化，进而考虑如何在当下的咨询中运用这一觉察。在咨询中，我会在听来访者讲述的同时，把一部分注意力放在自己倾听时的身体感觉上，并把这部分感觉用现象学语言描述出来，同时把来访者讲述的内容复述给他，帮助他接触他的内在感觉。

动态练习 1：随着音乐自由舞动

播放一段音乐，根据音乐的节奏让身体自由舞动，尝试跟随身体自发的动作，充分舒展四肢。当你随着音乐律动时，觉察运动中的身体有怎样的感觉。如果你发现自由舞动对你来说是困难的，你同样可以觉察这种困难如何体现在身体上。

你可以尝试不同节奏、不同氛围的音乐，去体验你的身体在不同的音乐背景下自发呈现出怎样的动作和感受。

你可以一个人进行练习，也可以在小组中进行练习，小组练习效果更佳。

动态练习 2：觉察身体距离

两个人一组，面对面站立，每个人都可以在整个练习过程中自由选择前进或后退，但不必左右移动，保证两个人总是相对而立。

体验当你靠近或远离对方时，你的身体会有怎样的感觉，同样，体验当对方靠近或远离你时，你的身体会有怎样的感觉。放下头脑，听从身体的信号去调节你和对方之间的距离，感受怎样的距离对你来说是舒适的，怎样的距离对你来说是不舒适的。同时，鼓励自己大胆实验，去尝试不舒适的距离，不管更远还是更近，觉察这会给身体带来怎样的挑战。

在这个练习中，身体距离由两个人共同决定，每个人都有权利选择前进或后退，所以这也是一个相互协调的过程。你也可以觉察你们如何互相做出反应，以及互相影响的过程会带给你怎样的身体感受。

这个练习可以在咨询师之间进行，作为身体觉察的训练，一轮练习 5 分钟，讨论 5 分钟；也可以在咨询中使用，帮助那些对身体距离过度敏感或过度不敏感的来访者进行实验。与来访者实验的时间不限，时间长短取决于来访者的状态和需要。

动态练习 3：镜像和调频

两个人一组，面对面站立，一个人作为引导者，另一个人作为跟随者。

镜像练习：引导者随意做出一些动作，跟随者像照镜子一样做出同样的动作，两个人都对过程中的身体感觉保持觉察。一轮练习 5 分钟，讨论 5 分钟，然后互换角色。

调频练习：引导者用一个身体部位做出某种固定的节奏，如摇动手臂，跟随者用其他身体部位做出同样的节奏，如扭动腰部。引导者可以变换不同的节奏和身体部位，跟随者也相应变换。要点是，跟随者尽量与引导者保持相同的节奏，但运用不同的身体部位。一轮练习 5 分钟，讨论 5 分钟，然后互换角色。

在团体中，这个练习也可以变得有趣一些。请一位小组成员先离开，之后再回到小组，小组成员商量好，有一位成员作为动作的发起者，开始时离开的成员要通过观察找到发起者。

说明：镜像和调频都是在咨询中可以运用的非言语技术。镜像是咨询师有意识地模仿来访者的某种姿势、动作、表情，体验这会在自己身上引发怎样的感受，同时让来访者在咨询师的身体呈现中看到自己。调频是母婴之间重要的情感调谐方式，咨询师可以有意识地与来访者的动作、呼吸、声音、情感基调进行调频，为来访者提供一种非言语的关系连接。

发展对内部区域的觉察——情绪篇

介绍完对身体感觉的觉察，下面我们来到与身体密切相关的情绪部分。格式塔疗法十分关注情绪，可以说情绪觉察是一项核心工作。接下来，我们会介绍咨询师如何发展自己对情绪的觉察能力，以及如何帮助来访者进行情绪觉察。

格式塔疗法如何看待情绪

情绪是一种十分复杂的现象，既是一种生理过程，也是一种心理过程。作为生理过程，情绪包括激素水平改变、面部表情改变和行为改变，这些表现我们可以从外部观察到。作为心理过程，情绪会在个体的内在引发特定的主观体验。

从格式塔疗法的整体论视角出发，情绪根植于身体，每种情绪都是由多种元素组成的格式塔，包括特定的身体感觉、表情、动作、主观体验等。例如，愤怒情绪在身体上的表现包括双目圆睁、咬紧下颌、心跳加快、血脉偾张，能量聚集在喉咙，想要发出嘶吼声，同时肩膀耸起、双手握拳以准备攻击。另外，当事人在主观体验上会感到心怀不满、火冒三丈、大脑空白、失去理智等。

来访者对情绪的一个常见误区是，认为情绪是非理性的，会给人带来负担和麻烦，希望摆脱和消灭情绪，最好成为没有情绪的做事机器。达尔文（Darwin）是最早研究情绪的学者，他发现情绪具有进化上的连续性，最原始的情绪在一些古老的物种身上就可以看到，例如，两栖动物和爬行动物具有愤怒和恐惧情绪，而哺乳动物和鸟类身上出现了悲伤情绪。这意味着在进化过程中，那些有利于生存的情绪被保留下来，成为跨物种、跨文化的共同机制。所以，我们身上存在的每一种情绪都经过了千百亿年的自然选择，对于人类的生存和繁衍具有重要的功能和价值。但由于现代社会注重效率和产出，过度强调智力和理性，贬低和忽略情绪情感的发展，因此来访者对情绪带有负性观念是十分正常的。

皮尔斯等人指出[1]，情绪是有机体从价值的角度出发，对有机体 / 环境场的直接评价性体验，不以想法和语言作为中介。我们人生中的每个瞬间都带有某种情感基调，情绪作为一个连续过程持续在体验和行为之间进行着协调。一方面，情绪是一种信号机制，通过内在体验对环境和我们的状态做标记，并提示我们的需要。例如，感到愤怒通常意味着受到了侵犯，有捍卫自身边界和回击的需要。而如果个体在一段时间内有强烈的耗竭感，则提示我们过度透支

---

[1] 弗雷德里克·皮尔斯，拉尔夫·赫弗莱恩，保罗·古德曼. 格式塔治疗：人格中的兴奋与成长 [M]. 吴思樾，译. 程无一，校译. 南京：南京大学出版社，2023：113–114.

了自己的身体和心理能量，需要更多的休息。另一方面，情绪也能激发适当的行动。一辆突然飞驰而来的汽车令人感到恐惧，在大脑还没有充分反应的情况下，身体就会快速避开。虽然我们在事后可能会有被吓到的不适体验，但恐惧帮助我们躲避了危险。

总之，一个人的需要和动机驱动着整个接触循环，而相关的信号和能量都存储在情绪中。情绪是生命的发动机和颜料盒，给黑白分明的理性世界注入活力和色彩，让我们带着兴奋与好奇心去接触世界，享受五彩斑斓的生命体验。

格式塔疗法如何运用觉察对情绪工作

作为一种由激素驱动的生理性过程，情绪的自然持续时间不会太久。例如，强烈的愤怒体验通常不会持续超过 12 秒，悲伤的持续时间会久一些，但如果一个人有条件充分哭泣，通常不超过半小时也会平复下来。情绪像能量脉冲一样有自己的规律曲线，达到波峰以后会自然回落。格式塔疗法从接触循环的角度理解情绪过程，只要能够觉察情绪，并充分接触和充分表达，就可以完成整个循环。

由情绪产生的问题给来访者带来困扰，是因为在接触循环中产生了接触中断，出现了受阻和卡住的情况，情绪过程无法完形。其中可能的原因包括情绪强度超出耐受范围并引发了淹没性的体验、对情绪持有普遍的排斥或批判态度、因一些内摄的信念而无法接纳某种特定的情绪等。

格式塔疗法用觉察对情绪进行工作，既包括觉察到是什么情绪，也包括觉察情绪过程是如何被卡住的。每次对接触中断的觉察都是重新建立接触的机会，就像疏通河道一样，探测到淤泥堵在哪里，把淤泥清理干净或用更强的水流把淤泥冲开，河道就可以重新通畅起来。这样，来访者不仅可以更清晰地认识情绪，也获得了一套更顺畅的情绪运作系统，能够更好地管理和调节情绪。

对情绪的觉察工作是一个多维度的综合过程。下面我们从追踪情绪能量、识别情绪、觉察情绪过程、涵容与表达情绪四个方面来介绍。

追踪情绪能量

格式塔疗法是一种近体验（experience-near）的咨询方法，也就是会更关注此时此地的体验，而不是彼时彼地的体验，咨询师会通过追踪现场出现的鲜活情绪来实现这一点。

追踪情绪能量意味着咨询师不仅要把注意力放在来访者讲述的话语内容上，还要持续关注言语之下的情绪过程，包括身体信号和能量信号。身体信号可以通过外部区域被观察到，包括表情、动作、呼吸、肌肉张力等，而能量信号相对不那么直接可见，但也是实实在在地存在的，可以被我们的身体感受到。例如，你在冰天雪地的冬天进入一家热气腾腾的火锅店，打开门的一瞬间，你会感到扑面而来的热度，这就是一种热的能量。

情绪在身体上的能量表现可以用唤起程度和激活程度来衡量，当处在高唤起情绪中时，个体会呈现出一种有活力和兴奋的状态，甚至感觉到每个细胞都在高速且活跃地运动着，就像刚放进嘴里的跳跳糖。反之，当个体处在低唤起情绪中时，情绪能量是凝固而阻滞的，好像整个机体都慢了下来，甚至可能有一种死寂和冰冷的感觉。无论是高唤起情绪还是低唤起情绪，咨询师都可以感受到来访者此刻的能量状态，但有一种需要特别注意的状况是情绪能量的缺失。在这种情况下，来访者像一个毫无情绪起伏、完全理智的机器人，咨询师只能听到信息，但无法具身地体验到来访者所说的内容。格式塔疗法特别关注那些重要的"不在场"，咨询师会留意到好像缺少了什么，进而探索来访者的情绪能量到哪里去了。

在咨询中追踪情绪能量，既可以从整体上进行跨时间的追踪，留意来访者在一次咨询中的情绪唤起程度如何波动，也可以注意情绪能量的流畅度，特别关注那些突然出现的转折和中断，还可以关注局部特征，观察能量在来访者不同身体部位的分布，最后也要注意言语内容和情绪能量是否具有一致性。总之，情绪能量是格式塔咨询师进行工作的重要指引，我们甚至可以把咨询思路的要领概括成"跟着能量走"。

练习：追踪情绪能量

三个人一组，分为三个角色，咨询师、来访者和观察员。

来访者随意讲述一件最近发生的事或一个想分享的话题，咨询师练习在倾听内容的同时，对自己和对方的情绪能量保持觉察，追踪来访者的情绪过程，包括唤起和兴奋程度、对讲述的投入程度、话语内容和情绪能量的一致性，同时留意自己的情绪唤起和能量状态，看看自己是与对方保持一致，还是有差异。在练习过程中，咨询师尽量反馈自己对情绪能量的观察和觉察，不在内容层面回应来访者，看看这样的回应方式会给来访者和咨询过程带来怎样的影响。观察员从第三方的视角观察整个过程，并帮忙计时。

每轮练习 10 分钟，讨论 5 分钟。在讨论环节，每位成员都从自己的角色出发，分享过程中的体验和感悟，之后进行角色轮换，共进行三轮。

识别情绪

对情绪进行识别是接触循环的重要步骤，包含在觉察中。只有把出现的感知觉识别为某种特定的情绪，了解情绪背后的需要和意义，才能推动后续的能量动员和行动，最终在获得满足后消退，完成一次接触循环。所以，对格式塔咨询师来说，识别情绪是一项常用的基本技术，是开展其他工作的基础。

要想帮助来访者做好情绪识别，咨询师需要熟悉常见的情绪类型，并了解一些情绪分类方法。情绪分类的方式多种多样。在这里，我们从基本情绪和复杂情绪这一维度进行讨论。

基本情绪是指与生俱来、人人都有的原始情绪类型，具有共识性的四种基本情绪是"喜、怒、哀、惧"，也就是快乐、愤怒、悲伤、恐惧。还有一个版本是在这四种情绪的基础上加上厌恶，构成"喜、怒、哀、惧、厌"五种基本情绪。而复杂情绪是在基本情绪的基础上，个体通过与他人和环境的互动并结合社会文化的影响所习得和发展的情绪，如羞愧、嫉妒、悲愤等。基本情绪每个人必然都经历过，并且每个人的体验大体上是相似的，而复杂情绪则具有更大的个体差异性。

基本情绪在咨询中最常见，咨询师需要熟悉每种基本情绪的生理表现、认知和行为倾向、对个体的功能和意义。快乐是一种奖赏情绪，也是基本情绪中唯一的积极情绪，它通过刺激多巴胺和血清素的分泌，让个体靠近那些带来愉悦和满足的事物，并重复能够获得这类事物的行为。悲伤是一种社会性情绪，有助于个体在遇到困难时寻求他人的支持和帮助，促进社会参与和社会联结。愤怒是个体在面临威胁和侵犯时，通过释放攻击性来维护自己的边界和主权。恐惧是个体在遇到危险时产生的回避倾向，它帮助我们快速逃跑，保护自身安全。厌恶的原始生理表现是恶心，在进化上用于排出有毒的食物，它作为情绪的功能是帮助我们远离那些令人感到不干净、不舒适、不喜欢的事物。

每种基本情绪都可以拓展成一个强度从弱到强的连续谱，咨询师需要熟悉每个连续谱，这样当来访者表达谱系上的某种情绪时，咨询师就可以定位相应的基本情绪类别，给继续探索提供更丰富的线索。例如，来访者提到自己对某事感到烦躁，咨询师可以判断出这种情绪属于愤怒谱系，是一个强度比较低的愤怒类情绪，进而借助愤怒的特点和功能，帮助来访者扩展对这个烦躁情绪的觉察。

五种基本情绪的强度谱系

- 快乐：轻快——愉快——喜悦——高兴——兴奋——狂喜
- 悲伤：失落——伤感——难过——悲伤——悲痛——绝望
- 愤怒：烦躁——不满——恼火——生气——愤怒——暴怒
- 恐惧：不安——紧张——担心——害怕——恐惧——惊恐
- 厌恶：抵触——反感——嫌弃——厌烦——厌恶——憎恶

除了基本情绪外，咨询师也需要熟悉一些常见的复杂情绪，包括焦虑、抑郁、羞耻、内疚、尴尬、委屈、失望、嫉妒等。下面我们简要介绍几种常见的复杂情绪。

恐惧与焦虑有一定的相关性，差别是恐惧指向某个特定的对象，而焦虑是对未来的一种对象不明的泛化性担心。焦虑会导致交感神经长期处于过度激活状态，引发一系列生理不适和心理痛苦。皮尔斯认为"焦虑＝兴奋－氧气"，也就是当个体感到兴奋时，如果氧气不足，兴奋不能转化为行动，个体就会感到焦虑。所以，处理焦虑最直接的方式就是呼吸，更深、更慢地呼吸，让身体获得更多氧气。另外一些会产生焦虑的情况包括：事情本身不需要这么多能量，但个体由于担心出现过度应对的情况，或者想控制自己实际上控制不了的事情，想做点什么但又无从着力，就会导致过度激活，在身体内制造大量无处释放的能量。总之，格式塔疗法从能量动员大于行动的角度来理解焦虑，要么支持行动，要么减少能量动员，以此来改善焦虑情绪。

抑郁与悲伤，尤其是哀伤，存在一定的关联性。抑郁与哀伤的关系是，当哀伤被抑制时就会产生抑郁。抑郁虽然伴有情绪低落和悲伤体验，但其最核心的特征是缺少能量，对外界失去兴趣，什么都不想做，只想把自己封闭起来，并且对未来感到无望，对人生感到无意义。这是因为无法被充分表达的哀伤导致个体产生接触中断，能量被抑制和封存，整个人呈现出一种"低电量"的状态。格式塔疗法也从内转的角度来理解抑郁，内转是个体的攻击性因无法对外释放而转向内部，就像一个拳击手不断朝自己挥拳，如果长期进行这样的自我攻击，那么个体最终被打倒并陷入抑郁几乎是必然的结果。

羞耻也是来访者身上极为常见的情绪类型。有一种观点是，西方主要是"罪感文化"，东方主要是"耻感文化"，我们的社会文化环境从小就在个体身上制造着羞耻感。羞耻是一种极具破坏性的情绪，因为它否定了个体存在的正当性和价值感，羞耻的个体会体验到自己是一个有缺陷、不值得被爱、不应该存在的人。格式塔疗法从支持不足和缺少接纳的角度来理解羞耻。如果一个孩子从小没有得到环境的充分支持，养育者不接纳他真实的样子，他就会对自己的存在感到羞耻。羞耻是一种强烈的负性体验，让人想把自己完全藏起来，千万不要被他人看到，但这样彻底与外界中断接触会导致个体无法得到真实的反馈，不能更正糟糕的自我意象，于是形成了羞耻的自我强化循环，这也是羞耻感难以被克服的原因。格式塔疗法对羞耻工作的关键思路就是提供"看见"、接触、支持和接纳。

经常与羞耻一起被提及的情绪是内疚，羞耻关乎人的存在，而内疚主要关乎行为。个体如果认为自己做错了事，伤害了他人，就会感到内疚。当个体感到内疚时，改正错误或表达歉意都可以缓解内疚，这比对羞耻的处理要容易得多。当个体感到内疚时，虽然行为错了，但作为一个人的存在感仍然是好的，而羞耻的逻辑是行为错了就意味着这个人有问题，把人的存在和行为等同起来。皮尔斯认为，在一些情况下，内疚是被投射的怨恨[①]。当个体被外界强加了一些规则和期待时，他对这些强加的"应该"感到怨恨，但又不能表达，转而呈现为另一种表现形式，于是每当想起或做出违反规则的行为时，他就会因害怕被惩罚而感到内疚。

另一种与羞耻有关的情绪是尴尬。尴尬往往是一种程度相对较轻的羞耻。扬特夫认为，尴尬是羞耻的前缘性体验，有点像羞耻的前兆[②]。所以在咨询中，如果来访者提到有尴尬的感觉，你可以考虑这是跟羞耻有关的体验。

委屈也是来访者经常会表达的情绪，它是受伤的内在小孩常有的体验。概括来说，委屈是悲伤和愤怒的混合体。当感到不被理解或遭受不公平的对待时，孩子会很受伤，同时产生不满和愤怒，但又感到无力反抗或不能表达，这些体验叠加在一起就会形成委屈的感觉。所以，个体在感到委屈时会紧咬嘴唇、默默流泪，纵然心中有千言万语，但一句话也说不出口。处理委屈最有效的方法就是邀请来访者表达，把憋在心里的"百转千回"一点点讲出来。

除了这几种最常见的复杂情绪外，在咨询中，咨询师还会遇到其他多种多样的情绪类型。下面我们提供一些出现频率较高的情绪词，咨询师可以运用这些词帮助来访者更好地识别情绪。

常用情绪词

积极情绪

积极而活泼：开心、快乐、高兴、幸福、兴奋、有趣、得意

---

① 弗雷德里克·皮尔斯.格式塔治疗实录[M].吴艳敏,译.南京:南京大学出版社,2020:48.

② 加里·扬特夫.觉察、对话与过程:格式塔治疗论文集[M].潘新玉,译.南京:南京大学出版社,2022:544.

积极而有爱心：喜欢、同情、友好、爱

积极的思维倾向：勇气、希望、满意、信任、谦虚、自豪、骄傲

积极而安静：放松、满足、释放、平静

积极的反应性：感兴趣、好奇、惊喜

消极情绪

消极而有力：生气、愤怒、不耐烦、轻视、冷漠、厌恶、恨

消极而不受控：焦虑、尴尬、害怕、恐惧、无助、无力、担心

消极的思维倾向：怀疑、嫉妒、挫败、沮丧、遗憾、后悔、内疚、羞耻

消极而被动：悲伤、难过、受伤、脆弱、委屈、抑郁、无聊、失望、绝望

消极而不安：紧张、忐忑、困惑、惊讶

在咨询中进行情绪识别时，咨询师可以请来访者自己体验和命名情绪。如果来访者遇到困难，感到无从下手，咨询师可以根据来访者的话语内容和非言语信息提供一些选项以供参考，让来访者从中选择。不过，最终的答案还是要由来访者自己确认，而不是由咨询师给出一个判定的结果。

最后需要提醒的是，来访者在面对实际生活事件时产生的情绪往往不止一种。例如，一位来访者全身心地投入准备一场重要的考试，甚至影响了身体健康，但最终以两分之差落榜，来访者对此事的情绪就可能包含挫败、委屈、遗憾、自责等。咨询师可以先给这些情绪命名，并观察来访者对哪种情绪的体验更强烈（来访者对哪种情绪的体验更强烈，就意味着哪种情绪占主导），然后围绕这一情绪开展深入的工作。反之，如果咨询师只用一个情绪词来概括，来访者可能会感到自己的体验没有被说清楚，仍然是混乱的，或者少了点什么，

这样来访者就会卡在情绪识别这一步。

觉察情绪过程

虽然情绪在理论上可以被清晰地划分为不同的类别，但真实的情绪过程是动态且复合的。情绪每时每刻都在变化，与身体和认知不断相互作用，并受到信念、态度和应对方式的影响。如此多的元素交织在一起，使单一种类的情绪能量脉冲过程变得复杂起来。

我们可以运用初级情绪和次级情绪来理解这一过程。初级情绪是我们在面对外界刺激时出现的第一种情绪，它通常是条件反射性的反应。例如，女生一个人走夜路时遇到醉酒的彪形大汉会感到害怕，或者买彩票忽然中了百万大奖会感到欣喜若狂。次级情绪是经过认知加工后产生的情绪。例如，我要进行一场公开演讲，在开始前我感到十分紧张，出现冒虚汗和腿软的现象，我的头脑认为这是脆弱无能的表现，于是我产生了一种羞耻感，这种羞耻感使我的紧张程度加剧。在这里，羞耻就是紧张的次级情绪。所以，次级情绪是"对情绪的情绪"，通常受到思维倾向、信念、态度、价值观等认知因素的影响。

初级情绪是人类必然会产生的反应，它发挥着情绪作为信号源和驱动力的功能，不太可能受主观意志的影响和控制，但次级情绪是后天习得和发展出来的，可以从接触中断的角度来理解。如果初级情绪超出我们的耐受范围，或者我们对情绪表现出排斥和不接纳，又或者我们在过往经历中形成了固化的情绪格式塔，就可能打断初级情绪的自发过程，制造出一种新的情绪。如果上述过程被多次重复，不断制造出新的次级情绪，就会形成延绵不绝的情绪链条。例如，对紧张感到羞耻，又对羞耻感到委屈，再对委屈感到无力，最后因为无力陷入深深的绝望。

练习：觉察次级情绪过程

三个人一组，分为三个角色，咨询师、来访者和观察员。

来访者讲述一个近期产生了中等强度情绪的事件，咨询师和来访者一起梳理相关的情绪过程，包括初级情绪是什么，后续产生了哪些次级情绪，这些次级情绪是如何被制造出来的。观察员从第三方的视角观察整个过程，并帮忙计时。

每轮练习 10 分钟，讨论 5 分钟。在讨论环节，每位成员都从自己的角色出发，分享过程中的体验和感悟，之后进行角色轮换，共进行三轮。

我们的情绪困扰往往来自次级情绪，这是通过觉察可以改善的。先运用觉察看清情绪链条是如何被制造出来的，在看到的任何一步停下来，就可以不再制造新的情绪。然后，向前追溯并找到最初的初级情绪，完成这个初级情绪的接触循环，当情绪过程得到完形后，我们就不会卡在未完成的痛苦中了。这就是格式塔疗法所讲的承担自我责任，觉察自己如何参与了情绪的产生和维持过程，承认自己在其中的作用和贡献，然后看看可以做出什么不同的选择。

个体对情绪的态度决定了他如何影响情绪过程。对情绪的接纳度越高，他就越容易与情绪和谐相处。反之，对情绪的接纳度越低，他就越容易制造更多的次级情绪，最终深陷情绪泥沼无法自拔。

下面介绍几种不接纳情绪的常见情况。

● 对负性体验的耐受能力不足

当情绪体验的强度超出个体的承受范围时，个体就会产生情绪爆表和被淹没的体验。这时，个体自然会想尽办法推开情绪，不去感受它。这在婴儿身上十分常见。婴儿需要通过照料者的涵容和抚慰体验到虽然负性情绪会让他们不舒服，但仍然可以面对和接纳，不会造成灾难性的后果，最终情绪一定会过去，这样婴儿才能逐渐建立起情绪耐受能力。如果养育过程中缺失了这一环，个体在成年后就容易把情绪当作洪水猛兽，只想拼命避开。但个体这么做并不能有效解决情绪问题，反而会因为逃避而制造出更大的问题。

● 内摄性地排斥情绪

对情绪的排斥根植于我们的文化，孩子从小就受到这样的教导和影响。男孩哭了会听到"男子汉要坚强，不能哭鼻子"，女孩哭了会听到"哭什么哭，天天哭哭啼啼，没完没了"，所以无论男孩女孩都学会了不能哭泣和脆弱。"不可以乱发脾气""不要得意忘形，小心乐极生悲"都是孩子耳熟能详的话语，于是孩子渐渐学会了不能悲伤、不能愤怒、不能兴奋，也学会了用这种态度对待自己，排斥和压抑所有情绪。

● 习惯化地自我评判

如果一个人的羞耻感比较强，他就很容易内置一个持续运行的自我评判程序，不断对自己的行为举止、外在表现评头论足。这样自然会制造出大量次级情绪，然后这个人再去评判这些情绪，形成一个永动机式的循环，像小狗咬自己的尾巴一样，可以一直旋转下去。拖延行为的产生机制常常与这样的自我评判循环有关。一种常见的循环过程是：自我批评—情绪低落—评判情绪—产生内耗—出现拖延—自我批评。

练习：觉察对情绪的态度

三个人一组，分为三个角色，咨询师、来访者和观察员。

来访者讲述一个最近的情绪困扰，困扰程度在 6 ~ 7 分（满分 10 分），咨询师帮助来访者觉察他对情绪的耐受程度如何，对情绪采取了怎样的态度和应对方式，这些态度和应对方式如何影响了来访者的情绪过程。然后咨询师与来访者讨论是否可以改变对情绪的态度和应对方式，有哪些困难和阻碍。观察员从第三方的视角观察整个过程，并帮忙计时。

每轮练习 20 分钟，讨论 10 分钟。在讨论环节，每位成员都从自己的角色出发，分享过程中的体验和感悟，之后进行角色轮换，共进行三轮。

涵容与表达情绪

在进行了追踪情绪能量、识别情绪、觉察情绪过程后，最终我们需要通过涵容与表达情绪来实现接触循环的完形。如果情绪是河流中的水，涵容能力就是河道两侧的堤岸。当堤岸材质结实且高度足够时，情绪之流就可以顺着河道不断向前流淌，但如果水流太大冲垮了堤岸，就会出现水漫金山、洪水滔天的情况。而情绪表达意味着，通过充分表达实现情绪的功能和价值，使情绪过程得以完形，消退在背景中，就像河流最终汇入大海一样。

提升情绪涵容能力可以通过训练来实现，扩大自己作为容器的容量，自然就能盛纳更多的水量，这需要经历一个不断接触的过程。我们可以先从接触积极情绪和中性情绪开始，练习与情绪相处，把情绪涵容在自己内部，观察情绪从弱变强，再到消退的整个过程。然后，我们可以尝试接触消极情绪，从低强度的消极情绪开始，重复同样的步骤，一点点提高其强度，逐渐学会耐受更高强度的消极情绪。这就像去健身房锻炼身体一样，从现在可以举起的哑铃重量开始，每次举哑铃的动作都是对肌肉的一次锻炼，慢慢积累下来，力量就会增长，个体就能举起越来越重的哑铃。

格式塔咨询师会运用身体的资源对情绪进行涵容，例如，借助呼吸的节律，通过关注气息的流进和流出帮助整个机体运转起来，成为一个"活的容器"。一种简单有效的方式是，当产生强烈情绪时有意识地调节呼吸深度，进行更深、更慢的腹式呼吸。另一种较聚焦的方式是觉察情绪在身体的哪个部位最强烈，把注意力聚焦在那里，然后运用想象力把呼吸带到那个部位，跟随呼吸的节奏，想象吸气的时候有气息流入这里，这个部位的空间相应扩大，呼气的时候气息流出，通过鼻子排出体外，这个部位的空间相应缩小，如此反复多次。在这个过程中，我们只需要通过想象把呼吸引入这个部位，并对身体感觉的变化保持觉察，不需要刻意控制或改变什么。

练习：用呼吸涵容情绪

三个人一组，分为三个角色，咨询师、来访者和观察员。

来访者讲述一个中等程度的情绪困扰，咨询师协助来访者在身体上定位情绪所在的位置，然后通过想象把呼吸引入这个位置，觉察通过呼吸协助涵容情绪会带来怎样的体验。观察员从第三方的视角观察整个过程，并帮忙计时。

每轮练习 15 分钟，讨论 5 分钟。在讨论环节，每位成员都从自己的角色出发，分享过程中的体验和感悟，之后进行角色轮换，共进行三轮。

情绪表达包括言语表达和非言语表达。言语表达是我们较熟悉的，就是把自己的情绪感受说出来。每种情绪通常都有一个指向的对象，指示着这种情绪想向谁诉说，希望被谁听见，只有真正向这个人表达后，情绪才能完形。例如，在工作中，我觉得自己得到的考核成绩不合理、不公平，我对上司心存不满，有指向上司的愤怒情绪，但又不敢直接表达，于是忍不住找其他人吐槽，但跟同事、朋友、家人吐槽后，愤怒情绪仍然积压在胸口没有消退。这是因为愤怒情绪是指向上司的，如果没有真正跟上司产生接触，情绪就会卡在未完成的状态中。所以，格式塔疗法支持来访者对情绪指向的对象进行直接表达，而不是退缩到自己的世界里。通过与他人和环境的真实接触，个体才能吸收并整合新的东西。

个体如果拥有较好的情绪觉察能力，就更善于进行情绪表达。格式塔疗法提倡使用"我语言"（I statement）进行情绪表达，每个句子都以"我"开头，说出我的感受、我的需要，这样做是以自我负责的态度站在接触边界尝试与他人建立接触。而在日常生活中，我们容易在情绪的驱使下使用以"你"开头的句子，并认为我们的情绪都是由他人造成的，这容易激起他人的反感和防卫，最后往往演变成再一次的争吵和不欢而散。

当直接表达不是最佳方式时，格式塔疗法也会运用空椅子技术。这种技术可以处理的情况包括想要表达的对象已经离世，来访者对直接表达感到不安全、没把握，在现实层面直接表达确实可能引发不利结果等。虽然运用空椅子技术并不是跟现实生活中的情绪对象直接接触，但当事人在这个过程中可以跟自己的情绪充分接触，从身体和情绪的角度完成一次表达过程，这样做也能实现情绪的完形。另外，当情绪较强烈时，咨询师可以先运用空椅子技术降低来访者的情绪浓度，当来访者的状态更稳定后，自然就会有更多反思的空间，能考虑针对现实问题的处理方案。在后续内容中，我们会对如何运用空椅子技术进行详细介绍。

用言语表达情绪的过程必然伴随非言语的表达，如当事人的表情、动作、姿势，咨询师可以通过描述这些非言语信息来帮助来访者觉察，也可以借助各种艺术形式帮助来访者直接用非言语的方式进行表达，如绘画、舞蹈、音乐等。

下面我们介绍如何运用绘画进行情绪表达。准备一盒蜡笔和一些白纸。一种方式是用意象表达情绪，即感受情绪在脑海中形成了怎样的画面和意象，并把这个画面落实在纸上。另一种方式是自由涂鸦，即选择一种能够代表当下情绪的颜色，把这个颜色的画笔拿在手里，然后运用身体觉察跟此刻的情绪保持接触，让手通过绘画把体验到的情绪感受表达出来。这个过程只需要跟随手的自发运动，无论在纸上形成怎样的笔触和线条都是可以的。

绘画的目的是表达情绪，因此不需要追求画面的美感。如果你担心自己画得不好看，可以换成左手来画（如果是左利手，就用右手画），这样或许可以消除一些影响。你也可以先把这种担心自己表现不好的感觉画出来，因为这是你在当下出现的鲜活体验，它往往与固化的格式塔有关，你可以跟随这种体验继续用绘画的方式进行探索。

通过绘画进行情绪表达实现了可视化和容器功能。可视化是指把情绪转化为清晰可见的实体图形。这样，情绪就不再是一团看不见、摸不着的杂乱体验。容器功能是指通过把情绪画在纸上，纸张成为一个延展到体外的容器，让我们感到有一个地方可以承载和寄存这些情绪。

示例：用意象表达情绪

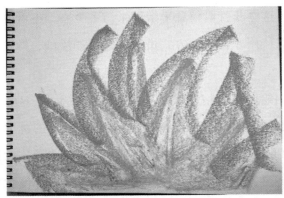
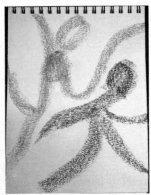

示例：自由涂鸦

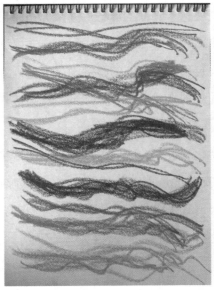
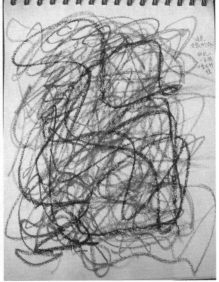

练习：用绘画表达情绪

　　这个练习你可以一个人进行，也可以在小组中进行。分别运用意象和涂鸦两种方式，用画笔把你的情绪表达出来。在绘画过程中注意觉察自己的身体感觉和情绪变化。

　　如果你是一个人进行练习的，绘画结束后，你可以花一些时间看看自己的画作，觉察自己在看着它们时有怎样的感受。如果你是在小组中进行练习的，绘画结束后，可以请小组成员逐一分享自己的画作，也可以分享在绘画过程中的体验。

发展对中间区域的觉察

发展去中心化的自我意识

　　格式塔疗法关注体验，工作的重点通常放在内部区域和外部区域，对中间区域的工作与专注于认知领域的疗法不同，不会把改变认知作为咨询目标，而是运用觉察和现象学方法，去探索认知对体验产生了怎样的影响，然后再回到现象和直接体验上，尽可能地从体验切入来推动改变的发生。从整体论的视角出发，人的身体、情绪、认知、行为作为整体的一部分是相互关联的，体验改变了，认知也会相应改变。

　　虽然格式塔疗法不以中间区域的工作为重点，但对中间区域的觉察反而是难度最高的，很容易被忽略。这是由于对想法保持觉察是一件不容易的事，一不小心我们就会掉入对想法的认同中。在现象学方法中，我们介绍过悬搁，而做到悬搁的前提是对"这只是我的想法，并不一定是现实"有所觉察，如果能够觉察到这一点，悬搁就不是什么难事，但如果没有觉察到这一点，悬搁就无从谈起。在电影《楚门的世界》（The Truman Show）中，楚门生活在一个人造布景的虚拟世界里，但他对此浑然不觉，以为这就是真实的世界。在电影的结尾，他找到了那扇通往外界的门，并发现那个他以为真实的世界只是他人设计的一档节目，自己是被塑造的"明星"。最终，他放弃了作为明星的巨额收入，毅然决然地离开了那个虚拟世界。但我们的情况与楚门有所不同，楚门所在的虚拟世界之外还有一个真实的世界让他可以彻底跳出去，而我们所生活的世界是自己唯一的栖居之地。这个世界指的是，我们每个人通过头脑对客观世界进行理解和加工，建构心理现实，也就是自己的现象场和参考系。虽然我们可以通过发展觉察能力形成一种观察性的视角，一边生活一边看着自己如何生活，但我们始终要落脚于这唯一的世界，在不知不觉间，我们可能就忘记了这只是我们自己建构的布景。

在对内部区域和外部区域的觉察中，我们可以充分感知和信任自己的体验，通过运用"我看见""我听见""我感到"等句式来拥有自己的体验。但在对中间区域的觉察中，我们反而需要发展一种去中心化的自我意识。这是由于我们天然会以自我为中心地建构世界，每个人都是自己世界的唯一主角。于是，有多少人就有多少个世界，相应地，就有多少个主角。所以发展对中间区域的觉察，关键在于建立这样一种意识，即知道我的想法只是我的想法，不等于事实和真相，他人会有他人的想法。

这在咨询中体现为一种谦逊的态度和核对的习惯，不论咨询师对来访者产生了怎样的想法和判断，都可以抛出来放在两个人之间讨论。咨询师的理解和建构就像一块橡皮泥，咨询师可以和来访者一起塑造，改变它的形状。一些常用话术包括"我有一个想法，供你参考""我有一个假设，想跟你核对""这只是我的想法，你可以接受，也可以拒绝"。

另外，关于中间区域有一个常见的误区。格式塔疗法的话语体系经常使用"中间区域"一词来指代头脑，当我们认为一个人很聪明、思维敏捷时，我们可能会说"这个人的中间区域很发达"，这是对词的一种误用。因为头脑发达和对中间区域有较高的觉察完全是两回事，甚至往往是头脑越发达的人，越容易过度认同自己的想法，反而对中间区域缺少觉察。格式塔疗法真正关注的是对中间区域的觉察能力，也就是一个人是否能对头脑的活动保持觉察，而不是关注头脑本身灵不灵光、好不好用。

练习：觉察想法

你可以运用正念练习中的"观想法"对想法进行觉察。方法很简单，在放松的状态下让你的头脑自由运转，然后把注意力放在头脑上，留意脑海中出现的一个个想法和念头。你不需要跟随这些想法，也不需要试图改变或推开它们，只需要看着它们出现再消失，观察它们是如何不断变化和跳跃的。

一个避免掉进思维陷阱的小技巧是，想象这些想法是天上飘来飘去的云朵或传送带上来来去去的货物。觉察想法的一个常见困难是，当把注意力放在想法上时，大脑反而一片空白，什么想法都没有了。这表明你在觉察时太用力了，带着一种刻意和紧张的态度，这自然会让大脑"呆住"，就像一个忽然被班主任点名、吓了一跳的小朋友。觉察是一片温和而柔软的光，你只需要把它照向你的头脑就可以了。

这个练习的目的有两个。第一，练习一种位置和姿态，与想法保持一定的距离，观察它们，但不认同。第二，通过观察想法游走推演的特点，让自己对习惯性的思维模式更加熟悉。

练习时间 5 ~ 10 分钟，有兴趣的朋友可以搜索"观想法"的正念练习引导音频作为辅助，这里就不提供完整的文字版引导语了。

觉察投射

投射是对中间区域的觉察的重点之一。格式塔疗法把我们对他人的想法和判断理解为一种投射，也就是基于已掌握的事实性信息和直接线索做出的猜测和推断，关于他人是怎样的人、他人做事的意图、他人的情绪感受等。这是我们每天都在不断进行的心理活动，具有十分重要的功能，我们以此来理解他人、理解世界，形成对世界的稳定认知，并给世界赋予意义。如果没有这项功能，我们只能看到一些离散的现象，失去整体性和倾向性，感到迷茫、混沌、无所适从。虽然这是一种必要的心理功能，但在缺乏觉察的情况下过度使用投射就会造成接触中断，因为这些想法只是头脑的建构，没有通过与他人直接接触来获得现实的验证。

在心理咨询中，咨询师对自己的投射保持觉察是十分重要的，不然咨询师可能会陷入一种狭窄和固化的视角，对来访者形成误解和偏见，如"边缘型人格障碍患者都是咨询师杀手""来访者就是见识短浅"。来访者也会对咨询师产生投射和移情，这必然会发生，也是咨询的重点工作之一。咨询师需要对此保持敏感，自己先有所觉察，才能帮助来访者觉察。

为了更好地觉察投射，我们可以进行下面这个放大投射的练习，在练习中刻意、最大限度地运用投射，体验投射的感觉，了解自己的投射风格。

练习：放大投射

三个人一组，分为三个角色，投射者、被投射者和观察员。

投射者对被投射者进行投射，根据自己看到、听到、之前了解到的事实性信息形成投射，并用"我认为""我猜想""我想象"等句式把它们表达出来。例如，"我看到你背后挂了一幅印象派的画，我认为你是一个很有艺术品位的人""我看到你的笑容很温柔，我猜想你已经有小孩了，你是一个很好的妈妈""我听到你说话的时候语速很快、语气坚决，我想象到你在职场上叱咤风云的场景"。

投射者尽量更多、更夸张地进行投射，体会投射的过程是如何发生的，投射时自己有怎样的感觉。被投射者在练习过程中保持沉默，不做回应，体验被人观察和投射的感觉，在一轮练习结束后再回应投射的正确性。

观察员从第三方的视角观察整个过程，并帮忙计时。

每轮练习 10 分钟，讨论 5 分钟。在讨论环节，每位成员都从自己的角色出发，分享过程中的体验和感悟，之后进行角色轮换，共进行三轮。

觉察内摄

内摄是中间区域的另一个工作重点。格式塔疗法中的内摄比较接近认知行为疗法中的核心信念，特指被家庭和社会文化灌输形成的信念。由于当事人只是囫囵吞枣地被植入这些信念，没有经过自己的消化和吸收，因此他们并不是发自内心地认同。

对内摄模式进行干预需要先进行觉察，然后重新识别和选择，吸收自己需要的，拒绝自己不要的，最终完成对内摄的同化与整合，使其成为自己的一部分。

练习：觉察内摄

这个练习你可以一个人进行，也可以在小组中进行。

准备纸和笔，用"我应该""我必须""我不得不"这三个句式作为开头造句，每个句式造5 ~ 7个句子，如"我应该早睡早起""我必须做一个好人""我不得不上班"。写好后，大声朗读一遍，在朗读的过程中留意自己有怎样的体验。在双人练习中，你可以邀请对方站着念出你写的句子。你坐着听，对方念一句，你体会一下你的感受。然后进行角色互换。

接下来，把句子中的"我应该""我必须""我不得不"改成"我想要""我需要""我选择"，看看对你来说这些句子是否还能成立。把你仍然认同的句子保留下来，不认同的句子划掉，也可以改写句子的内容，或者增加一些新的句子。写完后，同样把这一组句子大声朗读一遍，在朗读的过程中觉察自己有怎样的体验，看看跟上一组有什么不同。

如果你是在小组中进行练习的，可以与小组成员一起讨论各自的内摄，也可以相互分享练习过程中的体验。

发展自体支持和自我负责能力

在内摄练习中，你或许已经体会到，在使用"我想要""我需要""我选择"

进行表达时，你会感到更加自主、坚定、有力量，这说明运用恰当的表达方式可以增加你对自己的支持。这也是觉察的一项延伸功能，即发展自体支持和自我负责能力。

发展自体支持能力

扬特夫在《觉察、对话与过程：格式塔治疗论文集》一书中对觉察进行了详细的论述[①]。他指出，格式塔疗法的觉察是一个涵盖广泛的概念，不止包括看见和了解，还包含承认、拥有、接纳。

我们用一个例子来说明这一点。假设我在写作这本书的过程中遇到了困难，我忍不住长时间刷手机，晚睡晚起，作息混乱，导致白天精神不佳，无法集中精力，更加写不出来。从行为上看，我知道自己在拖延，但我被这种无法控制的拖延搞得很焦虑，不愿意承认和面对。于是我把自己分裂成两部分，一部分在拖延，另一部分在抗拒拖延，只想把这个拖延的自己丢得远远的。

这种状态就不是全然的觉察，只是在头脑层面"知道"，但没有带着体验了解事情的全貌，也就谈不上自体支持了。我虽然看到了显而易见的拖延行为，但并不知道拖延是怎么发生的，它表达了怎样的感受和需要，以及自己内部存在怎样的矛盾和对立，我也没有意识到自己对拖延采取了怎样的态度，自己是如何应对拖延的，更不清楚这些态度和应对方式又是如何对拖延造成进一步的影响的。

要想发挥觉察的自体支持功能，我可以这样对自己说："我知道我在拖延，

---

① 加里·扬特夫. 觉察、对话与过程：格式塔治疗论文集 [M]. 潘新玉，译. 南京：南京大学出版社，2022：200.

我不喜欢拖延的自己，但我可以先承认和接纳这个不喜欢的感觉。"说完后，我感到松了一口气，整个人安定下来，可以更平和地觉察和反思自己发生了什么。因为"不喜欢拖延的自己"是我当前最真实的感受，只有觉察并承认这一点，才符合扬特夫对觉察的定义——与"当下是什么"保持接触。而在觉察后面加上表达承认、拥有、接纳的话语，就像给觉察加了一条下划线，强调和确认了这个觉察，并提供了一份支持和空间。

正如扬特夫所说："一个人必须站在一个地方，才能有坚实的立足点来移动，没有这个立足点，这个人则很难或不可能移动。"[①]通过在觉察中有意识地引入承认、拥有和接纳，我们给自己创造了一个在当下可以站定的立足点，这一刻我们是整合的，跟自己充分在一起，没有分裂成不同的部分来玩"跷跷板游戏"。这时，我们是有力量的，可以作为一个整体协调地活动，并在内部腾出空间，有机会让新的可能性"生长出来"。这就是"改变的悖论"告诉我们的，追求刻意改变反而会弄巧成拙，觉察和成为现在的自己，改变自然会到来。

这是一个很浅显的道理，你只能从现在所处的地方出发，踩稳脚下这块土地，支持自己向前移动。但是，当我们急于解决问题时，我们往往直觉性地想要跳步，希望跳过一些我们不喜欢或感到无能力为的东西。《敢问路在何方》这首歌中有一句歌词"敢问路在何方，路在脚下"贴切地描述了通过觉察带来自体支持，进而带来改变的过程。

在生活中应用这个小技巧的方法十分简单，不论你此刻的心理状态是怎样的，你都可以觉察它们，用清晰、简洁的话语描述出来，然后在后面加上"我

---

① 加里·扬特夫. 觉察、对话与过程：格式塔治疗论文集 [M]. 潘新玉，译. 南京：南京大学出版社，2022：204.

承认 / 接纳 / 拥有它"。如果这个表达让你产生了抵触感或违和感，说明你还没有真正接纳这种状态，你只需要继续描述这种不接纳的感觉，再加上"我承认 / 接纳 / 拥有它"，直到你可以毫无负担地承认和接纳，这时才说明你终于跟"当下是什么"接触上了。这个方法也可以作为自我接纳的小测试，用来验证你是不是发自内心地接纳。

示例：带来自体支持的表达

下面提供一些常用的自体支持性表达作为参考。在实际使用时，你可以根据自己的语言习惯加以调整，只需要表达相似的意思就可以了。

- 我承认这就是我此刻的状态。
- 我接纳这样的自己。
- 我允许这个感觉存在。
- 这就是我此刻的状态，这是可以的。
- 这是我的一部分，我可以拥有它。
- 我愿意支持这个感觉，给它一份空间。

下面提供一种通过刻意练习提升自体支持能力的方法。当你内化了这种自体支持的态度，并且对自己的接纳或不接纳具有足够的敏锐度时，你就不再需要使用这样的刻意表达了。到那时，你就可以更轻松地识别出当下的自我接纳程度，并在运用觉察时采取更具自体支持的态度。

练习：使用自体支持的语言

这是一个扩展版的自由觉察练习，请用自由觉察的方式汇报自己所觉察到的，并在每句觉察的后面加上自体支持的表达，体会增加自体支持所带来的感觉。如果你发现自己并不是真的接纳，那么你可以像上文提到的那样，继续描述这种不接纳的感觉，然后再加上自体支持的表达。

每次练习 5 分钟，你可以一个人进行练习，也可以在小组中进行练习。如果是小组练习，你可以在练习后与小组成员交流并分享自己的感受。

除了运用语言，身体也是自体支持的重要来源。下面提供一些运用身体觉察增加自体支持的方法。

接地和扎根

你可以站着或坐着，把双脚平放在地面上，感觉双脚跟地面的接触，也可以尝试用脚趾扒住地面，或者从小腿发力来更用力地踩在地面上，体验地面是如何支撑你的。

如果你有与你一起练习的同伴，那么你可以邀请同伴用手按住你的脚，让他把他的整个身体重量压在你的脚上，这时你可以体会脚部被压住的感觉。

如果你是坐着的，那么除了脚部外，你还可以觉察你的身体和椅子、沙发接触的感觉，在你的背部、臀部和大腿等部位感觉椅子是如何支持你的。你也可以把双手放在臀部下面，找到坐骨的位置（两侧臀部肌肉里那块突出的骨头），然后再把手拿开，用坐骨更用力地压椅子或沙发。

中正位

中正位（center）指的是我们的头部和脊椎保持在一条直线上，并且垂直于支撑面，既没有前倾也没有后仰。

如果你是站着的，可以双脚分开，与肩同宽，让脊柱尽量保持直立；也可以后背靠墙，脚跟离墙一拳的距离，尽量让后脑勺、后背、腰部、臀部贴紧墙面。感受你的脊椎，从头部开始依次到颈椎、胸椎、腰椎，感受每一节脊椎骨是如何稳稳地落在下一节脊椎骨之上，并带来良好的支撑感的。接下来，感受你的骨盆、大腿、小腿和双脚，感受身体的重量顺着双腿落在地面上，获得来自地面的支持。

如果你是坐着的，请不要靠在椅背上，把双手分别放在两侧的胯骨上，扶正你的骨盆，让脊椎和头部保持在一条直线上，然后调整腿部的角度，让大腿与躯干之间的角度呈 90 度，小腿与大腿之间的角度呈 90 度，小腿与地面之间的角度呈 90 度。保持这个姿势坐一会儿，体会这样的姿势会带给你怎样的感觉。

呼吸支持

常见的呼吸方式包括胸式呼吸、腹式呼吸、肋间式呼吸三种。当我们呼吸时，如果能够在横向有更多的扩展，在纵向有更多的深入，就可以带给身体更充足的氧气，从而获得更多支持。另外，更缓慢的呼吸节奏也会让肺泡有更充分的时间换气。

这三种呼吸方式有效性的排序是：肋间式呼吸、腹式呼吸、胸式呼吸，因为当进行肋间式呼吸时，你的整个躯干都充分参与到呼吸活动中，呼吸的支持效果自然是最好的。

发展自我负责能力

在中文语境下，负责、责任常常被理解为一种不得不肩负的重担或对问题的追究，如"男人应该承担家庭责任""你要对这起事故负责"，有时也代表一种高标准的道德要求，如"努力做一个有责任感的人"。

在格式塔疗法中，自我负责具有完全不同的涵义。扬特夫把责任的英文单词"responsibility"拆分成"response-ability"来理解，认为责任意味着做出反应的能力，人作为具有能动性的主体，始终有能力选择和决定自己的所有行为。这是基于人本主义价值观对个体生命主权的高度确认和赞美，每个人都可以选择有意义的方式，活出自己。因此，在格式塔疗法中，自我负责不是一种要求和标准，而是一种底层的信念和人性观。从这种视角出发看待自己，让我们拥有更强的主权感和主动性，不会把自己看作被动的受害者。

自我负责的涵义还可以进一步延展，具体包括以下内容和层次：

- 运用自己的感知觉，去体验和感受这个世界；
- 明确自己的需要和意图，决定自己的信念和价值观，而不是听从外界的声音；
- 承认所有行为都是自己的选择，并了解自己能力的边界，通过评估行为结果考虑后续如何调整和改变；
- 为自己当前的处境负责，清楚自己如何选择和建构了当前的环境，并愿意创造更有利于实现自身需求的条件。

与自我负责相反的态度是否认责任，通过把行为或自己的某个部分分裂出去，放在自己的边界之外，假装它们不是自己选择和拥有的，如"我不知道发生了什么，然后我就迟到了""我不想哭，但我控制不了自己""是我的腿在发抖，我没有抖"。还有一种情况是，看不到自己对处境的责任，认为自己现在所处的环境、所受到的对待完全与自己无关，都是由外界和他人造成的。例如，一位女性来访者认为自己过得不幸福完全是丈夫的原因，她抱怨丈夫不顾家，天天在外面花天酒地，而自己对此无能为力，只能默默忍受。

练习：使用"我负责"的语言

三个人一组，分为三个角色，咨询师、来访者和观察员。

来访者讲述一件最近发生的事，咨询师留意来访者使用的语言方式是否承认了对自己的感受、想法、行为负有责任。如果出现"它语言"和被动句式，通常表明来访者在否认和疏离原本属于自己的内在或外在活动。咨询师可以反馈给来访者，邀请来访者使用"我语言"和主动句式，或者在句子后面加上"我为……负责"。例如，来访者原本说的是"他让我很愤怒"，可以改成"我对他感到愤怒，我为自己的愤怒负责"。然后，咨询师邀请来访者体验两种不同的表达方式分别会带来怎样的感受，对接下来的叙述又会产生怎样的影响。观察员从第三方的视角观察整个过程，并帮忙计时。

每轮练习 15 分钟，讨论 5 分钟。在讨论环节，每位成员都从自己的角色出发，分享过程中的体验和感悟，之后进行角色轮换，共进行三轮。

当个体能够充分觉察自身，并从自身和环境中获取足够支持时，自然就可以做到自我负责，因为这让他拥有了足够的反应能力。针对这一点，我们可以通过练习来觉察反应和支持，以提升自我负责的能力。具体方法是运用下面的句式来描述自己的状况："我感到……，我需要……/ 不需要……，为此我做了……行为 / 没有做……行为。要想改善当前的状况，我需要……的支持和帮助"。在这样的描述过程中，更多的觉察自然会产生。

在前面关于写书拖延的例子中，我可以通过觉察反应和支持，进行这样的自我陈述："我感到很困难，觉得写不下去了，我需要稍微休息一下，让自己缓一缓。但我一直在逼自己，不允许自己休息和暂停，难怪我会感觉越来越崩溃。既然僵持下去不会带来实质性的进展，不如对自己友善一些，允许自己休息两天，出去逛一逛，看看会不会产生新的思路。如果到时候仍然有困难，我也可以找同行聊一聊，或许会碰撞出新的灵感。"

练习：觉察反应和支持

三个人一组，分为三个角色，咨询师、来访者和观察员。

来访者讲述一件最近感觉很困难、被卡住的事，咨询师帮助来访者探索他在事情进展的过程中做出了哪些选择和反应，这些选择和反应如何造成了现在的状况和境地。然后，咨询师跟来访者讨论，要想改善现在的情况，他可以做出哪些不同的选择，以及他目前拥有哪些支持和资源，如果这些不足够，他可以如何获得更多的支持和资源。观察员从第三方的视角观察整个过程，并帮忙计时。

每轮练习 15 分钟，讨论 5 分钟。在讨论环节，每位成员都从自己的角色出发，分享过程中的体验和感悟，之后进行角色轮换，共进行三轮。

初步形成觉察连续谱

到这里，我们已经介绍并练习了对外部区域、内部区域和中间区域的觉察，并引入了发展自体支持和自我负责能力的方法，把这些整合在一起就可以形成觉察连续谱了。这类似于学习舞蹈的过程，把一段复杂的舞蹈放慢分解，前面的专项觉察就像逐一练习局部的分解动作，等局部分解动作练熟以后再把它们合在一起，就可以形成全身协调参与的舞蹈。

接下来，你可以进行一个综合觉察练习，尝试把对不同区域的觉察整合在一起。

练习：综合运用对三个区域的觉察

三个人一组，分为三个角色，觉察者、被观察者和计时员。

觉察者与被观察者相对而坐，运用"我看到""我想到""我感到"作为句子开头，汇报自己当下的觉察。例如，"我看到你戴了一副有民族特色的耳环""我想到自己去新疆旅游的事情""我感到心情舒畅"。

在练习的过程中，你可以按顺序觉察，依次汇报对外部区域、中间区域、内部区域的觉察，也可以不按照特定的顺序，只把当下捕捉到的觉察汇报出来即可。无论采用怎样的顺序，每句话都要记得运用"我看到""我想到""我感到"作为开头。这可以帮助你巩固对不同区域的识别，并更加熟悉这种觉察性的站位。

被观察者在过程中不能讲话，但可以随意移动身体或做出动作，同时被观察者可以留意自己的体验，即当觉察者汇报各种觉察时，自己有怎样的感受。

计时员从第三方的视角观察整个过程，以及在觉察者和被观察者身上分别看到了什么。

每轮练习 5 分钟，讨论 5 分钟。在讨论环节，每位成员都从自己的角色出发，分享过程中的体验和感悟，之后进行角色轮换，共进行三轮。

本章介绍的觉察训练是格式塔咨询师的基本功。通过不断的刻意练习和实践，熟悉对外部区域、内部区域、中间区域，以及自体支持和自我责任的觉察，让它们形成一个整体，咨询师就可以跟随当下最主导的需要，让感兴趣的事物浮现为图形，并允许图形和背景自由切换。这样，咨询师就获得了觉察连续谱，可以跟当下保持接触，并灵活地做出选择。这意味着咨询师拥有了运用格式塔疗法进行工作的基础。除了拥有对自己的觉察，咨询师还需要练习对场域的觉察和对关系的觉察，不仅要有对我–你的觉察，还要觉察我们，再结合一些咨询思路和方法，就可以在咨询中帮助来访者发展觉察能力了。

我们会在后续内容中详细介绍实操性的咨询思路和方法。在这里，你可以先试着运用觉察连续谱进行一个模拟咨询。

练习：运用觉察连续谱

三个人一组，分为三个角色，咨询师、来访者和观察员。

来访者讲述一个想探索的问题或最近的困扰，咨询师运用觉察连续谱，尽量对当下场域中的三个区域、自体支持和自我责任保持觉察，留意自己的兴趣和注意力指向哪里，把形成的觉察分享给来访者。它可以是对来访者非言语信息的观察、对自己内部区域的觉察、对脑海中想法的觉察，也可以是在支持和责任方面所留意到的。总之，咨询师可以自由运用觉察到的所有东西，形成觉察性的语言和句式，把它们开放地分享给来访者，并把这作为一项实验，看看会引起来访者怎样的反应，以及会将咨询引向哪里。观察员从第三方的视角观察整个过程，并帮忙计时。

每轮练习 20 分钟，讨论 10 分钟。在讨论环节，每位成员都从自己的角色出发，分享过程中的体验和感悟，之后进行角色轮换，共进行三轮。

第 3 章　　　存在主义对话

　　格式塔疗法工作框架的第二部分是存在主义对话，也被称为"对话的方法"。现象学的觉察具有一定的技术性和操作性，相比之下，对话的方法更多是理念性和态度性的。对话由两个人在当下共同创造，每一次的对话性相遇都是独一无二、即兴发生的，无法通过任何特定的技术方法达成，很难像现象学的觉察那样通过一步步的刻意练习来学习和掌握。但是对话的方法并不是空泛缥缈、远离实际的，而是格式塔咨询师实实在在践行的一种对人对己的态度，是存在于最底层的哲学观和人性观，同时渗透在咨询师的一言一行、一举一动中。可以说，一位真正的格式塔咨询师会通过整个人的存在展现出一种对话的态度。

对话关系概述

　　格式塔疗法的对话方法来自存在主义哲学家马丁·布伯。皮尔斯的夫人劳拉·皮尔斯同样也是一位格式塔治疗师，她曾在法兰克福跟随马丁·布伯和保罗·蒂利希（Paul Tiuich）一起学习和工作，这间接地影响了皮尔斯，从而把存在主义思想引入格式塔疗法。

马丁·布伯的代表作《我和你》（*Ich Und Du*）[①]用优美、诗性的语言展现了关系性存在主义思想，其核心思想是，人的存在本质上是关系性的，这在哲学领域被称为"关系本体论"（relational ontology）。但是，由于他用诗歌般的唯美语言传达深邃的哲学意涵，因此格式塔学习者在阅读相关图书和材料时往往会感到难以理解。

为了解决这一难题，我们尝试用平实易懂的语言和例子来介绍对话方法的核心思想，但可能会不可避免地失去一些原有的哲学美感和深刻性。对这个领域感兴趣的读者可以在此基础上阅读马丁·布伯的原著或关系格式塔的相关图书。

什么是对话关系

在日常语境中，有两个人参与的交流就可以被称为"对话"，但格式塔疗法所指的对话关系的内涵远远大于这种日常交流。

对话关系建立在一种特定人性观的基础上，关注"整体的人"，把自己和对方都看作独特、完整的个性化存在，是一种以人为本、完全尊重人、相信人具有最高价值的态度。

为什么这种态度是发展对话关系的基础呢？因为这意味着每个参与对话的个体都是完全平等的，同时尊重自己和他人作为独一无二的存在所拥有的全部权利。举一个通俗的例子。股份制公司是由多个股东共同出资组建的，如果只有两个股东，常见的股权分配比例就是，一方掌握51%的股权，另一方掌握49%的股权，掌握51%股权的一方是公司的控股股东，拥有绝对的控制权和

---

① 马丁·布伯.我和你[M].杨俊杰，译.杭州：浙江人民出版社，2017：26.

决策权，这样可以让公司更高效地做出决策，避免陷入无休止的争执。如果用这个例子来类比，那么对话关系中参与双方的股权比例都是 50%，每个人都具有均等的权利，对话由双方共同决定，没有任何一方享有更多的控制权，哪怕只多 1%。

这虽然是一个很简单的道理，却是对话关系的精髓，也是在实践中最困难的部分。马丁·布伯将对话发生的地方称为"之间"，意味着对话不在任何一方那里单独发生，而在"我和你"两个人共同形成的主体间场域中发生。所有对话的发生和发展都是由两个人共同创造并决定的，相遇不取决于任何一方，就像击掌需要两个人都朝对方伸出手，每个人都只能决定自己手的动作，无法单方面决定击掌的发生。对话从"之间"浮现出来。浮现是一个颇具美感的动词，描述了一种轻盈的自发涌现过程，不在人为的控制和操纵之下。

两个人是否形成一段对话关系取决于他们在一起时的态度和体验，不取决于具体的交流形式。对话不一定需要使用语言，通过音乐、舞蹈、动作等进行的非言语交流也可以实现深刻的对话关系，甚至传递出超越语言的美好。在我们耳熟能详的俞伯牙与钟子期的故事中，俞伯牙的一首《高山流水》只有钟子期能够听懂，后来钟子期去世，俞伯牙摔琴谢知音，并且终生不再弹琴。

如果要给出一个相对简练的概括，或许我们可以这样说：对话关系是指把对方当作一个完整、独特的人，把自己也当作一个完整、独特的人，充分参与到关系中，把自己交给对话，然后对相遇保持开放和臣服（surrender）。臣服意味着带着充分的意愿，付出自己的努力，但不执着于结果。对话中出现的是更丰富的创新内容，既不是 A，也不是 B。

我 – 它态度和我 – 你态度

对话关系中同时包含着我 – 它态度和我 – 你态度。一些书会使用我 – 它关系和我 – 你关系这组概念，但因为个体不能单独决定关系，所以我们更严谨地运用我 – 它态度和我 – 你态度，意指个体对关系所持的态度。

我 – 它态度是指一种带有目的性的态度，把人作为服务于目的的手段（as a means to an end），想从这个人身上获得某种东西或实现某种功能。在我 – 它态度中，目的是首要的，人是次要的。例如，我们对外卖员通常采用的就是我 – 它态度，我们关心的是准时收到外卖，并不会关注外卖员这个人本身。我们可能不会留意外卖员的长相，也不会想到外卖员工作累不累、有没有成家这类问题。

我 – 你态度是指不带任何以自我为中心的目的，作为一个人全然在场，欣赏另一个人的独特性和整体性。在我 – 你态度中，人本身就是目的（as an end in himself），除了与他人相遇外，没有任何其他目的要去追求。

在这里，我们需要区分我 – 你态度和我 – 你时刻。我 – 你态度是在对话关系中可以采取的一种普遍性的态度，而我 – 你时刻是相遇发生的美妙瞬间。在那一刻，两个人都全然地看见对方，边界仿佛消融了一般，两个人心意相通，共享同一种体验。这种体验超越了语言，不可能用语言来描述，也不需要用语言来确认和分享，两个人同时共享着"我知道你知道我知道"的心理状态。我 – 你时刻是对话关系中的高光时刻，是一种可遇而不可求的际遇，我们不能把它作为对话关系的全部。如果把我 – 你时刻的相遇作为刻意追求的目标，反而会陷入我–它态度。因为这时有一个以相遇为目的的企图被放在我–你之间，阻碍了我们与对面那个人的真正相遇。

在对话关系中，我 – 它态度和我 – 你态度总是交替发生，两者互为图形和背景。当我－它态度作为图形浮现时，我－你态度并没有消失，而是存在于背景中支持着当下的图形。之后，图形和背景相互轮转，我－你态度作为图形浮现，我－它态度消退到背景中提供支持。

对话关系是分离性和连接性的辩证统一

我－它态度和我－你态度分别代表着人在关系中的两种属性，我－它态度代表分离性，我－你态度代表连接性，两者作为辩证统一的两极存在一种永恒的张力，这种张力也是人类存在的一种基本张力。

一个常见的误区是，认为我－它态度是不好的，应该尽量采用我－你态度面对关系，这种想法是不全面的。我－它态度承担着一些必要的功能，我们生活在世界上总要从他人身上获得一些东西来满足自己的基本需要，如果这些需要得不到满足，我－你态度也不可能实现。所以，我－它态度有其作用和意义，不需要被消除。

但是，驱使着我－它态度的是一个想要无限膨胀的自我，这个自我总是想要通过计划和控制来获得满足，甚至希望整个世界听命和服务于自己。这导致我－它态度在发挥功能的同时，让我们把自己作为唯一的主体，与其他真实的人隔绝开来，失去了与同类建立连接的机会。尤其是在快节奏的现代社会，天平彻底倒向了我－它态度的一端，我们只记得追求利益和效率，对人普遍采取一种物化的态度，失去了与人建立连接的能力。而这必然是一种双向的物化，每个人在物化他人的同时，也在以物化的方式对待自己，这导致我们越来越远离自己作为人的存在，长期处在自我异化的状态中，陷入精神上的孤岛。

这是连接性与分离性的张力失衡的表现，要想恢复平衡，我们就需要对那个唯我独尊的自我适当地放手，运用我－你态度去欣赏他人作为独特个体的存在。如果每个人都愿意这样做，那么我们也会从他人那里得到相同的对待。只有我们在看见他人的同时也被他人看见，每个个体的主体性才能得到重新确认，并在人与人相互连接的美好体验中找回那份失落已久的存在感。

对话关系意味着两个独一无二、相互分离的人同时可以连接在一起，这整合了分离性和连接性的两极。通过协调我–它态度和我–你态度之间的平衡，对话方法给现代性危机提供了一条切实可行的出路。

实现对话关系的三个要素

融入

融入（inclusion）是咨询师在保持自己身份感和独立性的前提下，体验来访者的感觉。融入的英文单词"inclusion"的动词形式是"include"，意思是包含、包括，所以融入可以被理解为把自己包含在对方的世界中。在现象学方法中，我们提到每个人都有自己的现象场和参考系，融入就是尝试进入来访者的现象场和参考系，身临其境地感知他们的经历和体验。在我–你的两极中，融入处在他者的一极。

融入与融合（confluent）是不同的，我们在融入他人的同时并没有丢掉自己，我们不是与他人融为一体，而是带着对自己的身份认同和自我意识去感受他人。悬搁有助于更好地融入，把自己的先入之见和信念假设放在一边，沉浸在对方的世界里，运用自己的感官体验去感知对方。这就像通过试穿来体验他人的鞋子，一方面要尽量忘记自己的鞋子穿起来是什么感觉，另一方面仍然要用自己的脚去感受对方的鞋子，这种感觉不可能跟对方的脚踩在鞋子里的感觉完全一样。

卡尔·罗杰斯（Carl Rogers）也经常使用融入。在与布伯的公开谈话中，他曾经这样说："在那些时刻，我可以非常清晰地感受到他的经历对他来说是怎样的，真正从他的内在出发去看待，同时不失去我自己的人格或独立性。"[①]融入和共情有一定的相似之处，但扬特夫认为，融入更加深入，不仅对他人，而且对自身的独立存在具有更敏锐的觉察[②]。融入是带着对自己的充分支持全然地进入另一个人的世界。

融入在对话关系中的作用在于，我作为一个人，如其所是地看到了另一个人，这样就确认了另一个人的存在。布伯非常看重确认（confirmation）的价值，他认为人类在本质上是关系性的存在。这意味着我们的存在是相互联系的，天然渴望来自他人的确认，通过他人我们才能确认自己的存在，确认自己的独立性。

确认和接纳之间也有一定的重叠和相似之处。但是与接纳相比，确认的涵盖范围更广。接纳是接受一个人现在的行为和状态，不要求其改变。确认包含接纳，但更强调在更深的层面看到和肯定一个人整体的存在，不只接纳他现在的样子，也相信和支持他的成长潜能。

练习：融入

三个人一组，分为三个角色，咨询师、来访者和观察员。

---

① Richard Hycner, Lynne Jacobs. The Healing Relationship In Gestalt Therapy: A Dialogic/Self Psychology Approach[M]. New York: The Gestalt Journal Press, 1995: 62.

② 加里·扬特夫. 觉察、对话与过程：格式塔治疗论文集 [M]. 潘新玉，译. 南京：南京大学出版社，2022：40.

来访者随意讲述一件最近发生的事或一个想分享的话题，咨询师在倾听的过程中练习融入，具体的练习方法有两种。第一，运用双重注意，在保持对自我意识有所觉察的同时，尽量代入来访者的视角，从来访者的内在去体验他所经历的一切。第二，练习穿梭注意，有意识地让注意力在自己的体验和来访者的体验之间移动，练习在两者之间灵活切换。

在融入的过程中，咨询师代入来访者视角所体验到的任何感受都可以分享给来访者，咨询师也可以描述从来访者的内在出发看到了怎样的世界。咨询师要跟来访者进行核对，确认融入的准确性。

观察员从第三方的视角观察整个过程，并帮忙计时。

每轮练习 15 分钟，讨论 5 分钟。在讨论环节，每位成员都从自己的角色出发，分享过程中的体验和感悟，之后进行角色轮换，共进行三轮。

在场

在场（present）是指真实呈现自己的存在，不试图塑造某种形象或刻意展现出自己当下所不是的样子。与在场相反的状态是"看似"（seeming），例如，一个人明明生气了，却让自己看起来十分冷静，或者一个性格活泼的女生在相亲时为了给对方留下好印象，努力表现出淑女气质。

不能在场往往跟过高的自我期待或不充分的自我接纳有关。当个体对自己当前的状况不够满意，希望他人眼中的自己比实际上更好时，就会在外面加上一层面具或包装，把不想被看到的东西隐藏起来。

很多咨询师心中都有一个"好咨询师"的形象和模板，即自己想成为的样子，但这往往会影响咨询师在场的状态，使他们无法真正成为好咨询师。一个认为自己经验不足的咨询师在遇到咨询困境时会感到不知所措，如果他想模仿督导师或体验师的样子来应对这个困难，就会处于一种不在场的状态。这是因为，一旦我们想要成为他人，就会丢掉自己作为一个人的存在根基，失去与当下的连接。

治愈的力量来自一个人的真实品格。不论你是谁，对咨询有怎样的理解和经验，你所拥有的作为一个人的品质和情感都是最具疗愈力的。真实的东西是最直接、最纯粹的，不掺有任何杂质，也没有经过额外的加工，是最丰富多元的。一个真实的人有力量，也有脆弱；有温情，也有怒火；有善意，也有不堪。真实意味着同时包含两面性，但我们往往耻于承认那些在社会文化中被认为是负面的东西，误以为只有让自己变得更加强大、博学、完美，才能成为更好的咨询师。

练习：觉察咨询师的自我期待

这个练习你可以一个人进行，也可以在小组中进行。

写出你认为一位好咨询师应当具备的特质和能力。

_____

_____

为了避免成为一位不好的咨询师，需要注意些什么？

_____

_____

如果你是一个人进行练习的，请觉察和反思你所写的内容对自己在咨询中的在场会产生怎样的影响。如果你是在小组中进行练习的，请和小组成员一起讨论这个问题。

咨询师要想真正在场，需要打开自己，全身心地投入关系中，允许自己被来访者触动和感动，运用自己整个人的存在做出回应，通过所有的情绪情感和行为表现呈现出自己的在场，包括表情、姿势、动作、眼神接触等。同时，咨询师也需要觉察自己的表现是出于真心，还是不知不觉中已经戴上了面具。区分这两者是不容易的。一个常见的陷阱是，咨询师为了让自己看起来真实可信，得到来访者的信任，努力做"真诚状"，这是典型的好咨询师面具。一个真诚的人会以他的存在传递出真诚，不需要有意做出真诚的样子和行为，更不会反复声明自己的真诚。我们从孩子身上就可以看到这一点，没有孩子会在头脑中形成"我很真诚"的想法，孩子天然就是那样。

在场的另一种表现方式是真诚、无保留的交流（genuine and unreserved communication），它是指咨询师愿意诚实地分享，说出他认为有助于对话关系的内容，包括自己的感受、想法，甚至个人经历，即使不确定对方会做出怎样的反应。当然，"无保留"并不是指咨询师不加筛选地说出脑海中的一切，咨询师分享的内容要与当前的咨询进程相关，并且是为了来访者的利益和福祉。这涉及咨询师如何进行自我暴露，关于这一点，我们会在后续内容中进行更详细的讨论。

练习：在场

三个人一组，分为三个角色，咨询师、来访者和观察员。

来访者讲述一件最近发生的事或一个想分享的话题，咨询师在倾听的过程中觉察自己的非言语呈现，留意它们怎样展现自己的在场。同时，咨询师也要觉察自己的情绪和想法，把与来访者有关的分享出来，尽量只运用这一种技术，看看会使咨询呈现出怎样的走向。观察员从第三方的视角观察整个过程，并帮忙计时。

每轮练习 15 分钟，讨论 5 分钟。在讨论环节，每位成员都从自己的角色出发，分享过程中的体验和感悟，之后进行角色轮换，共进行三轮。

需要强调的是，咨询师的在场不是完全不顾对方，在任何关系中都无差别地表现出一种固定的形象和风格，这反而不是真实的在场。因为每个人都是丰富多样的，具有各种不同的面向，面对不同的关系时会自然呈现出不同的自体状态。这一方面是咨询师作为一个具有自体调节能力的人所拥有的灵活性和适应性，另一方面是咨询师本着来访者利益最大化的原则，根据来访者的发展水平和个人特点相应地调整和选择。咨询师对来访者的关怀真实存在于他的心中，这种调整也是咨询师真诚在场的体现。

我们用一个例子来说明这一点。当一些来访者对关系缺乏感觉时，咨询师可以邀请来访者看着咨询师的眼睛，暂时不讲话，体会两个人进行眼神接触的感觉。这通常是一个十分有效的实验，因为这种专注的四目相对是极具冲击力的，它充分运用了咨询师的在场，往往会在当下激发来访者的强烈感受。但是，一些人际退缩的来访者对接触会有强烈的恐惧，这样的实验对他们来说可能"剂量"过大，会造成难以消化的冲击。这时，咨询师就需要根据来访者的情况做出灵活的调整，缩短实验时间或改变实验方式。不然，咨询师为了彰显自己的在场，强迫来访者与他对视，反而会失去对来访者这个完整的人的关注，让在场沦为一种浮于表面的技术。咨询师在任何时候都要平衡自己的真诚在场与来访者的需要和福祉，朝向任何一方的顾此失彼都违背了对话关系的基本原则。

最后，分享莫瑞斯·费里德曼（Maurice Freedman）关于在场的一段描写，他是马丁·布伯的好友，也是布伯思想的著名研究者。

> 咨询师需要走出给他带来保护的职业优越感，进入一个提问者和一个被提问者的基本情境。来访者内心的深渊呼唤着深渊，呼唤着咨询师未经防卫的真实自我，而不是他充满自信地做出有安全保障的行动。……这开启了求助者和帮助者之间真正的个人相遇。[1]

投身于对话

在场和融入作为发展对话关系的两个基本要素，分别代表着我和你的两极，在场是作为"我"而存在，融入是体验和确认"你"的存在。当一个人同时践行这两者时，一段对话关系便建立起来了。

对话意味着相互性，咨询师允许自己被来访者影响，同时允许自己对来访者产生影响。这样就形成了一段具有双向渗透性的关系，每个人都会从关系中吸收或带走一些东西，离开关系时的自己与进入关系时的自己已经有所不同。这就涉及对话关系的第三个要素：投身于对话（commitment to dialogue）。

投身于对话意味着遵从对话原则，充分尊重自己和他人的存在及体验，带着自己最大的诚意和信任投入关系中，把一切交给对话，臣服于"之间"。例如，我对另一个人心怀喜爱，想更靠近他，希望与他建立亲密的连接和深厚的

---

[1] Richard Hycner，Lynne Jacobs. The Healing Relationship In Gestalt Therapy: A Dialogic/Self Psychology Approach[M]. New York：The Gestalt Journal Press，1995：61.

情谊。如果我用投身于对话的方式来对待这段关系，我会做的就是每一刻都让自己尽量在场，同时关注和在乎对面那个人。至于我们之间最终会产生怎样的接触，那不是我要考虑和掌控的事情，而是对话最终会赠予我的礼物。不论是丰盛的大餐还是空空如也的盘子，都是我投身于对话的副产品。这样才是对我所喜爱之人最大的尊重，我尊重他的自由意志和空间，他可以独立选择自己做什么、不做什么，与谁交往、不与谁交往，以他的真实样貌呈现自己，走出自己的生活道路和人生轨迹。

与投身于对话相反的状态是控制和驱使，通过计划和推动让事情朝自己希望的方向发展，最终实现自己想要的结果和目的。很多时候，我们想要控制的意图隐藏得比较深，可能连我们自己也没有意识到。例如，一些来访者会通过沉默控制咨询进程，无论如何都不愿开口说话。他本人可能对自己在做什么和为什么这样做并不清楚，甚至对自己的沉默感到无奈和痛苦，而这正是咨询师需要帮助来访者觉察的部分。

无论当事人有意还是无意地实施了控制，他都会反过来被这个控制的意图所控制。因为控制和被控制是一对相互依存的极性，总会在一个人身上同时存在。当控制作为图形出现时，被控制就处在背景中。一个企图控制商业谈判的人，会在脑海中反复盘算，预判对手的各种可能的策略，并相应地制定多种应对方案。这时，他的大脑已经完全被这件事占据，无暇考虑其他任何事情，甚至由于没有百分之百的把握而感到异常焦虑，进而穷思竭虑、夜不能寐。此时，他的全部情绪、想法、行为都围绕着谈判这件事，因想要控制结果而成为谈判的奴隶。在情感关系中也是如此，一个希望伴侣完全忠于自己的人会整天盯着伴侣的行踪和举动，查看伴侣的手机，一旦发现异常就被紧张、嫉妒、愤怒等情绪填满，失去自己的个人生活。

实际上，我们越是允许他人充分做自己，就越能呈现出自己真实的样子。

在关系中，真正的满足并非来自牢牢抓住，而是来自放手。给予即获得，这是一个违反直觉的悖论。

要做到投身于对话，学会放下控制的企图是重要的功课，我们可以去尝试、去努力，但不要执着于结果。我们可以表达自己想要被爱，但最终能否真正感受到被爱，不是通过努力可以达成的，而是通过开放和允许让其自然发生。信任也是如此，一个想尽办法证明自己可信的人，反而不容易得到他人的信任。那些人与人之间真正珍贵的东西都不可能怀着目的性和企图心来获得。

在一次格式塔工作坊上，我想展示一种咨询的工作方法供大家学习和练习，于是我邀请了一位成员作为来访者进行咨询演示。最初，我希望尽量把工作步骤清晰地示范出来，但很快我就发现，这会让我脱离与来访者在当下的接触。虽然做出清晰的示范是出于为全体成员考虑的良好意图，但如果我把这个意图放在更优的位置上，我的脑海中就会形成某种剧本和标准，不再能充分地看到眼前这个人，这反而会让演示走向失败。所幸我在过程中觉察到这一点，于是我选择把教学目的和标准操作暂时放在一边，回到来访者这个人身上，回到当下的对话和相遇中。最后，我们呈现了一次动人的咨询工作，虽然它在步骤上没有实现我设想的图景，但这才是对话所真实具有的样貌。

布伯用"行走在狭窄的山脊上"（walk a narrow ridge）来描述对话关系的过程，没有绝对正确的规则和方法，也没有理所当然的安全保障，我们需要面对未知和冒险，跟随每一个当下，平衡两极的张力，最终能否安全走过这段山脊取决于我和你两个人。

这就是投身于对话。

在格式塔疗法中运用对话关系

提供具有成长性的关系环境

不同的咨询流派对关系持不同的看法和态度，格式塔疗法将对话关系作为一种基本框架和设定。咨询师与来访者建立一种基于存在主义的平等关系，尊重对方的存在和独立性，把对方当作独一无二的生命来看待。这与格式塔疗法的人性观是一致的，即把人看成具有自体调节能力的有机体。

生命意味着无限的创造性和可能性，就像一颗种子何时发芽，以怎样的方式生长，最终长成一棵怎样的植物，都是无法事先规划和预测的，而是生命力自发涌现的结果。咨询师只需要为来访者提供让生长成为可能的土壤和空间，按照对话原则践行融入和在场，把自己交给对话，之后便可静待花开。这需要咨询师对人怀有一种底层的信任，相信来访者的自体调节和成长潜能。这份相信不是凭空而来的，而是一次次在自己和来访者身上看到生命的力量与韧性，在不断地亲历和见证中积累而来的。

格式塔咨询师对来访者的成长方向没有特定的倾向和期待，也不会刻意推动改变的发生，不然反而会侵占来访者的成长空间，不利于其发展自体支持和自我负责能力。在咨询过程中，咨询师会对来访者形成一些假设和理解，但优先采用的策略不是直接分享，而是让它们在后台运作，并以此为基础，通过实验和对话协助来访者自己觉察。如果来访者能借由自己的体验有所洞察和领悟，就会收获更鲜活而坚实的成长经验，其自信心和积极性也会得到提升，这远远好过咨询师直接给出现成的答案。

在我－它态度占主导的现代社会中，来访者和咨询师都难免带有我－它态度的思维习惯。来访者在刚开始接受咨询时，往往会把咨询师放在权威或专家的位置上，期待咨询师开出神奇药方来直接解决问题，这样来访者就不需要付出努力、承受痛苦去亲历成长的历程了。咨询师可能会认同这一投射，或者自己心中也带有这样的内摄性信念，例如，"能够帮助来访者有效解决问题才是合格的咨询师"。即便已经了解了格式塔疗法的态度和做法，咨询师有时仍然会被这样的想法控制，尤其是在面临困难局面的情况下。

跌入我 – 它态度是难以避免的，关键是咨询师能否对此有所觉察，并在觉察后做出调整。这样的时刻也正是咨询师运用在场的机会，咨询师可以向来访者坦然承认自己犯了错误。我们不需要成为完美的人才能治愈来访者，来访者需要看到的是跟他一样会犯错、有弱点、有瑕疵的同类。重要的是，咨询师可以面对和接纳这样的自己，仍然相信自己的存在是有价值、有意义的，这是我们可以送给来访者最好的礼物。

对话与觉察的关系

对话关系为来访者发展觉察能力提供了良好的环境和空间。在现象学的觉察部分，我们介绍过自我负责是一种反应能力。当个体可以觉察自己和环境，能够结合自己的需要和环境的状况做出灵活的调整，既能适应环境，又能选择和创造环境，从环境中获取养料以实现自身的成长时，就具备了这种反应能力。

在对话关系中，咨询师用自己的存在给来访者提供了一个可接触、活生生的"环境"。首先，这个"环境"给予来访者充分的空间，把来访者当作独立自主的人来看待，不会出于自己的目的去改变来访者。同时，这个"环境"作为独立自主的人有自己的感受、想法和意志，带着充分的觉察在场，不会轻易被来访者操纵和控制。这是来访者练习觉察、发展自体调节和自我负责能力的最佳环境。

对话关系没有预先设计的剧本，一切在当下即兴发生。咨询师运用自身的觉察能力，紧贴着来访者做出回应，来访者就可以相应给出即时的觉察和反应。这就像学习打乒乓球的过程，即使先进的发球机已经可以发出不同角度和旋转程度的球，却依然是按照固定的程序，每次只能进行一个回合。这样练习基本功是可以的，但要想真正提升实战水平，就需要与另一个人进行多回合的对打，在往复的回球过程中掌握灵活应变的能力。

需要说明的一点是，对话关系虽然是相互的，但并不是对称的。咨询初期的对话关系往往是单向的，由咨询师给来访者带来融入和确认的体验。随着来访者觉察能力的提升，他在当下在场的能力会越来越强。到咨询中后期，来访者也可以尝试运用对话原则参与到关系中了。这时，对话关系开始从单向转变为双向，来访者的觉察能力会随之进一步提升。因为觉察是与自己的存在保持接触，在场和融入都是以觉察为基础的。可以说，觉察是开展对话关系的先决条件和支持性功能，所以在进行双向对话时，来访者必然在运用觉察，相应地也就锻炼了觉察能力。

总之，现象学的觉察和对话方法对人的态度是一致的，两者分别代表了一个整体的不同方面，把它们有机地结合在一起就构成了格式塔疗法的核心方法。

第4章　　　　场论和整体论

塔式塔疗法工作框架的第三部分来自场论。场论是格式塔疗法的理论支柱之一，也是其中比较难以理解和掌握的部分。"场"这个概念来自物理学，后来被引入心理领域，由不同的学者发展出多种不同的场理论。在实际使用中，"场"这一术语又会被延伸到泛指环境、情境、空间、氛围等，如"我感觉这个团体的场很舒服"。由于概念的多重含义和词汇的随意使用，格式塔学习者虽然经常看到现象场、心理物理场、宏场等名词，但仍然难以把握场的确切含义，也难以掌握其在咨询中的应用方法。

针对这些难点，在本章，我们尝试用一些通俗易懂的例子来阐明场的含义，然后谈谈场论对格式塔疗法的意义和作用，最后介绍如何在格式塔疗法中应用场论。

场论的基础知识

场的概念

为了帮助学习者更好地理解场的含义，我们先来谈谈物理学中的场。场的概念是由物理学家迈克尔·法拉第（Michael Faraday）在 19 世纪提出的，最初是指电磁场。虽然我们的眼睛看不到场，但它是真实的物理存在，在磁铁周围撒上铁屑，我们就可以看到磁场的分布。

物理学对场的基本定义是，场是指一种分布在空间中的物理现象。上面提到的磁场就是，空间中的每个点都存在一个有方向的力，形成一种力线的空间分布。场的分布规律可以用方程来表达，著名的麦克斯韦方程组就描述了电磁场的基本定律。现代理论物理的主要工作就是推导各种场的方程，爱因斯坦（Einstein）认为，空间是一个引力场，并推导出引力场方程，这就是广义相对论的内容了。

需要明晰的是，不同的物理学派对场有不同的理解。经典物理学和相对论的场论认为宇宙是有序的，可以用方程来准确描述场的特征。而量子场论基于量子力学，认为微观粒子的运动具有不确定性，并且会受到观察者的影响，于是用波函数来描述其位置波动的概率，这样量子场就具有了随机性。这些不同的观点至今还没有达成一致，所以在物理学中并没有一个统一的场理论。

格式塔疗法中使用的场论不是直接来自物理学，而是来自库尔特·勒温（Kurt Lewin）提出的心理学场论。他是格式塔心理学的早期成员，后来独自创立了拓扑心理学和场动力理论，是团体动力学和组织发展理论的奠基人，被称为"社会心理学之父"。

勒温用场论来解释人类的行为，认为心理事件是个人与环境相互作用的结果，并用 $B=f（P，E）$ 这个著名的函数公式来描述。其中，B 代表行为或心理事件，P 代表个人，E 代表环境。由此，他提出了"生活空间"（life space）的概念，将其作为一个专有名词代表由个体和环境组成的整体情境。[①] 这体现了

---

① 库尔特·勒温. 拓扑心理学原理 [M]. 竺培梁，译. 北京：北京大学出版社，2011：15.

场论的核心思想，格式塔疗法用"有机体 / 环境场"这个词组来表达类似的含义。这意味着有机体和环境是相互依存、不可分割的整体，它们一起构成完整的场，共同决定事物的意义。例如，同样是唱歌这个行为，我在浴室洗澡时一个人哼歌，与我在化学课上忽然唱起歌来，以及我在音乐会上登台演唱，三者具有完全不同的意义。个体的行为和心理过程需要被放在特定的环境中理解，脱离环境的孤立个体只是一种抽象的概念，与真实世界中的情况并不相符。

最后，我们回到格式塔疗法中的场论。扬特夫在其 1991 年的著作《场理论导论》（*Introduction to Field Theory*）中对场进行了清晰而全面的介绍，将场的五个主要特征总结如下：[①]

- 场是一个系统的关系网；
- 场在空间和时间上是连续的；
- 所有事物都属于场的一部分（of-a-field）；
- 现象是由整个场决定的；
- 场是一个统一的整体，场中的每个事物都影响着其他所有事物，也都受其他所有事物的影响。

或许我们可以这样总结，场的视角提供了一种看待世界的方式，认为空间中的事物连续分布并处在不断的相互作用中，格式塔疗法将空间中的所有事物及其相互作用所形成的整体统称为"场"。

---

① 加里·扬特夫 . 觉察、对话与过程：格式塔治疗论文集 [M]. 潘新玉，译 . 南京：南京大学出版社，2022：324.

图形与背景

格式塔心理学也应用了场论，图形和背景就是其中的重要概念，图形也被翻译为主题、前景，这三者可以互换使用，表示同一意思。

在格式塔心理学中，图形和背景指一种普遍的知觉原则。个体不可能同时注意到场中的所有事物，会根据自己的注意和兴趣对场进行组织，被注意到的部分凸显出来成为图形，其余部分存在于背景中衬托着图形，让图形具有可辨识性。这样，场自然分化为图形和背景两部分。

生活中体现出图形和背景的例子有很多。如果你有过买车的经历，你或许能体会到，当你新买了一辆银灰色的轿车时，你会忽然感觉公路上同款的银灰色轿车多了起来，产生一种最近很多人都买了这款车的错觉。实际上，公路上的车型分布并没有变化，是你买了新车后，这款轿车更容易吸引你的注意力，它在你的知觉中成为图形。在此之前，你甚至不会留意到公路上都有什么车，它们存在于背景中，没有进入你的知觉和注意范围。

图形能否作为知觉对象被识别出来，取决于图形和背景的分化程度，即两者的差异度。在图 4.1 的三幅白色背景中，第一幅的深绿色圆圈在视觉效果上最为突出，第二幅的浅绿色圆圈看上去有些模糊，第三幅的白色圆圈则完全无法与背景区分开，也就无法作为图形被识别出来。所有图形都需要背景的衬托才能显现出来，但我们常常忽略背景的存在，把图形作为孤立的事物来看待。

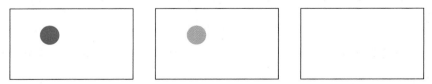

图 4.1　图形与背景的关系示例

图形和背景的关系决定了我们在知觉事物时会产生怎样的体验及如何给体验赋予意义。在一场足球比赛中，由于支持的球队不同，立场和关注点不同，球迷在观看比赛的过程中会形成完全不同的图形和背景。我们可以用接触和场的语言描述这个过程：我作为一个中国球迷接触这场足球赛，我和球赛（环境）共同组成一个场，我根据自己的需要和兴趣对场进行组织，看到一场经过我的眼睛所看到的球赛，感受到我这个独特的个体作为球迷的体验，这些都是在我和球赛（环境）之间的接触边界浮现的图形。如果换成另一个人，不论他是哪个球队的球迷，去看同一场球赛都会有不同的兴趣和关注点，进而对场进行不同的组织，产生不同的图形和背景的关系。每个人所独有的现象场就是这样形成的。

在心理咨询中，不同的咨询师对场的组织也是不同的，他们会基于自己的理论取向、个人风格、社会文化关注不同的内容和层面，形成独特的图形和背景。

练习：图形与背景

这个练习你可以一个人进行，也可以在小组中进行。

找到一场足球比赛的录像，选取 5 分钟的片段，分别带入两支球队忠实球迷的视角观看同一个片段。注意在观看过程中，哪些会成为图形，哪些会成为背景。作为不同球队的球迷，你看到的有什么不同，它会带给你怎样的体验。

如果是在小组中进行练习的，小组成员可以一起观看，然后分享自己的体验和发现。

极性

场的分化自然会带来两极的分化。两极是指相互依存、对立统一的两种特性或两个方面。在格式塔疗法中，我们将事物的这种特性称为"极性"（polarity）。

两极的概念来自物理学中的磁铁，所有磁铁都具有两极，处于一根磁铁的两端，既是互斥的，又必然同时存在。如果一极消失，另一极也会随之消失，磁铁便失去磁性了。这就是极性的本质特征。

两极的特性无处不在，几乎所有事物都存在两极，这是世界被建构起来的基本方式。在中国古代神话"盘古开天地"中，盘古挥动大斧把混沌的宇宙分成了天和地两极，他的双眼变成了太阳和月亮，从此有了白天和黑夜的两极。两极就是这样从一个整体中分化出来，相互定义、相互成就，同时又相互对立、相互矛盾。我们可以在许多事物上看到两极的存在，温暖与寒冷、简单与复杂、手心与手背、爱与恨、善与恶，等等。当一极成为图形，另一极一定存在于背景中支持着图形的浮现。

理解极性的一个常用意象是，一条线段作为一个连续谱，两极分别落在这条线段的两端，线段上不同的点代表了两极的不同组合。如果两极是黑和白，线段上的点就是不同的灰度。如果两极是男性化和女性化，线段上的点就是男性气质和女性气质在不同程度上的结合。这个意象的好处是，它形象地表达了在非此即彼的两种极端选择之外，还有无数种处于两极之间的可能性。格式塔疗法提倡更大的灵活性，如果一个人可以整合两种极性的特质，他就可以在两极之间自由移动。

这种理解的角度虽然传递出人可以拥有更大的自由度和更多的选择权，但把两极比喻成固定不变的线段，有些偏离极性原本的意涵，容易与二元论相混淆，这与场论和整体论的底层思想不太一致。皮尔斯用中国道家的太极图比喻两极，这个意象可以更准确地展现出极性丰富而深刻的内涵。太极图是在一个圆中有两条流线型的阴阳鱼，黑鱼的眼睛是白色的，白鱼的眼睛是黑色的。鱼的眼睛表示两极都包含对方的元素，阴中有阳，阳中含阴，并且会相互生发、相互转化。太极图表达的是两极相生相克、此消彼长、周而复始，在永恒的变化中实现动态的平衡调和。

扬特夫引入物理学中的波粒二象性来帮助我们理解极性。量子力学发现光既是粒子又是波，并且扩展到所有微观粒子都具有这一双重属性。在经典物理学中，粒子是物质，波是能量，两者是完全不同的存在，不可能同时出现在一个现象中。爱因斯坦的狭义相对论证明了物质的本质就是能量，质量和能量是可以相互转化的。玻尔（Bohr）将其称为"互补性"，即两种看似矛盾的观点和性质相互补充成为一个现象的整体[1]。我们的世界观通常建立在经典牛顿力学的基础上，认为各种现象背后都有唯一确定的答案和解释，对于这种"既是……又是……"的状态总会感到模棱两可、难以捉摸，心中忍不住一直问"到底是什么"。打破这种固有的思维惯性正是理解场论和极性思想的关键。

要想更好地理解两极作为一个整体的不同方面，我们需要区分分化和分裂这两个概念。两极是从整体中分化出来的，对立统一、相互支持、相互转化是两极自然运行的状态。两极本身不是分裂的，分裂是由于个体内部出现了固化的机制，阻碍了两极的动态运行，导致两极割裂开来，只能呈现其中的一极，另一极被个体限制和否弃。一名男性从小被要求"男儿有泪不轻弹"，这让他分裂了坚强和脆弱的两极，总是表现出坚强的一面，慢慢忘记了怎么流泪。但

---

[1] 加里·扬特夫. 觉察、对话与过程：格式塔治疗论文集 [M]. 潘新玉，译. 南京：南京大学出版社，2022：396.

是，被分裂出去的脆弱情感不会消失，它会转化为其他形式再次呈现出来，如躯体化疾病或酗酒行为等。只有重新拥有被分裂出去的脆弱，把两极整合起来，才能恢复两极原有的自然流动和相互转化，这是对极性工作的核心思路。

练习：探索极性

这个练习你可以一个人进行，也可以在小组中进行。

请在下面的横线上列出一些你的突出特质，然后写出每种特质所对应的另一极，看看你是否也会在一些时候表现出另一极的特质。觉察每一组极性在你身上是灵活、整合的状态，还是固化、分裂的状态。

如果你是在小组中进行练习的，小组成员可以在各自写完后，举一些例子一起讨论。

例：勤劳——懒惰

热情——冷漠

——————————

——————————

——————————

——————————

——————————

——————————

场论带来一种世界观的转变

掌握场论的关键不是从具体的技术和方法入手，而是理解场论提供了一种全新的世界观。当从这一世界观出发时，我们对世界和心理咨询都会产生一种与过去不同的观点和态度。扬特夫认为，没有一种理论是绝对正确的，在不同的情境下，基于当时的目的和需要，我们可以应用不同的理论。场论与格式塔疗法的世界观是最相符的，可以作为基础理论支持觉察和对话的方法①。

每个人都有一套自己的科学理论和世界观，也就是我们认为世界是怎样运行的，有哪些不变的底层规律。虽然，这未必会被我们充分觉察到，但它作为一套在后台默默运作的强大程序影响着我们对整个世界的看法，也决定着我们所采取的应对方式。哲学领域的笛卡尔身心二元论和物理学领域的经典牛顿力学（下文简称"牛顿体系"）对现代科学体系的建立具有绝对的影响力，它把握住了宏观物理世界的运作规律，符合我们在日常生活中的感知经验，所以我们的世界观常常包含牛顿体系的影子。相比之下，场论提供了一套与牛顿体系完全不同的世界观。下面我们分几个方面来讨论两者之间的差异。

还原论和整体论

在牛顿体系中，物体离散地分布在空间里，一个物体可以被分解成不同的部分，并通过层层分解直到最基本的元素或最小单位。例如，宏观物体可以被拆分成分子，分子可以被拆分成原子，并且这个过程是可逆的。这就是典型的

① 加里·扬特夫. 觉察、对话与过程：格式塔治疗论文集 [M]. 潘新玉，译. 南京：南京大学出版社，2022：320.

还原论思想。在这个体系中，整体等于部分之和，我们可以通过不断分解找到事物的底层规律。

在场论体系中，世界是一个连续体，物体嵌入空间中，相互连接成为一个动态网络。事物的意义是由整体决定的，整体大于部分之和。虽然一块手表可以被拆分成零件，但把所有零件放在一起并不等于这块手表。"部分"以特定的方式和关系组合在一起，才会构成一个独特的"整体"，具有"部分"所不具有的功能或意涵。在文学领域，诗歌的语言是整体大于部分之和的良好体现。一个典型的例子是元代诗人马致远在《天净沙·秋思》中的名句："枯藤老树昏鸦，小桥流水人家，古道西风瘦马。"诗人仅用三行诗句，罗列了九个事物，就勾勒出一幅寥落萧瑟的景象，其传递出的意境和情感远远大于这九个事物本身。

笛卡尔（Descartes）的二元论主张世界有物质和意识两个独立本源，由此身体和心灵被看作完全分离的存在。在这种观念下，身体作为物质的代表被简化为一台冰冷的机器，在解剖学中被逐一分解成单独的器官和组织。与之相反，格式塔疗法采用身心一体的观点，当身体和心灵作为一个整体时，身体才有了活生生的血肉，心灵也才拥有了安稳的栖居之地。这种观点得到了许多新理论的支持。认知神经学家安东尼奥·达马西奥（Antonio Damasio）在《笛卡尔的错误》（*Descartes' Error*）一书中论证了头脑的理性判断是以身体和情绪为基础的，身心的联结在神经系统和脑科学领域已经得到了相当充分的证明。

线性因果和非线性因果

线性因果基于机械决定论，认为原因和结果之间存在清晰的对应关系。例如，用力推动箱子，箱子就会产生相应的运动。如果存在多个原因，那么把各部分原因累加起来就能推导出相应的结果。经典精神分析通过追溯个体的童年经历来理解其现在的症状，比较接近线性因果的思考方式。在著名的小汉斯案例中，弗洛伊德认为，小汉斯对马产生恐惧是由于童年的俄狄浦斯情结，并依据这一思路让其恐怖症得到了治愈。在线性因果的思路下，寻找现象产生的原因是解决问题的有效思路，只要找到正确的原因并做出相应调整，就可以对结果产生直接的影响。

非线性因果是指原因和结果之间存在复杂的关系，无法用单一的逻辑链条来解释现象产生的原因。混沌理论之父爱德华·洛伦兹（Edward Lorenz）提出了著名的蝴蝶效应：一只南美洲的蝴蝶扇动翅膀，可能引发美国得克萨斯州的一场龙卷风。这就是典型的非线性因果关系——初始条件的微小变化在系统中引发了一系列连锁反应，最终带来结果的巨大改变。气象系统、股票市场都是典型的混沌系统，内部存在着错综复杂的非线性因果关系。我们常说的"量变产生质变"也是指在事物变化的过程中产生突变，出现类似于量子跃迁的现象。

场是一个非线性系统，现象由场内所有元素的相互作用共同决定，并以突变的方式浮现出来。在这样的体系中，清楚分析现象产生的原因是十分困难的，即便找到了一些原因，也无法依据过去的原因预测和控制未来的结果。这时，分析原因就不再是一种有效的问题解决方式了。

结构和过程

牛顿体系基于绝对时空观，认为空间是静止不动的，时间以恒定的速度流逝，两者相互独立，为整个世界构筑起稳固的框架。时空中的事物遵循一套确定不变的物理规律，观察者作为独立的客观存在，可以准确地把握现象背后的本质。在这种观念下，世界像一座摩天大楼，虽然十分庞大，但有着清晰、确定、可以层层分解的结构。经典精神分析由此出发去理解人的心理，建构出本我、自我、超我，或者潜意识、前意识、意识这样的三层结构模型。

爱因斯坦的相对论打破了绝对时空观，认为空间是可以弯曲的，时间的流速是变化的，观察者作为场的一部分会影响观察结果，不再有什么确定不变的框架可以依靠，所谓的"客观现象"成为一个并不真实存在的概念。在这一视角下，我们身处一个巨大的流体世界，所有事物都在不断变化。

格式塔疗法基于这种场论视角，提出了一个核心观点"everything is becoming"[①]，认为一切都在变化和生成的过程中，一个现象总是紧接着另一个现象。由此，格式塔理论建构的一个重要出发点是把精神分析的结构性语言转变为过程性语言，接触循环、接触中断这些核心理论都是在描述发生在当下的过程。在结构性语言中，我们会说"这个人是自恋型人格"，这是用一种固定不变的人格结构来定义一个人。而在过程性语言中，我们会描述"这个人正在偏转"或"这一刻我们的接触发生了偏转"，但不会说"这是一个偏转的人"。我们关注的是正在体验、正在行动的整体的人，一种不断流动、变化的存在，他无法用固定的标签来定义和标记。在这种视角下，头脑不是一个物，而是我们的思考方式，自体也不是一个结构，而是在接触边界浮现的现象。我们在世界上的所有体验叠加在一起构成了"我是谁"，"我"是多重体验的集合体。

由于格式塔疗法使用的过程性语言与人们通常的语言习惯不太相符，因此格式塔疗法的书读起来常常比较晦涩难懂。语言是基于概念和逻辑构建而成的块状物，它的排列方式是线性的，只能一个句子接着一个句子按顺序输出，而

---

① Gary Yontef. Awareness, Dialogue & Process: Essays on Gestalt Therapy[M]. New York：The Gestalt Journal Press，1991：219.

体验是多点多线、模糊松散、没有确定形状的流动过程。两者就像两个星球的产物，用语言转译体验的过程就像从一道彩虹中抽取出红、橙、黄、绿、青、蓝、紫七种颜色，或者用榨汁机把完整的橙子榨干，只留下固体的残渣，因此不可能精确传达全貌，总会失去一些原有的神采和风貌。当格式塔疗法试图运用过程性语言突破这一局限，保留体验的原汁原味时，又会面临这种语言方式所不可避免的弊端，给人以纷繁复杂、模糊不清、难以把握的感觉。因为它毕竟是一种咨询理论，需要一定的系统性和精确性，不能只是像诗歌那样传递出"只可意会不可言传"的意境。

在写作本书的过程中，我们也遇到了同样的困境。针对已有的格式塔理论书籍比较晦涩难懂的痛点，我们希望给大家提供一本条理清晰、通俗易懂、便于应用的格式塔疗法入门读物作为补充。要想达到这一目的，就要尽量使用结构化的方式输出清晰、明确的观点，提供一些确定的方法和步骤，但这样反而会破坏格式塔本身的韵味和美感，传递出一种"错误的格式塔观念"，违背我们写作本书的初衷。在清晰、稳定的结构和流动、变化的过程之间取得平衡是一件十分不容易的事。

当我们感到陷入两难困境，需要在两极之间进行艰难的取舍时，往往意味着我们回到了牛顿体系的二元分裂思维，仿佛鱼和熊掌不可兼得。在场论体系中，两极作为对立统一的整体总是同时存在。结构和过程作为事物的两个方面都是重要的，我们不需要把自己推向二选一的分岔路口。语言和体验代表着人类心灵的一体两面，虽然语言不可避免地会改变体验的原始样貌，但如果没有语言，体验过程也就无法浮现为清晰的格式塔，进而长久地处于混沌不清、繁杂冗余的状态。通过语言的形塑，丰富的内在体验得以在人与人之间交流和传递，为人际间的情感纽带提供坚实的基础。

综合上述三个方面我们可以看到，牛顿体系和场论体系为我们提供了两种不同的世界观。牛顿体系基于绝对时空观和决定论，认为世界是可还原的，遵循线性因果，其中存在绝对正确的真理。与之相对，场论体系基于相对论和量子力学，认为世界是整体的，像一张巨大的动态网络，遵循非线性因果，并处在不断变化、流动的过程中。两种体系没有绝对的是非对错，适用于不同的情境和条件。如果你已经习惯了牛顿体系所建构的现实，那么场论体系可以极大地拓展你的视野，让你尝试用一种颠覆性的视角重新看待我们所栖居的世界。

练习：探索世界观

这个练习你可以一个人进行，也可以在小组中进行。

首先，请你思考如下问题。

你相信所有问题都有唯一确定的答案和解释吗？

你是否认为事物背后存在某种客观规律，各种现象依照这个规律发生？

如果你认为存在客观规律，你是否倾向于相信所有规律最终都可以被人类掌握？

在面对问题时，你通常是按照层层分解、分析原因、寻找规律的方式去解决，还是从整体上把握事物，跟随自己的直觉和感受行动？

当你遇到的人或事存在矛盾性时，你是否会感到困惑和纠结，难以理解和应对？

接下来，请你进行一个想象练习。

你来到一个新世界，发现时钟不再是一个均匀分布的表盘（时针和分针也不再按照固定的速度旋转），而是一个会跳跃变化的报时器。你开车走在路上，想要去往一个目的地，在汽车行进的同时，路面也在随时变化和移动。你向前抛出一个球，球未必会按你用力的方向划出一道抛物线，最后落在地面上，而是会产生更复杂的运动轨迹。

想象一下，在这样的世界里，你会产生怎样的体验，又会如何生活。

如果你是在小组中进行练习的，小组成员可以在各自思考后一起讨论上面的这些问题，并交流在想象练习中的体验。

场论在咨询中的应用

场论的世界观带来了一种底层观念的转变，当我们秉承这一视角时，对咨询的理解和态度也会随之发生变化。

深化对此时此地的理解

场论思想有助于深化对此时此地这一概念的理解。

基于场论视角，一个现象的所有影响因素都存在于当下，所以咨询从此时此地入手就足够了。要想更好地理解这一点，你可以想象一台高速照相机以极高的快门速度把场的连续过程拍摄成一组切片式的照片，每个图像都是由这一组照片中的所有元素共同决定的，这就是"一个现象的所有影响因素都存在于当下"的意思。这个例子并不是说时间是断裂的，每一个"此刻"都连接着过去和未来，过去 – 现在 – 未来三者始终是连贯的，像一条川流不息的河流。但是，过去场中的元素不会穿越时间直接影响现在，而是随着时间的推移在场的相互作用下不断发展和变化，直到成为此刻场中的元素对当下的场产生影响。

因此，每一刻的场都作为一个相互作用的整体决定着自身，它不是被过去的场决定的。

这解释了为什么格式塔疗法不必过多谈论过去，只需要关注来访者在当下的呈现。因为那些过往经历所留下的痕迹会体现在这个人此时此地的现象学中，包括表情、动作、身体姿势、思考方式、情绪过程、接触中断等。格式塔疗法并不是不重视过去，来访者所有的生命历程都存在于背景中，支持着此刻所浮现的图形。年逾百岁的第一代格式塔咨询师埃文·波斯特（Erving Polster）有两本著作就是介绍如何通过探索来访者的人生故事来实现疗愈的，其核心观点是"每个人的人生都是值得一读的小说"[1]。

过去的未完成事件会体现为当下的僵局，格式塔疗法对此工作的方式不是挖掘原因，寻找"为什么"，而是觉察在当前的僵局中这个人是如何体验、如何做出反应的，这些选择如何维持了僵局。这样就可以找到打破僵局的方法，让未完成事件得以完成。这一微妙转变赋予了来访者极大的权利，一个人现在的行为并不会完全被过去决定，每一刻都是新的开始。

所有影响因素都存在于当下，这意味着我们总是有机会做出新的选择。现在是最好的时机，也是唯一的时机。这一刻尝试一个新的实验、新的做法，微小的改变就会发生，作为场中的一个元素扩散并影响整个场，下一刻的场就会呈现出全新的图形。

---

[1] 埃文·波斯特. 那些被否定的曾经，其实很精彩：完形与疗愈心理学 [M]. 伍立恒，译. 长春：北方妇女儿童出版社，2016：1.

引入过程和变化的视角

场论以过程和变化的视角来看待咨询，与之相对的是结果导向。

由于场内的所有元素都处在持续的相互影响中，牵一发而动全身，因此想通过有计划、有步骤的方法来达成确定的咨询目标是不太可能的。不确定性是场的核心特征，没有什么是确定有把握的，唯一确定的是变化总会发生。

在这种视角下，咨询师可以做的是跟随变化，作为过程的一部分与过程一起向前发展。但做到这一点并不容易，因为它违背了我们通常的生存直觉。人性中天然带有对掌控感和安全感的需要，我们通过头脑来分析、思考、归因、纠错、计划、控制，以达到自己想要的目的。这一功能对我们的生存和发展至关重要，人类正是依靠强大的头脑站在了地球的食物链顶端。

有意思的是，聪明的大脑除了在现实层面发挥思考和执行功能，还制造出了人类所独有的自我意识，让我们去思考和追寻关于"我是谁"的答案。这在心理层面发展成一种自恋性的需要，它驱动人们持续地追求关于自我的良好感觉，如"我是有能力的""我是能掌控的""我是足够好的"。自恋的满足对心理健康而言是必要的，但也带来了相应的弊端。因为自恋天然带有自我膨胀的特征，就像遇到危险就会胀大的河豚一样，我们总是想要扩大自我的边界，去控制那些不在自己掌控范围内的事情，以求不断获得满足感和安全感。

尼布尔的祈祷文中有一句特别受欢迎的名言："请赐予我平静，去接受我无法改变的；给予我勇气，去改变我能改变的；赐我智慧，分辨这两者的区别。"每个人都希望达到这种境界，但能够持续识别自己的边界在哪里，坚持边界内的事情，放手边界外的事情，是一项颇具挑战的任务。

这就是格式塔咨询师在运用场论视角工作时所面临的挑战。作为场的一部分，我们会对场产生影响，但不可能决定整个场。这意味着我们既不是无足轻重的，也不是至关重要的。如何能够让自己足够灵活、轻盈，跟着场的变化走，同时又不丢失自己，跟当下的自我保持接触呢？这就需要我们在自体边界的扩大和缩小之间把握一种动态平衡。自恋作为一种必要的心理功能，时时刻刻影响着我们的内在世界，我们并不需要试图消灭自恋的扩张。实际上，这一消灭自恋的意图本身就是对强大自我的执着，背后的信念可能是"如果能消除自恋的影响，我就会变得更好"。我们可以做的是保持觉察，持续关注自恋带来的自体边界变化，看着它有时扩大，有时缩小。尽管如此，我们还是常常会不可避免地失去觉察，但只要在某个瞬间重新意识到此刻自体边界的位置，我们就在那个时刻回到了自身，可以安然地临在当下。之后，自体边界会继续往复移动，这是一个长久的动态平衡过程。

带来对病理学和咨询关系的全新理解

对心理病理现象的常见理解是，认为它们存在于个体内部，这是一种个体视角的病理学。场论认为现象是不断流动、变化的过程，是由场内元素共同创造的结果，这引入了一种场的病理学视角，认为病理现象属于整个场，并相应改变了对咨询关系的理解和看待。

在个体病理学的视角下，我们常常会区分咨询师体验到的某种感受是来自来访者，还是来自咨询师的个人议题，或者运用投射机制来理解来访者如何把感受投射给了咨询师。在场论的视角下，区分感受属于谁并不重要，一个感受存在于场中，在咨询师和来访者的接触边界浮现出来，两个人都能体验到。它既是来访者的，也是咨询师的，这就是我们在极性部分讲到的"既是……又是……"状态。

在一个健康的场中，图形可以从背景中得到足够支持并分化出来，形成一个清晰、明亮的格式塔，然后再被破坏并消退到背景中，这是图形和背景之间的内在动力过程。但在一个病理性的场中，这个过程遇到了阻碍，出现了中断，图形无法从背景中彻底分化出来，因而不能被完形，导致场的过程失去了灵活性和流动性。

来访者在生命早期出现的症状表现是对当时的场做出的创造性调整，如果场中来自养育者的支持不足，某些体验过程无法被充分接触和完形，来访者就会运用接触中断来保护自己，免于遭受淹没性的体验。这在最初是健康的，体现了有机体的反应能力。但经过日积月累，这种应对方式变得固化，反过来影响了来访者对当下的反应能力，呈现为受限的体验和接触方式。当这位来访者进入一段咨询关系时，自然会运用这种固化的方式参与场的组织。于是，症状作为一种关系性的共同创造现象，在咨询师和来访者之间的接触边界浮现出来，这阻碍了体验图形的形成过程，此时的场就具有了病理性特征。

从咨询关系的角度来看，过去经常被讨论的两种关系范式是一人心理学和二人心理学。一人心理学是指在经典精神分析中，基于孤立心灵假设来理解来访者，咨询师作为中立、节制的空白屏幕发挥作用。二人心理学是一种主体间视角，认为关系中的两个人处在不断相互影响的过程中。二人心理学虽然引入了人际间的相互作用，但忽略了场的元素，只考虑了"你来我往"这两个方向，好像在两个人之间打乒乓球。相比之下，场的关系视角更为复杂和多元，认为除了咨询师的在场会对场内的元素产生影响外，场域中还存在着数量众多的其他影响因素，所有因素共同决定了场的浮现现象和关系过程。

这意味着我们需要重新看待"见诸行动"这一概念。我们通常认为，见诸行动是一种不利于咨询、需要尽量避免的情况。但从场的视角来看，咨询师作为整体的一部分，必然会参与场的运作过程，这里既包括体验的浮现过程，也包括个体的行动和应对过程。咨询师需要与来访者共同体验，才能了解并见证来访者所经历的痛苦和困难，这恰恰是来访者在过往人生中缺失的东西。在过去的很多年里，来访者始终孤身一人，没有人能提供陪伴和支持，以帮助他面对那些生命中的艰难时刻。因此，咨询师的参与是通往治愈的必由之路，对见诸行动的理解方式也就相应改变了。

这并不意味着咨询师可以无觉察、无节制地为所欲为，保持觉察是十分必要的，这是咨询有效的先决条件，但这一视角转变可以给咨询师带来更多的自由和解放。既然参与不可避免，我们就不需要再畏首畏尾地警惕见诸行动的出现，关键是咨询师作为场的一部分觉察场中发生了什么，觉察自己是如何参与其中的，了解关系的共同创造是一个怎样的过程，然后运用自己的觉察跟来访者一起面对当前的局面。

那些在生命早期重复出现的负性体验，由于缺乏足够的支持始终没有被完形，以未成形的方式存在于咨询场域的背景中。咨询师和来访者或许可以模模糊糊地感受到一种说不清、道不明的悬浮物，像一层半透明的薄雾弥散在空气中，似乎到处都是，但又无法看清。如果咨询师执着于解决问题和掌控局面，就会掉入牛顿体系的思维方式中，只会看到已经成为图形的块状物，对背景中的薄雾视而不见。当咨询师觉察到这一点，放下执着于做点什么的企图，只是回到当下的在场状态时，就会发现薄雾是一种显而易见的存在，甚至会产生强烈的疑惑，不理解自己之前怎么会看不见它。

运用场的方式工作需要咨询师支持体验的浮现过程：通过打开自己去感知像薄雾一般的模糊体验，让它流经自己的身体，与这种体验建立接触，运用自己整个人作为背景中的支持性因素，把主导权交给过程，让体验按照它原有的方式和节奏在场中浮现为图形。当过去难以承受的体验得以在当下的场域中展开，被咨询师和来访者触及并一起穿越过去时，疗愈就发生了。在这个过程中，咨询师用自己的生命体验映照出来访者的生命体验，那份痛苦自然会得到转化，从一个不能被触碰的鲜活伤口幻化为由坚韧生命力打造而成的美丽水晶。最终，那里可能仍然会留下一道疤痕，但那是过去经历的印记，是可以存入"人生图书馆"的一本书，而不再是在当下能够被轻易激活的痛楚。

这很符合中国道家文化所讲的"无为"，皮尔斯在创立格式塔疗法时也引入了这一思想。无为并不是"什么也不做"，而是"无形地为"，相比于那种"有形地为"更具包容性和流动性。咨询师跟随场的过程支持图形的浮现，看似没有作为主导者进行步骤清晰的干预，但这对咨询师提出了更高的要求。既需要臣服于场，不阻碍和干扰场的自发性过程，又需要主动调整自己的存在状态，让自己充分在场并被场中的力量使用。当咨询师的能量有所转变时，整个场的能量状态和变化过程也会相应转变。正如道家所倡导的"大道无形"，咨询师需要顺应无形的大道，让自己成为道的一部分。

第三部分

格式塔疗法对此时此地的运用

到目前为止，我们已经介绍了现象学的觉察、存在主义对话、场论和整体论的理念和技术。接下来，我们开始讲解它们在咨询实践中的整合运用。

格式塔疗法的工作扎根于此时此地，对当下的干预有着深入而细腻的理解。但是，从极性理论的视角来看，整体和局部是相互依存的两极，只关注此时此地的工作往往是不充分的，可能会失去咨询的大方向或忽略一些整体性的关系动力。为了同时考虑和整合两极，我们把格式塔疗法的工作分为此时此地的局部层面和咨询全周期的整体层面。在整体层面进行评估、制定工作思路让咨询师拥有全局观，可以形成宏观上的方向感和定位，并支持咨询师在一次次的咨询互动中进行局部的此时此地工作。同时，随着此时此地工作的推进，来访者的内心世界会逐步打开，新的方向和主题会浮现出来。这时，咨询师就需要相应修正整体层面的评估和思路，以适应当下过程的变化。整体和局部两个层面是相互交织、相辅相成的，它们共同推动着咨询工作的进展。

在这一部分，我们会集中讨论此时此地工作的方法，第四部分将介绍如何在整个咨询过程中运用格式塔疗法。

第 5 章　格式塔咨询师的自我运用

美学诊断

　　意大利的三位格式塔咨询师扬·劳巴尔（Jan Roubal）、詹尼·弗兰切塞提（Gianni Francesetti）和米凯拉·扎希尔（Michela Gecele）提出了"美学诊断"（aesthetic diagnosis）这一概念[①]，认为这是格式塔疗法所独有的内部诊断方法。实际上，美学诊断的涵盖范围远远超出了狭义的诊断概念，是结合了评估和干预的一体化工作方法，体现了格式塔咨询师如何以自我运用为核心，把觉察、对话、场论三者整合起来形成一个整体性的工作方法。

　　首先，咨询师遵从场论的世界观，从场的浮现、图形和背景的形成出发来看待咨询中的现象。其次，咨询师按照对话的方法，在我与你之间的接触边界上在场，投身于对话关系。最后，咨询师运用现象学方法，保持觉察连续谱，根据自己当下的感知觉去评估时时刻刻变化的接触质量，识别咨询师和来访者是保持着良好的接触，还是产生了接触中断。按照格式塔原则和接触循环的运作，咨询师在每一个当下的评估会连带产生一个当下的微小干预，包括在发生

---

①　Jan Roubal，Gianni Francesetti，Michela Gecele. Aesthetic Diagnosis in Gestalt Therapy [J]. Behavioral Sciences，2017，7（4）：E70.

接触中断的位置尝试重新建立接触，支持图形的浮现，协助完成未完成事件，以及与来访者充分接触和相遇。通过在当下进行的一步步的微小干预，咨询师与来访者最终会实现一个格式塔的闭合，然后等待下一个格式塔出现。

这就是格式塔疗法在此时此地的工作方法，这样的评估干预一体化过程在咨询中不断以细微的方式循环发生，就好像在秒秒相续的时间之流中切割出一个个薄薄的切片。每一轮都是咨询师通过评估做出干预，来访者做出相应的反应和移动，然后咨询师对此进行再评估、再干预，如此往复循环。我们在这里用分解步骤来讲解是为了便于读者理解，但是在咨询实践中，评估和干预的界限不会如此泾渭分明，整个过程是浑然一体、连贯发生的。

咨询师在使用美学诊断时通常跟随着当下的直觉，没有经过深思熟虑的认知加工，尤其是在图形和背景尚未分化的阶段，场的现象是模糊不清的，需要咨询师运用自己的感知觉保持在场，等待和支持可能的图形浮现。如果咨询师不能耐受模糊性，强行使用认知去思考和分析，急于抓取清晰的图形，反而会扰乱场的自然运作，让图形和背景无法自发地流动和形成。

不过，这种工作方式并不是神秘莫测的，一体化的评估和干预是实实在在的，可以体现在咨询的不同方面。它既包括一些显著、可见的干预，例如，在言语层面回应来访者、邀请来访者进行实验，也包括一些默默发生的安静时刻，例如，咨询师根据对场内氛围的感知调整身体姿势，或者觉察到自己刚刚屏住了呼吸，进而有意识地进行调节。既然咨询场域中的所有元素都处在持续不断的流动、变化和相互影响中，那么对其中任何元素的觉察和调整都构成了一个在此时此地的工作步骤。

格式塔疗法的核心工作方式就是跟随着绵延不绝的体验之流，在当下不断进行动态的评估和调整，这体现了一种独有的美学原则。在关于美学诊断的文章中，三位作者对美学这一概念给出了三个方面的解析[1]：

- 被感官所知觉；

- 遵从格式塔心理学描述的图形形成原则；

- 可以被感受为在咨询过程中浮现的对某物的美感。

美是个体通过感知觉所感受到的独特体验，对美的衡量从来都没有统一的客观标准。在格式塔原则下所形成的良好图形本身就是平衡而优美的，在咨询关系中体现为人与人在心灵深处的相遇。美学原则需要来访者与咨询师的共同参与和共同创造才能实现，两个人都充分在场，允许自己触动对方并被对方触动。当接触所带来的美感出现时，我们的存在状态也会随之改变，眼神更柔和、呼吸更开阔、身体更放松，似乎整个生命都在向外舒展。那一刻，我们的存在本身就是美的，展现在生命力的充分绽放上。真实的生命之美是对美学价值的最高诠释。

总结起来，美学诊断是咨询师运用自己的整个存在，尝试在每个当下与来访者建立良好的接触。这样的接触本身就是美。

自我运用的原则

按照场论，咨询师作为场的一部分，无论是讲话、倾听、沉默、选择做什么或不做什么，都会对整个场产生影响。虽然现象学方法强调悬搁，但每位咨

---

[1]　Jan Roubal，Gianni Francesetti，Michela Gecele. Aesthetic Diagnosis in Gestalt Therapy[J]. Behavioral Sciences，2017，7（4）：E70.

询师都有自己看待世界和理解咨询的个性化方式，总是会产生一些假设和判断，即使咨询师不表达出来，它们也会作为背景中的元素影响咨询的进展。既然咨询师的参与不可避免，格式塔疗法就提倡咨询师以觉察为基础，进行主动、有意识的自我运用。

咨询师在咨询场域中产生的所有感知觉都是可以运用的潜在资源，包括咨询师看到的、听到的、感受到的、想到的。咨询师可以跟随自己的觉察连续谱，对那些浮现为图形的元素进行有选择的运用。具体的运用方法有很多种，包括在心里默默标记下来、调整自己的状态、反馈或分享给来访者、建议一个新的实验，等等。

不同的咨询师在面对同一位来访者时所浮现的图形是有差异的，在双人带领的工作坊中，这一点最容易体现。当团体成员分享自己和母亲的纠缠关系时，一位带领者可能会好奇他们的关系背景，另一位带领者可能会注意到成员紧皱的眉头和不断做出甩开动作的手臂。这些不同的关注点都是可以切入的方向，无论选择跟随哪条线索，咨询都可以有所推进。格式塔疗法的总体目标是帮助来访者提升觉察能力，通向这一目的地的可能路径有无数种，咨询师只要在当下与来访者接触，在接触中有所觉察就可以了。所以，咨询师跟随自己注意到的图形开展工作并没有好坏、对错之分，我们不会比较一个人所形成的图形是否比另一个人的更好，每位咨询师和来访者共创的场域和路径都是独一无二的。

不过，这并不意味着自我运用是十分随意和缺乏原则的，最重要的前提就是保持觉察，并有意识地做出选择。因为咨询师会同时注意到场中许多微小的现象和体验，这就需要咨询师进行即时性的判断，决定这一刻运用哪些，暂时悬搁哪些。一方面，咨询师需要综合考量多种因素，包括当前场的状况、自己的需要、来访者的需要、咨询关系的阶段和质量等；另一方面，咨询师需要在很短的时间内快速做出决定。这时，咨询师往往没有条件进行深思熟虑，一切都是直觉和经验相结合的产物。

这对初学者来说是颇具挑战性的，初学者往往要么不敢轻举妄动，要么毫无把握地胡乱出手。初学者需要经历一个在实践中不断练习和试错的过程，就像小孩子刚开始学习走路，由于对动作的幅度和力度都缺乏掌控，他们必然会左摇右晃、跌跌撞撞。随着每一次迈步及反复跌倒再爬起来的过程，他们可以逐渐学会掌握重心，熟练、自如地控制肌肉运动，形成流畅的行走动作。我们学习很多新技能都需要经历这样的过程，不断与环境接触，根据环境的反馈进行自我更新和自我调整，最终形成一个相对稳定的图形被同化到背景中作为支持。这个过程本身也符合格式塔疗法的接触和成长理论。

因此，我们鼓励学习者大胆进行实验，与来访者真实地接触，根据来访者的反馈调整自己的做法。犯错是必然会发生的，关键是可以从每一次错误中学到什么。通过不断积累经验，咨询师会越来越能把握这种工作方式的精髓，在体验上形成一种类似于手感的东西，从而更加有的放矢。这样，咨询师在每次干预前都可以清晰地觉察自己的意图，并对来访者的反应有一个大致的预判，进而形成一种灵活工作的自信，相信无论来访者做出任何反应，自己都可以承接。

在熟练掌握这一方法之前，学习者往往希望获得一些更明确的指导，但这是学习格式塔疗法必然会遇到的一个悖论。由于每个当下都是鲜活而独特的，教授标准的方法和步骤就会违背格式塔的基本原则。反之，如果只是在理念层面讲解，学习者又会感到笼统和抽象，不知道如何在实践中应用。针对这个难题，我们会尝试给出一些原则性的要领，并辅以相应的案例片段，希望可以最大限度地支持学习者。

原则一：以实验性的方式运用自己，关注来访者接下来的反应

咨询师在运用自己的觉察给出反馈时需要带着一种尝试性的实验态度，不是把一个结论塞给来访者，而是提供一种可能性，或者像在进入一片未知领域时试探性地迈出半步，看看会发生什么。重要的是留意来访者对你的干预有怎样的反应，例如，来访者是否感兴趣，来访者如何理解咨询师的行动和表达，来访者在那一刻是建立了接触还是中断了接触。之后，咨询师再根据来访者的反应，用觉察给出下一个尝试性的反馈。

咨询师也要鼓励来访者有意识地做出识别和选择，而不是把咨询师的全部反馈照单全收。对那些与自己情况相符、能够满足需要的反馈，来访者可以吸收进来；对那些与自己不匹配、不满足当前需要的反馈，来访者可以拒绝，并跟咨询师进一步沟通和澄清。这有助于培养来访者的自我负责能力，选择自己需要的，拒绝自己不要的，形成具有渗透性的边界。

这样由两个人共同参与的关系过程在此时此地层面永续进行着，就像打乒乓球的过程一样，咨询师每一回合的回球都是根据来访者的来球做出的即时性反应，咨询师不是事先设计好一套组合拳，不论来访者如何反应，都坚持走完既定的路线。这会让咨询师沉浸在自己的世界里，远离与来访者在当下的接触。灵活的反应能力来自觉察的基本功和有机体的自体调节，咨询师要对场域中每一刻浮现的现象和体验保持觉察，并作为一个整体做出敏锐而迅速的反应。

案例

来访者谈到一件往事，脸上呈现出悲伤而痛苦的表情，视线向下，默

默流泪。

咨询师运用对外部区域的觉察，进行了描述性的反馈："我看到眼泪顺着你的脸颊流下来，同时我也看到你紧紧咬着嘴唇。"

情况一

来访者在听到这句话后，松开了紧咬的嘴唇，并流下了更多眼泪，似乎陷入更深的悲伤，而咨询师感受到自己的呼吸更开阔了，紧张的肌肉逐渐放松下来，场域中似乎有什么东西在散开。基于这些信号，咨询师会猜想自己运用对外部区域的觉察（咨询师看到的）引发了来访者对内部区域的觉察（来访者感受到的），来访者与内在的悲伤产生了更深、更充分的接触。

下一步，咨询师可以选择先不说话，把空间留给来访者，只是调节自己的呼吸和身体姿势，用身体的在场提供支持，跟来访者一起感受那种深刻的悲伤。同时，咨询师也要继续观察来访者的情绪流动，如果看到进一步的变化，再考虑如何跟进。

情况二

来访者在听到这句话后，表情迅速由悲伤转为紧张，她把眼泪收了回去，盯着咨询师，好像一只受惊的小兔子，而咨询师也感觉有什么进程忽然中断了，自己忽然成了被关注的焦点，有些窘迫。咨询师会猜想来访者被这句描述吓到了，可能对来访者来说，哭泣是不被允许或很羞耻的事情。但咨询师还不确定究竟是怎么回事，他选择把自己的猜想先悬搁起来，希望通过询问帮助来访者觉察和表达。

于是，咨询师给出了这样的反馈："刚才当我描述我看到你在流泪时，你突然不哭了，好像有点受惊，在那一刻，你的内在发生了什么？"

在这个案例中，咨询师的描述引发了来访者两种完全不同的反应，无论来访者做出何种反应，咨询师都可以综合对来访者的观察和对自己内在感受的觉察，做出选择和应对。这样，咨询师就不需要那么害怕犯错了，因为每一步都是尝试性的，就像朝湖面扔出一颗石子，看看会溅起怎样的水花。来访者那些超出预期的反应往往会呈现出一些重要的议题和模式。例如，在情况二中，来访者之所以对咨询师的描述有如此强烈的反应，很可能是因为她在过去的环境中形成了固化的格式塔。接下来，咨询师就可以顺着这个线索继续探索了。由此，咨询师的这一步尝试成为深入工作的契机，有可能打开一片新的天地。

原则二：基于自己当下的感受和需要做出选择，而不是通过分析和思考

咨询师经常会遇到各种各样的抉择和难题，例如，在面对要求增加咨询频率的来访者时，如何决定要不要同意他的要求，或者对一位具有强烈羞耻感的来访者，如何帮他修通羞耻感。如果运用头脑去思考，那么咨询师提出的问题通常是"应该怎么做""怎么做才是对的""如何能达成目标"，但是在格式塔疗法的框架内，这些问题永远没有标准答案，怎么选择都是可以的，关键是咨询师和来访者接下来如何共创。

咨询师做出每一步选择都需要倾听自己当下的感受和需要，而不是用头脑去分析和思考。具体来说，咨询师可以基于自己的感受，评估来访者的状况和当前的场域。咨询师也可以问自己，这些感受在表达什么需要？这些需要是为了自己还是有助于来访者的成长？如何用恰当的方式回应和满足这些需要？同时，咨询师还要考虑来访者的需要是什么，以及如何在自己的需要和来访者的需要之间进行平衡。

对于来访者希望增加咨询频率的情况，咨询师可以参考下面这些问题来帮助自己进行觉察。

- 我希望更多地见到这位来访者吗？我对目前关系的体验是怎样的，这种体验可能意味着我们的关系正在发生些什么？
- 如果我发现自己倾向于增加咨询频率，这是由于我更喜欢亲近的关系吗？还是为了增加经济收入，或者是出于其他考虑？反之，如果我不希望增加咨询频率，这反映了我怎样的需要？
- 来访者想要增加咨询频率是出于怎样的需要和考虑？这与他过往的关系议题有什么联系？增加咨询频率可能会给我们的关系带来哪些改变？

对于羞耻感的议题，咨询师可以参考下面这些问题来帮助自己进行觉察。

- 当来访者经常在咨询中呈现出强烈的羞耻感时，我有怎样的感受？
- 如果我急于解决这个问题，这表明了我有怎样的需要？是想证明自己是位优秀的咨询师，还是对来访者的状况感到不知所措？
- 来访者对羞耻感有怎样的态度？他想如何应对？
- 我与羞耻感的关系通常是怎样的？我能否耐受羞耻感？我能否帮助来访者逐步接触羞耻的体验？

这些问题给咨询师提供了一些方向，让咨询师能够以此为基础对自己和来访者的状况进行评估，再基于自己所觉察到的内容与来访者讨论。

需要强调的是，即使在相似的情境中觉察到相似的图形，不同的格式塔咨询师采用的处理方式也常常是不一样的。此时此地的自我运用是每位咨询师基于自己这个独特的人，结合当下场域的状况所做出的综合选择。

在彼得·菲利普森（Peter Philippson）的《关系中的自体》（*Self in Relation*）一书中，有这样一个关于咨询师与来访者初次见面的案例片段。[①]

简：（不看咨询师，语速很快）我在一个充满暴力的家庭中长大，我总是跟一些对我不好的男人在一起……

彼得：我想打断一下，我意识到我们刚刚见面，你还不了解我，而你也没有看我。我想确认一点，你可以给自己一个机会看看我。我没有权利知道你的任何事情——除非你告诉我或展示给我。你选择告诉我什么，我很感兴趣。

简：（吓了一跳，看了咨询师一眼）嗯……

彼得：你好……我想对你来说这也许有些吓人。可我觉得这很重要，尤其是那些你已经告诉我的关于你和我的关系内容，你可以在每一刻都确认下能在多大程度上信任我。

在这个案例中，两个人第一次见面，咨询师发现来访者不看他，也不关注周围的环境，而是迅速开始讲述深入的关系议题。咨询师感到来访者把他当作权威，没有跟他真实地接触，而是在建立信任之前就毫无保留地敞开内心的伤痛，这可能与来访者过往的关系模式有关。所以，咨询师决定打断来访者的讲述，邀请来访者看着他，并感受自己在多大程度上可以信任他。

这是初次咨询中的常见现象。一些来访者在首次进入咨询时，会呈现出缺乏眼神接触、呼吸短促而浅表、讲述急切而缺乏情感等现象。同时，咨询师也会感到惴惴不安，被来访者期待成为一个专家式的角色开出神奇药方。

对于这种情况，上面这个案例中的咨询师彼得选择的介入方式是非常直

---

① 彼得·菲利普森. 关系中的自体 [M]. 胡丹，译. 南京：南京大学出版社，2021：57.

接而强力的，他选择根据自己当下的感觉做出即刻的反应，把来访者拉离原有的轨道，明确表达自己的观点和态度，邀请来访者在当下进行真实的接触。这非常符合格式塔的接触原则，也充分运用了咨询师的在场。但另一位咨询师或许会考虑到首次咨询才刚刚开始，如果直接进行这样强力的干预有些突然，担心来访者难以理解他的用意，不太确定是否能够稳妥地处理来访者接下来的反应。如果咨询师觉察到这些，说明自己还没有准备好，贸然进行干预反而可能失去稳定性。那就不如暂时悬搁一会儿，看看来访者接下来的呈现再做决定。

这就是咨询师根据当下真实的感受和需要做出选择。如果咨询师觉察到自己需要一定的稳定感，认为目前感觉舒适的工作状态是在可承载的范围内进行实验和冒险，不想过度挑战自己的上限，那就完全可以接纳和支持这种需要。这一点对格式塔咨询师而言十分重要，做回自己而不是效仿别人，才能作为一个完整的人在场，发挥自己真正拥有的特质和能力。

原则三：学会信任自己，真实是最具疗愈性的资源

"信任自己"是心灵鸡汤中的高频词，几乎成了一句标语性的口号。在格式塔疗法中，信任自己绝不是一句空话，而是由一个人与自己的关系所决定的，并且需要咨询师实实在在地在每一次咨询中践行。

咨询师的自我信任包含着丰富的内涵。这需要咨询师对自己有充分的认识，了解自己是怎样的人，发自内心地接纳这样的自己，并且相信"我只需要做自己就很好"。这意味着拥有一种存在层面的稳定感，相信自己理所当然地拥有存在空间。这样，咨询师才能给予自己一份确认感，相信自己身上发生的所有体验都是正当、合理的，这些体验不可辩驳地真实存在，值得被看见和理

解。相应地，咨询师也可以认可和接纳自己的个人特质，在咨询中自如地运用它们。这是一种具身性的存在体验，不会凭空出现在个体身上，也无法通过语言的灌输获得，当个体在一段关系中被这样对待时，这种体验感才会逐渐"生长"出来。只有一次次得到来自他人的确认和信任，我们才能慢慢学会信任自己。

我在与第一位格式塔督导师工作时，还是一个刚入行的新手，对于能否胜任咨询工作，我有很多自我怀疑和不确定，对于如何开展咨询工作，我也还没有摸到门道。这段与督导师的经历中最令我印象深刻的是，督导师一遍遍地告诉我："你可以信任自己的直觉。"虽然当时的我还不太清楚直觉为何物，更谈不上使用自己的直觉，但这句话在我心里种下了第一颗信任自己的种子。回想起来，我非常感激她在那个阶段如此无条件地鼓励我信任自己。

我想，我的督导师能够持续用这样的方式对待我，是出于格式塔疗法的一个底层信念，相信疗愈的根本力量来自"人"，也就是咨询师作为一个人的真实本质，而不是来自理论、技术、头衔这些本质之外的东西。真实本质蕴含在每时每刻从我们身上汩汩涌出的鲜活体验中，它是每个人都同样拥有的潜在资源。格式塔疗法通过专业训练，帮助咨询师把这个潜在资源转化为具有疗愈性的功能。

信任自己的一个重要支持性资源是咨询师的觉察能力。当学习者对格式塔疗法尚不熟悉时，面对场内丰富多样的现象流可能会感到眼花缭乱、左支右绌，不知从何下手。随着觉察的广度和敏锐度的提高，咨询师看到的现象会越来越清晰，也会越来越敢于运用自己的感受。这就好像一些武侠电影中的武林高手可以徒手抓住飞驰而来的暗器，因为当一个人的眼力和动作变得足够快时，暗器的速度仿佛就变慢了。

不论你现在处在哪个学习阶段，总有一些是你可以觉察到的，重要的是把它们运用起来，并得到来访者的反馈。如果一位新手咨询师对咨询工作感到不确定，可以这样向来访者表达："我目前还没有太多咨询经验，但我真的很愿意陪伴你，跟你一起体验这些年你所经历的不容易。我也很好奇你对这一点的感受，欢迎你的任何反馈。"这种真诚而开放的表达是十分动人的，可能会导向与来访者更深入的接触。但在通常情况下，咨询师越是对咨询缺乏把握，就越难袒露自己的脆弱和无力。只有咨询师在自己的内在空间先看见这份感受，并对这份感受给予充分的支持，才有可能将其转化为可利用的资源，与来访者真实地接触。

对自己的信任最初来自重要的关系体验和对存在主义的信念，之后咨询师需要经过实践的磨砺和锻造，才有可能越来越相信自己的身体、情绪乃至所有感知觉，把它们当作一起经历过大风大浪的战友和一直为自己默默保驾护航的家人来看待。在这个过程中，咨询师也会越来越熟悉和了解自己的特质，并看到这些特质真的可以疗愈来访者。这些经验会慢慢沉淀下来，在咨询师心底构筑一种稳固的自我信任感。由此，咨询师能够更加真实地面对自己，在复杂的关系动力中可以更大程度地与自己在一起，并对来访者抱有同等的无条件信任。这样，无论发生什么，咨询师总是可以在心中保有一种希望感。

原则四：承担自我责任，用持续的觉察和反思平衡自我运用的风险

自我运用的工作方式完全仰赖于咨询师这个人，按照极性理论，任何事物都有两面性，当这一方法被妥善使用时可以发挥极大的咨询功效，但在另一极也会带来同样大的风险。

格式塔疗法只是提供了觉察、对话、场论的工作框架，没有任何具体

的理论和方法是所有咨询师都必须遵照的。在格式塔疗法的核心理论中，接触循环把有机体与环境的接触过程概念化为四个步骤或七个步骤，主要的接触中断只有七种，但人类的体验之流远比这些要丰富得多。所以，一些咨询师在实践中并不习惯于应用这些理论，而是会使用更细腻的具身性工作方式。

由于格式塔疗法的这一特点，制定统一的工作方法和客观的评价标准是十分困难的，这导致自我运用可能被有意或无意地滥用。格式塔疗法创立之初所追求的自由精神和无政府主义态度给这一隐患埋下了伏笔，后来格式塔疗法也确实常常因此被人诟病。如果咨询师的觉察能力不足、对自己的助人意图缺乏反思，或者个人议题没有得到基本的修通，就有可能错误地使用自我运用，进而损害来访者的福祉。例如，咨询师感到自己不喜欢某位来访者，就把这种感受毫无保留地反馈出来，甚至在未经充分反思和讨论的情况下直接中止咨询。或者，咨询师看到来访者的一个矛盾之处，就不分青红皂白地进行面质，一旦来访者不接受，就进一步给他贴上不能自我负责的标签。这类行为完全是打着自我运用的旗号在伤害来访者，既违背了真正的格式塔原则，也违背了心理咨询的基本伦理守则。

实际上，格式塔疗法完全没有提倡咨询师这样工作，自由的另一极是责任，不承担责任的自由只是肆意妄为。咨询师鼓励来访者承担自我责任的前提是，先示范自我觉察和自我负责是怎样的状态，并对咨询结果至少承担与来访者同等的责任。关于咨询师的责任，扬特夫有过如下描写[①]。

格式塔疗法是带着自发性、活力和创造性自由地做治疗。但这也需要

---

① Gary Yontef. Awareness, Dialogue & Process: Essays on Gestalt Therapy[M]. New York：The Gestalt Journal Press，1991：22.

我们践行责任：知道自己正在做什么的责任；命名并分享自己正在做的事情以便治疗效果可以被检视的责任；知道什么是有效的，并关心最优选择的责任；以及不断改进治疗的责任。

场论认为，咨询师和来访者处在相互影响的场域中，咨询师呈现的状态、所做的每一步干预确实会受到来访者的影响，但其中也包含咨询师自身的需要和特质。将自己的所作所为全部归因于来访者不符合场论的基本理念，长期毫无觉察地将感受行动化更是不可取的。咨询师不需要成为完美的觉察者，因为难免会有疏漏，但咨询师不能转而将这一点作为借口，推卸自我责任。或许更好的一种状态是，对觉察保持一种积极的意愿和态度，尽可能地觉察自己的感受、自己的参与，但不会因暂时失去觉察而感到自责和羞耻。这样更有利于咨询师在发现自己失去觉察时调整状态，让觉察重新上线，并将刚才没有觉察到的东西转化为资源利用起来。

格式塔疗法作为一种以咨询师的自我运用为核心的工作方法，的确是一把双刃剑。为了用好这把双刃剑，咨询师需要心存敬畏，并践行以下几点：

- 遵守咨询伦理，所有工作以"善行"为根本出发点；

- 持续提升自己的觉察能力，既包括在咨询中运用觉察，也包括参加培训、工作坊并进行觉察练习；

- 接受个人体验，了解并修通个人议题，觉察个人议题对咨询的影响，愿意持续走在自我成长的道路上；

- 勤于反思咨询工作，持续接受督导，尤其是个体督导，因为团体督导无法代替个体督导的作用和功能。

自我暴露的处理

自我暴露的概念来自精神分析，弗洛伊德时代提倡咨询师作为一块干净的空白屏幕促使来访者产生移情，进而通过诠释修通移情神经症，所以咨询师要尽量保持匿名，避免暴露个人情感和经历。后来，自我暴露不再局限于精神分析领域，成为心理咨询的一个通用概念，但不同的咨询流派和理论体系对其有不同的理解。

格式塔疗法的工作方式以自我运用为核心，会主动使用咨询师的主体性，相信咨询师与来访者的真实相遇是重要的疗愈因子，所以在格式塔疗法的框架内进行自我暴露并不是禁忌性的，而是伴随咨询过程必然会发生的现象。但是，心理咨询中的我－你关系是一种双向而非对称的关系，咨询师呈现自己的主体性不是为了彰显自我，而是为了帮助来访者，因此咨询师在进行自我暴露时需要遵循适当的原则和方法。

自我暴露的原则

总体来说，自我暴露可以分为两类，一类是非言语层面的自我暴露，另一类是言语层面的自我暴露。在非言语层面，来访者总是可以根据一些可观察的现象来推测咨询师的个人信息和特点，如咨询师的性别、年龄、穿着打扮、言谈举止、咨询室的装修和摆设等。另外，咨询师在交谈中也会通过一些无意识的表情、动作透露自己的内在体验。例如，来访者谈到一件令人困惑的事，咨询师边听边皱起眉头，这时来访者可能会问："你在皱眉，是我讲得不清楚吗？"这类自我暴露几乎是不可避免的，咨询师可以对此进行觉察，并考虑对来访者会产生怎样的影响。与之相对，言语层面的自我暴露是指咨询师通过语言直接分享自己的感受、想法、信息、经历。下面我们的讨论会集中在言语层面的自我暴露上。

在培训中鼓励学习者运用真实的自己时，我们经常会被问及"这样会不会太暴露自己了"或"如何把握自我暴露的程度"。要回答这类问题，需要先区分两个容易混淆的概念："咨询师的角色层"和"咨询师的位置"。角色层这一概念来自格式塔疗法的神经症五层模型，是指当一个人觉得真实的自己不够好时，就会有意无意地把自己隐藏在某种角色背后，让自己看起来比实际上更好。当咨询师处在角色层时，会希望扮演一个好咨询师的样子，如善良、温暖、专业，以求获得来访者的认可和接纳。这时，咨询师看似在关心来访者，实际上更在乎自己的表现及来访者如何评价他。跳出角色层意味着咨询师放下对自己表现的关注，作为一个真实的人投入咨询关系，尤其敢于呈现那些让自己显得不那么好的部分。例如，咨询师有时会犯错误、有脆弱和不完美的一面等，这样才能真正来到一个格式塔咨询师的位置，运用真实的自己发挥助人功能。所以，提出上述问题的学习者往往还处在"咨询师的角色层"，没有找到格式塔咨询师真正的工作位置。

要想把握好格式塔咨询师的工作位置，还需要学会区分自我运用与自我暴露之间的微妙差别。虽然格式塔咨询师不回避呈现真实的自己，始终在运用自己进行工作，但是有着清晰自我边界的咨询师会把对自身感受的觉察、识别、处理主要放在后台，把哪些感受拿到前台来工作是经过有意识地选择的，不会毫无保留、毫无筛选地把所见、所闻、所感全部分享给来访者。通常，咨询师会优先引导来访者自己觉察和发现，当这样的方式不起作用时，咨询师才会考虑进行自我暴露，作为一种更强力的"武器"让场域中的情感流动起来。

将自我暴露称为更强力的武器是因为，咨询师分享自身感受和经验是一种具有高度卷入性的干预，会让咨询师的存在凸显出来。按照对话理论，来访者确实需要看到咨询师的主体性，通过看到自己对另一个独立的个体可以产生影响，来访者能够更加确认自身的存在。但咨询空间总是有限的，咨询师的自我表达必然会占用来访者探索自己的空间，所以咨询师需要不断地把握两者的动态平衡，根据来访者的状况灵活调整。那些在过往经历中被过度侵入的来访者往往更容易收缩自己、照顾他人。这时，咨询师就需要尽量把空间留给来访者，更少、更谨慎地进行自我暴露。而那些完全活在自己世界里的来访者往往容易忽略他人和环境。这时，咨询师就可以适当地突出自己的主体性，让来访者注意到他，并询问来访者是否好奇他的想法和感受。

　　总之，咨询师在分享自身感受和经历时要尽量做到有的放矢，在尚未熟练掌握自我暴露技巧时，咨询师可以通过下面几个问题帮助自己理清思路。

- 来访者当前的状况和正在工作的议题是什么？我对此是如何评估的？
- 我想要自我暴露的意图和目的是什么？有可能怎样帮助来访者？
- 来访者对这个自我暴露可能会有怎样的反应？我是否知道如何进一步承接和应对？

自我暴露的方法和技巧

　　咨询师在言语层面的自我暴露可以分为两个层次。第一个层次是此时此地的自我暴露，指的是咨询师在咨询场景下被即刻触发的感受和想法，也可以延伸到在咨询之外想起、梦见来访者时产生的相关素材。第二个层次是彼时彼地的自我暴露，指的是咨询师在咨询之外的个人情况、生活经历，与来访者没有直接的联系。

不同的咨询师对这两个层次的自我暴露有不同的态度。此时此地的自我暴露通常更被提倡使用，因为这些素材与来访者直接相关，使用起来也比较安全。而对于彼时彼地的自我暴露，一些咨询师认为没有必要，并且需要尽量避免，另一些咨询师则认为在特定的情况下有选择地分享是可以的。学习者在尝试进行自我暴露时，可以优先使用第一个层次，谨慎使用第二个层次。

下面介绍咨询师主动运用自我暴露的一些可能的场景。

- 习惯于情感隔离的来访者往往很难触及自己的感受。这时，咨询师可以运用自身的情感，把它们反馈和表达出来，帮助来访者增加对感受的接触。

- 咨询陷入僵局，长时间地卡在原地难以突破。这时，咨询师可以尝试分享自己在僵局中的体验，这往往是来访者曾经或正在经历的感受。咨询师的分享有可能让两个人重新建立接触，共同面对当前的艰难局面。

- 来访者遇到重大的挫折或困难，缺乏足够的内外部资源去应对。这时，咨询师可以把自己对来访者的关心和在乎真诚地表达出来，作为支持性的资源给来访者注入力量。

- 来访者面临一些重大的人生事件或关键的咨询时刻，感到困难重重、举步维艰，如果咨询师有相似的个人经历，并且经过评估认为分享出来可能对来访者有帮助，可以进行尝试性的分享。

需要特别注意的是，如果咨询师想表达的是对来访者或咨询的消极感受，如感到生气、厌烦、困倦等，需要经过更谨慎的评估和选择。咨询师需要仔细识别自己想要表达这些感受的出发点是什么，区分有功能的自我暴露与失功能的自我暴露。有功能的自我暴露是指咨询师稳定地处在"咨询师的位置"，对自己的感受、来访者的状况、咨询关系的质量有清晰的评估，有意识地运用自我暴露推动咨询的进展。而失功能的自我暴露是指咨询师失去了"咨询师的位置"，可能是被强烈的感受淹没，也可能是需要保护自己尚未整合的内在部分。这时，咨询师的自我暴露往往是为自己进行解释和辩护，并把问题丢回到来访者身上。例如，一位来访者表达了对咨询师的不信任，认为咨询师不够真诚。而咨询师对此感到很委屈，掏心掏肺地表明自己一直十分真诚，来访者的不信任与自己没有关系。这时，咨询师就失去了应有的功能，没有真正听到来访者的感受，更没有空间好奇这种感受是如何产生的。

当咨询师卡在某种感受里，失去原有的位置时，恰恰需要与自己重新建立接触，支持自己的感受，这样才有可能重新回到咨询师的位置。在这种情况下，自我暴露也是一种可以运用的技巧，因为表达感受可以带来有效的自体调节，让体验重新恢复流动。但前提条件是咨询师在当下仍然具有一定的反思空间，带着积极的态度和良好的意愿，希望与来访者重新建立接触。在上述例子中，咨询师可以这样表达："听到你这样说，我感到有些惊讶，甚至有点委屈，因为这与我对自己的认识有很大差异。在我的感受里，我一直很真诚地对待你，希望能够帮助你。但我也很想了解你的感受，你是如何体验我的，或许你看到了一些我不清楚的盲点。你愿意多谈一谈你的感觉吗？"在这个表达的过程中，咨询师完成了对自己内在感受的梳理，并把关注点转回到了来访者身上。

这里再介绍一种特殊的技巧——"沉默的自我暴露"。在咨询关系面临较大张力时，咨询师的情感可能一时之间过于强烈，直接表达会对来访者造成不利的影响和冲击。这时，咨询师可以在心中用预演的方式进行自我暴露，像运用空椅子技术一样，把想对来访者说的话默默表达一遍。经过这个沉默表达的过程，咨询师的情感得以被梳理和涵容，咨询师有可能腾出更多心理空间，用更具功能性的方式向来访者表达，或者找到更灵活的方式处理当前的局面。这种技巧也可以延伸到咨询外使用。当咨询师感到对某位来访者有很多强烈的情感，并且这些情感对工作造成了阻碍时，可以在两次咨询之间进行一次空椅子对话，想象来访者坐在空椅子上，把自己不能在咨询里直接表达出来的话对着空椅子说出来。这样，咨询师就有更多的空间整理自己的感受，更好地支持自己，也有可能发现与来访者的工作卡在哪里，其效果比在咨询中进行沉默的自我暴露效果更好。

当咨询师对自我暴露没有充分把握时，可以运用一些技巧性的话术来增加安全性。首先可以运用的一种重要技巧是，不论咨询师表达了什么，最后都把关注点拉回到来访者身上，把空间留给来访者，如"听到我这样说，你的感受如何""这是我的分享，我也很愿意听听你的想法"。另外，咨询师还可以在自我暴露前进行一些铺垫，用实验性和有余地的方式表达，以免来访者感觉被贴标签和被下结论。铺垫性表达的示例如下。

- 我有一个感觉，不确定是不是我个人的部分。
- 这是我和你在一起时的感觉，不知你有没有从其他人那里听到过类似的反馈？
- 我有一个想法，但我担心讲出来会让你有些惊讶，不知你想不想听一听？
- 我想讲一些话，但我不确定你对此会有怎样的反应。无论你有什么感受，我都欢迎你表达出来，我们可以充分讨论。

应对来访者的提问

上述我们讨论的都是咨询师主动的自我暴露，还有一种常见的情况是来访者询问关于咨询师的各类问题，如"你多大了""你结婚了吗""你是怎样学习心理咨询的""你对我有什么印象和评价""你刚刚在想什么"，这就涉及被动的自我暴露了。虽然应对这类问题的总体原则是尽量不立刻给予回应，但具体的处理方法仍然是千变万化的。有些咨询师容易过度承担责任，不太会表达拒绝，面对来访者的提问常常感到为难，容易迅速给出答案以避免尴尬。还有一些咨询师边界感比较强，对来访者的提问采取一概不予回应的态度，导致咨询关系陷入对抗和疏离的局面。这两种情况分别处在极性的两端，都有些缺乏灵活性。

基于格式塔疗法的接触理论，虽然来访者对咨询师提出了问题，希望得到咨询师的回答，但我们仍然可以从接触的视角出发，把来访者的提问看成一种接触行为，理解这个"以问题形式出现的接触行为"表达了来访者怎样的感受和需要。咨询关系不同于日常关系，咨询的核心目标是帮助来访者提升觉察能力，探索来访者的接触方式和关系模式。咨询师直接回答问题看似让交流很顺畅，但也关上了通向来访者内心世界的大门，最终并没有满足来访者真正的需要。当问题作为一个图形出现时，我们可以关注问题产生的背景，好奇隐藏在问题背后的情感和动机，把它们一点点摊开并呈现出来。

下面提供一些启发式的思路，帮助咨询师在面对来访者的提问时进行自我觉察，然后根据觉察到的线索与来访者进行讨论。

- 当我听到这个问题时，我的感受是怎样的？
- 我愿意回答这个问题吗？我这里有问题的答案吗？
- 来访者在提出这个问题时，把我放在什么角色和位置上？
- 来访者的预设和期待是什么？
- 来访者提问的方式是疑问句、反问句，还是设问句？
- 如果我直接回答来访者，能满足来访者的什么需要？

如果咨询师不被来访者的问题所限制，就可以带着开放和好奇的态度，了解来访者提问的出发点，来访者也会更愿意参与讨论，而不是感觉咨询师在用套路避免正面回答。如果把来访者提问背后的感受和需要能被澄清，咨询师要如何回应往往就变得一目了然了。有时，来访者的问题是在表达自己的想法和观点，并不需要咨询师回答；有时，咨询师并不能针对来访者的问题给出答案，双方需要一起探索，等待来访者自己找到答案。如果经过澄清，双方有了充分的接触和情感流动，咨询师感到很愿意跟来访者分享自己的感受和经历，能预判到这是对来访者有帮助的。这时，咨询师就可以欣然分享了。

经过这样的探索过程，我们就可以把来访者的提问和咨询师的自我暴露进行拆分处理了。咨询师并不需要因为来访者提出问题就进行被动的自我暴露，探索来访者的问题是一回事，是否进行自我暴露是另一回事，咨询师只需要遵循上面谈及的原则和方法去处理就可以了。咨询师对此时此地的问题可以相对开放一些，如咨询师当下的感受和想法。而询问个人信息和个人经历的问题，咨询师可以更节制，在需要的时候直接表明自己的边界。这是因为当来访者想要了解咨询师的个人信息时，往往与来访者的关系议题及对咨询师的移情有关。这时，就更需要咨询师将关注点放回到来访者身上并进行工作了。

第 6 章　在此时此地的工作

本章会系统介绍格式塔疗法在此时此地的工作，先讲解如何追踪来访者的内在过程，再介绍如何运用咨询师的反移情，之后把两者结合起来，在当下的过程中工作，这样就可以从对话中浮现出洞察。这些是在与来访者时时刻刻的接触中，通过咨询师的自我运用来实现的，没有特定的标准和步骤可以遵照。为了让学习者更好地把握这种灵活的工作方式，我们会使用一些虚拟的案例片段来进行讲解和说明。

追踪来访者的内在过程

追踪来访者的内在过程包括追踪谈话内容、追踪情绪感受和追踪意图三个层面。咨询师可以通过对这三个层面进行追踪，紧贴来访者在此时此地的呈现，并对其进行工作。

追踪谈话内容

追踪的第一个层面是追踪来访者的谈话内容。咨询师用现象学的方法倾听来访者说了什么，不做过多分析和加工，从来访者的句子和用词中选择自己感兴趣或关注到的内容继续询问或澄清，帮助来访者把想表达的内容层层展开。

从自我运用的角度看，这是咨询师运用自己浮现出的图形与来访者进行接触。但有时，咨询师可能会沉浸在自己的思路里，希望按照自己的想法推进咨询，这可能就远离了来访者原本表达的意思，如下面这个案例片段所示。

来访者：我跟别人在一起的时候，整个人总是处于一种很紧张的状态……

咨询师：你现在的感觉是什么？

（第一回合：咨询师希望来访者觉察自己在此时此地的感觉，而不是谈论彼时彼地。）

来访者：我现在的感觉有一点……恐慌，有害怕，也有慌张。

咨询师：我注意到你低着头，你有可能看着我说吗？

（第二回合：咨询师观察到来访者与他缺乏眼神接触，希望增加与来访者的接触。）

来访者：好难，我觉得你真的很有耐心，我总是在躲闪。

咨询师：好像你一感觉有困难的时候就会评论我，你真正想表达的是什么呢？

（第三回合：来访者把关注点转移到咨询师身上，咨询师希望来访者觉察自己真正的意图。）

来访者：我甚至没有把这个东西当成一个问题来解决，它真的很根本。

咨询师：我没太理解，你说我有耐心是为了表达什么？

（第四回合：来访者的表达比较抽象，咨询师没有理会，继续追问自己的上一个问题。)

来访者：我想想，我可能真的是想表达点什么……可能是我担心自己跟别人相处的方式会让别人感到不舒服。

（最后，来访者不得不顺从咨询师的问题，按照咨询师的思路给出答案。）

在这个案例片段中，咨询师有很强的引导性和指导性，在每一个对话回合都提出一些新的工作方向，而且语气较为生硬。虽然咨询师怀着良好的意图，希望帮助来访者在此时此地增加与自己、与咨询师的接触，但在来访者与人相处感到紧张的前提下，这样做会适得其反，并且偏离来访者最初想谈的话题。下面我们用追踪谈话内容的工作方式，对上面案例片段中咨询师的回应进行如下修改。

第一回合

来访者：我跟别人在一起的时候，整个人总是处于一种很紧张的状态……

咨询师（修改后）：那你现在跟我在一起感觉紧张吗？

第二回合

来访者：我现在的感觉有一点……恐慌，有害怕，也有慌张。

咨询师（修改后）：哦，恐慌里同时有害怕和慌张，你可以分别讲一讲，害怕的是什么，慌张的是什么。

第三回合

来访者：好难，我觉得你真的很有耐心，我总是在躲闪。

咨询师（修改后）：你提到自己总是在躲闪，那是一种怎样的状态？

第四回合

来访者：我甚至没有把这个东西当成一个问题来解决，它真的很根本。

　　咨询师（修改后）：我听到一些对我来说比较抽象的词汇，<u>东西</u>、<u>问</u>
<u>题</u>、<u>根本</u>，你能多说说吗，是什么<u>东西</u>很<u>根本</u>？

在修改后的对话中，每一轮咨询师都在来访者的话语中选取被自己注意到
的关键词，这些词自然地浮现为图形。之后，咨询师使用与来访者相同的词进
行回应和询问，这既可以作为一面镜子，把这些关键词镜映出来让来访者注意
到，又可以紧贴来访者的状态，不断地让体验更深入地展开。虽然追踪谈话内
容是一种朴实无华的技术，但它能够帮助咨询师稳稳地站在接触边界，与来访
者一点点建立接触，避免咨询师因为自身的倾向和风格丢掉来访者。

追踪情绪感受

追踪的第二个层面是追踪情绪感受。格式塔疗法从接触循环的角度出发，
认为跟随情绪的自然发展过程，在感受中停留，与之充分接触，最终让情绪得
以完形是咨询工作的重要组成部分，可以帮助来访者提升情绪觉察能力和自体
调节能力。

来访者的语言有时具有一定的欺骗性和迷惑性，他们虽然谈论着某个感
受，却没有真的去体验这个感受。这时，咨询师自我运用的重点就在于识别来
访者当下的具身体验程度（具身的英文是 embody，是指在身体上切实体验到
自己的情绪感受）。咨询师需要观察来访者在非言语信息中呈现的情感唤起和
能量激活程度，同时引导来访者觉察自己的内在体验并将其分享出来，将咨询
师的现象学观察和来访者的口头表达结合起来，根据两者的契合程度来评估来
访者在多大程度上具身地体验着自己的感受。在拥有具身体验的前提下，咨询

师才能通过追踪情绪感受，帮助来访者深化与感受的接触。

当来访者在体验情绪方面存在困难时，咨询师需要放慢速度，创造一个空间帮助来访者一点点沉浸在感受中。咨询师可以邀请来访者回到感受发生的场景中，用现象学的方式描述当时看到、听到、感觉到的细节；也可以运用咨询中的素材和资源，当来访者的表情、动作反映出一些情绪线索时，给予充分的镜映，或者分享当自己看到来访者的这些表情、动作时产生了怎样的感受，作为示范供来访者参考。如果来访者对情绪感受不熟悉，咨询师需要进行适当的心理教育，并借助一些小的身体实验激活来访者在当下的体验，带着来访者一起体验此时此地发生的鲜活感受（见第 2 章"对内部区域的觉察"部分）。

下面的案例片段是咨询师运用现象学方法和追踪技术，帮助一位体验情绪有困难的来访者逐步接触感受的过程。

> 来访者：我总是会优先满足别人的需要，很难拒绝别人。
>
> 咨询师：当别人给你提出一个要求，而这违背了你的意愿时，你的感觉是怎样的？（尝试直接询问感觉）
>
> 来访者：我不知道自己是什么感觉，反正我就是无法拒绝。
>
> 咨询师：最近，你的生活中有这样的事情发生吗？有没有让你印象比较深刻的？（发现来访者直接觉察感受有困难，于是请来访者举例子）
>
> 来访者：那天我在公司赶一个方案，时间很紧，但一位同事被老板批评了，她来找我聊天，我看她挺郁闷的，不知不觉就陪她聊了半天。
>
> 咨询师：好，现在请你闭上眼睛，回到当时那个场景，跟我具体描述一下当时的情况。（运用现象学的描述技术回到现场）
>
> 来访者：（闭上眼睛）我在自己的工位对着电脑赶方案，当天下班就要交，我还差很多没完成，压力很大。然后我同事就走过来，跟我说……

咨询师：稍等，同事当时是怎么跟你说的？你看到她怎样的表情、动作？（打断叙事过程，调动来访者对外部区域的觉察）

来访者：（睁开眼睛看向咨询师）我有点记不清了，大概是有点低落，哦，她眼圈好像有点红。

咨询师：哦，她看起来挺伤心的。在这种情况下，如果你跟她说，你着急赶方案，不能马上陪她聊天，你会有什么感觉？（在具体情境下再次尝试询问感觉）

来访者：我觉得会伤害她，我不想那样做。

咨询师：嗯，你不想伤害她，这是一个想法，那你的感觉是怎样的呢？（帮助来访者区分感觉和想法）

来访者：我不知道，我不太理解你说的感觉是什么。

咨询师：没关系，我们慢慢来。面对这样的场景，有的人可能会觉得内疚，有的人可能会觉得尴尬，有哪一种比较接近你的体验吗？（提供一些常见的可能性供来访者参考）

来访者：我感觉我没有能力说出自己真正的想法。

咨询师：哦，你的感觉是无力，在你身体上的哪个部位能感觉到这种无力感呢？（为来访者的感觉命名，追踪身体感觉）

来访者：在胃部，有一种很重的感觉。

咨询师：很好，请你把手放在胃部，去支持那个很重的感觉。现在你感觉怎么样？（引入资源支持来访者继续体验）

来访者：变得更重了。

咨询师：好的，现在请你想象自己成为那个重的感觉，感受一下这个感觉在表达什么。然后你可以代入它，以"我"作为开头把这些话说出来。（运用格式塔疗法的认同技术，引导来访者更深入地与感受接触）

来访者：我是别人的愿望，我想直接被满足。

咨询师：别人的愿望是怎么进入你身体的？

来访者：我也不清楚，我就是看到那有一个愿望就想去满足它。

咨询师：现在请你想象自己成为一个透明人，没有形状，没有边界，看到别人有一个愿望，你就把它装进自己的身体里面，你甚至没有意识到自己的存在。（抓住来访者缺乏边界的核心，用透明人的意象帮助来访者体验失去自我的感觉）

来访者没有讲话，稍稍低下头，有要流泪的迹象。

咨询师：我看到你的眼睛湿润了，你的睫毛也在颤抖。（运用咨询师在外部区域的观察进行描述）

来访者更深地陷入悲伤，止不住地流泪。

咨询师：你可以感受一下眼泪流过脸颊的感觉，听听眼泪在表达什么。（调动来访者对内部区域的觉察，与眼泪充分接触）

来访者：它在说，"我好委屈，好辛苦"。

咨询师：很好，跟这个感觉待一会儿，现在你第一次有机会陪伴自己的感觉了，这是真正属于你的。（在感受里停留）

在这个案例片段中，来访者对自己的情绪感受不太熟悉，比较难接触到体验。咨询师始终围绕感受工作，帮助来访者一点点沉浸在体验中，最后终于接触到因为失去自我而长期压抑的委屈和辛苦。这是一个虚拟的案例片段，咨询师在实际工作中帮助这类来访者发展与情绪接触的能力常常需要更长时间，不太可能在一次咨询中完成，需要很多次咨询慢慢积累和浸泡，就像陪伴一块坚冰慢慢融化一样。

另外一种常见的情况是，来访者会在情绪过程中发生接触中断。咨询师需要持续追踪来访者与情绪的接触质量，在发生接触中断时帮助来访者觉察发生了什么，进而重新恢复与情绪的接触，如下面这个案例片段所示。

在一次咨询中，来访者讲述了自己的童年经历。来访者因为是女孩子而被父母嫌弃，她被放到农村老家寄养，并先后在不同的亲戚家辗转，受到了很多糟糕的对待。

来访者：我在姨妈家没有自己的房间，住在厨房边搭出来的一间储藏室里，那里没有取暖的炉子，到了冬天真的很冷。他们给我的被子又很薄，我整个人蜷缩着裹紧被子，但还是冻得直哆嗦。

咨询师：很难想象你在这样的条件下是怎么撑过来的。

来访者：嗯，最冷的时候，我的手和脚都会长冻疮，并且全部裂开，又疼又痒（开始哭泣）。有一天，我实在受不了了，跑去敲姨妈的房门，求她给我一点药，或者给我一床厚被子，但她连门都没有开，还在里面骂骂咧咧（边说边哭）。

咨询师：天哪，这真的太屈辱了。

来访者：我现在明白了，我就是这样的人（这时，来访者的眼泪和悲伤完全消失了，好像在冷静地分析一个问题）。

咨询师：你的情绪一下子不见了，好像很突然。

来访者：突然吗，我没有感觉到。

咨询师：刚刚我正在跟你一起感受被这样对待的痛苦，我的胸口好像被一块大石头压着，很憋闷，然后我看到你忽然变得很冷静，只有我一个人留在这个情绪里。

来访者：是这样吗？你还在情绪里，那我的情绪去哪了？

咨询师：刚才情绪消失的点是你说"我现在明白了，我就是这样的人"，说这句话的时候，你感受到了什么？

来访者：我觉得事情已经这样了，这就是我的命。

咨询师：原来是无力的感觉，事情就这样发生了，你没有任何办法。与其让自己一直难受下去，不如说服自己，"这就是我应得的"。

来访者：（忽然又哭了起来）是啊，我就是活该，我不配更好的。

咨询师：你的确经历了一些很糟糕的事情，但这并不等于你应该被这样对待，你值得更好的。

来访者没有说话，哭得更凶了。

在这个案例片段中，咨询师起初跟随来访者一起沉浸在痛苦的体验中。在某个点上，咨询师突然感受到整个场的氛围改变了，同时观察到来访者的表情从悲伤转为冷静，这让咨询师产生了落空和错位的感觉，这些都是重要的信号，提示来访者很可能已经发生了接触中断。之后，咨询师把自己的观察反馈给来访者，并且运用自己的感受复盘刚才的过程，发现来访者是因为对这种巨大的痛苦感到无力，不愿意再去体验了。这种情况往往意味着来访者缺乏足够的自体支持和外部支持，导致情绪超出了耐受范围，于是使用接触中断来保护自己免于崩溃。当咨询师理解了来访者自我保护的需要及背后深深的痛苦和无奈时，来访者感到被支持，可以再次与情绪建立接触，并沉浸在更深的悲伤中。

追踪意图

追踪的第三个层面是追踪意图。觉察来访者的需要是使用接触循环进行工作的重要步骤，因为需要驱动着有机体与环境接触，准确识别出自己的需要才能真正获得满足。意图（intention）产生于需要，但比需要更具目的性和指向性。如果个体有明确的意图，就能够形成清晰的图形，并把自己组织起来成为一个协调运作的整体，朝向目标前行。

　　咨询师需要感知来访者每一次前来寻求咨询的意图，同时觉察自己的意图，双方具有协调一致的意图才能保证朝着同一个方向前进。反之，如果咨询师希望帮助来访者觉察情绪，但来访者只想获得解决问题的建议，双方就很难合作推进咨询，这时就需要进行意图的协商。

　　意图的追踪与协商包括外显层面和内隐层面两个层次。在外显层面，双方要用语言进行直接的沟通。与之相对，在言语之下更丰富的情感、非言语信息及所有过程性因素都被归为内隐层面。

　　对咨询整体意图的协商通常需要在外显层面进行，包括了解来访者前来咨询的主诉、商定咨询目标、咨询师介绍自己的工作方式等。而此时此地的意图追踪工作会更精细，来访者在一次咨询中选择讲述某件事背后往往有特定的意图，意图决定了来访者选择讲什么及怎样讲，甚至来访者所说的每句话都是由那一刻的意图驱动的。当下对话中的意图沟通在内隐层面持续进行着，双方不需要用语言进行表达和核对，咨询师就可以感知到来访者讲话的意图，并通过跟随来访者意图前进的方向，传递对来访者意图的理解和回应。咨询师也可能在过程中加入自己的干预意图，这也可以被来访者感知到。

　　如果咨询师无法通过内隐层面的沟通感知和追踪到来访者的意图，这通常意味着来访者还没有形成清晰的意图或对自己的意图缺少觉察。这时，咨询师需要把对意图的沟通从内隐层面引到外显层面，与来访者直接讨论，帮助来访者发展对意图的觉察和识别，如下面这个案例片段所示。

　　在一节咨询中，来访者从坐下就开始说最近母亲到他家来了，并详细描述了母亲是怎么决定来的，来了以后每天都做了什么，甚至细致到每顿饭吃了什么，讲了 15 分钟还完全没有要停下来的趋势。咨询师对此感到无聊，甚至逐渐有些困倦。

咨询师：稍等，我们在这里停一停可以吗？

来访者：呃……

咨询师：我听到你讲了很多妈妈到你家来以后发生的事情，有很多丰富的过程和细节，不知道你分享这些是想告诉我什么呢？

来访者：我也不知道，我就是想说。

咨询师：那其中哪个部分是令你印象最深刻的？

来访者：就是我妈妈来了以后就一直干活，她好像每时每刻都能找到事情做，永远停不下来。

咨询师：我看到你这样说的时候皱起了眉头，好像有种厌烦的感觉。

来访者：对，我觉得她就像一只无孔不入的蚂蚁。那天，我下班回到家发现柜子里的东西全部被拿了出来，她竟然把所有抽屉都拆下来清洗了一遍……

这时，来访者再次陷入细节，开始讲述后来他们是怎么沟通的，他说了什么，妈妈说了什么，他又说了什么，妈妈又是怎么回应的。来访者这样继续讲了很久，仍然停不下来。于是，咨询师找了一个契机再次尝试参与到对话中。

咨询师：我听到你在很详细地复述那天你们沟通的情况，你好像很想带给我一种身临其境的感觉。当我知道了这些以后，你想跟我讨论的是什么呢？

来访者：我觉得讨论什么都没有用，我们之前咨询了那么久，我以为自己开始有一些变化。但她这次过来，我发现在她眼里我还是那个什么都做不好的小孩。

咨询师：哦，妈妈仍然用过去的方式对待你，让你感觉自己很没用，甚至觉得咨询也没有用，什么都改变不了。

来访者：对，她永远是这个样子，我所有的努力都是白费，我怎么想、怎么做根本不重要。

咨询师：嗯，在妈妈面前，你没有存在感，在今天的咨询中，我也有同样的感觉，好像整个空间都被你妈妈占据了，我也有自己不存在的感觉。

在这个案例片段中，来访者把母亲的状态用行动化的方式带到咨询中，用讲述细节占满了咨询空间，咨询师感到自己插不上手、不被需要。于是，咨询师根据这些感受从意图入手进行干预，多次邀请来访者觉察自己的意图，最终澄清了来访者是想表达被母亲强势侵入的无力感。

咨询师在此时此地进行意图追踪，是通过感知来访者沟通的指向性来实现的，就好像一种"交流的箭头"。咨询师可以在心里不时地问自己，"来访者跟我说这个是想表达什么""来访者希望我怎样帮助他"。如果来访者已经通过言语和非言语信息传递出这些问题的答案，或者来访者在讲述的过程中形成了清晰的主题和图形，咨询师就可以跟随这些线索进行工作。如果咨询师不理解来访者讲话的意图，或者来访者讲述的主题混沌不清，咨询师就可以主动询问，帮助来访者觉察和澄清。这可以让来访者更了解自己每一个行为背后的意图，更清楚自己对他人的需要是什么，以及自己当下的表达方式和关系模式是有利于实现自己的需要和意图，还是不利于实现自己的需要和意图，从而做出有意识的选择和调整。

运用咨询师的反移情

反移情的概念来自精神分析，最早由弗洛伊德提出，后来扩展到精神分析之外，成为心理咨询领域的一个通用概念。在格式塔疗法的场论框架下，咨询师在咨询场域内体验到的一切都可能与来访者有关。本书借用反移情这一术语，指代在咨询师的内部区域产生的所有与咨询相关的体验，包括身体感觉、情绪情感、心境等。不过，咨询师也不能一概而论地把自己的内在体验全部归因于咨询场域，需要排除一些个人因素，如由前一晚失眠导致的困倦、头痛。

运用反移情对格式塔咨询师具有多重意义。第一，反移情是咨询师重要的信息来源，就像雷达系统一样。通过觉察反移情，咨询师可以了解当下自己正在经历怎样的体验和情绪过程，从而推测咨询场域中正在发生些什么。第二，反移情指引着接下来的工作方向，像启明灯和指南针一般，让咨询师知道下一步要引导来访者觉察什么，以及尝试在哪里与来访者建立接触。第三，反移情也是一种十分有效的工作素材。格式塔疗法提倡咨询师运用自己的真实反应与来访者接触。

对于反移情的运用，我们同样延续前文已经介绍过的整体和局部两极，并分为此时此地层面和整体层面两部分进行讨论。此时此地层面的反移情是指在咨询现场时时刻刻的关系过程中，咨询师不断变化的当下体验。而整体层面的反移情是指咨询师在与来访者的长期关系中形成的具有跨时间一致性的整体感受。我们进行这样的区分是为了便于交流和讨论，这两种反移情以不同的方式呈现，但又是相互关联的。整体层面的反移情正是由许多此时此地层面的微小反移情积累而成的。

在本章，我们先讨论对此时此地的反移情的运用，关于整体咨询关系中的反移情，我们将在第四部分进行介绍。

觉察和停留

在此时此地运用反移情的第一步是觉察和停留，这也是最容易出现失误的一步，因为它需要咨询师对情绪形成一种反直觉、反常规的回应方式。

通常，人们对情绪的反应是自动化的，会在情绪的驱使下做出相应的行为，如感到愤怒时会发火、被人冤枉了会极力辩解、遇到困难无法克服时会拖延，这就是对感受的行动化。咨询师需要做的是，打断这个从情绪到行动的连续过程，即当觉察到自己内在产生了某种情绪或行动趋势时，能够有意识地"后退半步"，回到感觉里停留一会儿，充分体验和接触情绪，以此来理解这与当下的咨询进程有怎样的联系。

这个过程描述起来非常简单，但在咨询中真正做到却十分困难。因为趋利避害是人类的生存本能，它被印刻在我们的基因里，人类正是因为拥有识别和避开痛苦的能力才能存活到现在。但在咨询工作中，尤其是在与一些有难度的来访者工作时，咨询师的反移情往往是令人十分不舒服的，需要咨询师克服趋利避害的本能，运用自己的身体，具身地体验来访者的痛苦并涵容这些痛苦，而不是快速做出行动，这样才有机会与来访者一起体验并理解这些痛苦的意义。

除生物性因素外，环境也具有重要影响。当前整体的社会文化氛围是追求效益与效率，人们的普遍倾向是相信解决问题比关照感受更重要，这种环境会对每个个体产生潜移默化的影响。在家庭的小环境中，养育者可能也会让我们试图解决和消除情绪，而不是看见和理解情绪。长此以往，这种情绪处理方式就会深深烙印在我们的程序性记忆中，成为一种难以改变的习惯性反应模式，如下面这个案例片段所示。

> 来访者连续遭遇重大打击：他在公司因为违纪被开除了，同时发现已经与他订婚的女友跟他的好朋友暧昧不清，他将此事告知母亲却被指责了，于是他又与母亲大吵一架，这导致他情绪崩溃，彻夜失眠，出现酗酒行为。
>
> 咨询师对这个状况感到束手无策，他非常担心来访者的处境，不知道如何才能帮助来访者。于是，咨询师求助督导师，希望从督导师那里获得一些咨询思路和方法，但发现督导师也没有给出什么行之有效的建议，进而对督导师感到十分失望。

在这个案例片段中，咨询师对来访者的困境做出了一系列行动化的反应。实际上，当咨询师感到无解时，他需要的不是更努力地想办法，而是后退半步，回到无力感中，先承认自己感到无能为力，好像怎样都无法帮助来访者。这样，咨询师才能真正陪伴和支持来访者，与来访者一起面对这份无力感，而不是通过寻找解决方案来逃离这种难以耐受的感觉。

为了做到这一点，咨询师需要学会识别自己的两种状态。一种状态是对感受保持觉察，能够灵活运用自己的各种体验。另一种状态是失去对感受的觉察，未经选择地对感受做出行动化的反应。第一种状态意味着保持觉察连续谱，这是格式塔咨询师能够有效工作的前提。咨询师需要熟悉自己在两种状态下的内在体验和外在表现，能够分辨自己当前处在哪种状态下。在每次咨询开始前，咨询师都可以通过有意识地觉察呼吸和身体让自己回到当下，带着有效的工作状态进入咨询，就好像交响乐队在演奏前给乐器调音一样。

在下面这个案例片段中，咨询师就是通过识别自己的状态，避免过早地对感受做出行动化的反应的。

来访者经常要求更改咨询时间，每次都有不同的理由，出差、生病、加班、家人过生日等，给咨询师带来很多日程安排上的不便。咨询师尝试与来访者讨论这一现象，但来访者坚持每次改动都是由现实原因造成的，与他的感受无关，最终两个人也没能讨论出什么结果。之后，来访者仍然频繁更改咨询时间，咨询师感到自己对这位来访者渐渐失去了耐心。

在一次咨询正要开始时，咨询师接到了一个重要电话，因此给来访者开门的时间晚了 1 分钟。来访者抓住这个细节不放，认定咨询师不欢迎他，非要咨询师解释刚才在做什么。咨询师尝试与来访者讨论他对此的想象和感受，但来访者总是把矛头指向咨询师，对咨询师冷嘲热讽，攻击咨询师缺乏职业精神，并强迫咨询师承认这一点。但这位咨询师的实际情况正相反，他对工作十分认真负责，并且对这一点引以为傲。

在来访者提出要去投诉咨询师时，咨询师终于被彻底激怒了，一瞬间他感到怒火在心中沸腾，血液往头上涌，反驳来访者的话已经冲到嘴边。这时，咨询师"看到"自己的脑海中出现了一个"掀桌"的画面，在想象中，他已经把咨询室的茶几掀翻在来访者面前。觉察到这个想象让咨询师意识到自己的情绪失控了，于是他忍住了还没有说出口的话，把注意力拉回到自己的身体上，体验身体接地的感觉，同时调节呼吸的节奏。做了一些调整后，咨询师重新回到了可以工作的状态，他快速回顾了一下刚才的过程，运用自己的反移情给出了如下反馈。

咨询师：刚才我确实生气了，几乎要对你发火，我感觉你在测试我的底线，不断挑战我，直到我真的被你激怒为止，这好像我们之间不断发生的过程。

来访者收起了刚才的挑衅表情，看着咨询师没有说话。

咨询师：对此我有一个猜想，你在测试我到底是不是真的接纳你，是不是无论你怎样表现，我都可以接受。

来访者：（忽然开始流泪）对，我不相信，你越是有耐心，我就越害怕。

在这个案例片段中，咨询师通过觉察脑海中的激烈意象，识别出自己已经偏离了有效的工作状态，于是他在几乎要对愤怒做出行动化反应的临界点停了下来，后退半步让自己重新冷静下来，转而运用这个愤怒情绪进行了有效的工作。

在一些复杂的个案工作中，咨询师可能没有在第一时间清晰地识别自己的反移情，于是做出了一些行动化的反应。即使发生这样的情况也没有关系，不论咨询师何时觉察到这一点，都可以运用上述方法让自己慢下来，通过自我调节回到有效的工作状态，之后再对刚才的过程进行复盘，从中寻找可以工作的资源，与来访者一起讨论发生了什么。

灵活选择

咨询师在做到觉察和停留后具体如何运用反移情有很多种可能性，这需要咨询师根据当下的情况灵活做出选择。

举一个例子。如果咨询师在一次咨询中突然感到很紧张，那么他在面对不同的咨询情境时可以进行如下处理。

- 咨询师感到很紧张，但来访者正在讲述一些连贯而重要的内容，咨询师判断现在不是打断的好时机。于是，咨询师选择先不反馈，一边倾听一边觉察呼吸，体会身体与沙发、地面接触的感觉，看看能否让自己安定下来。咨询师在这样进行自我调节的同时，也作为场域中一个稳定的存在影响着整个场域的氛围。

- 咨询师在感到紧张的同时，从来访者的身体姿势、表情、动作中也观察到一些紧张的迹象。这时，咨询师可以把这些对外部区域的观察描述出来，激发来访者对自己内部区域的觉察。

- 咨询师感到紧张，但来访者看起来很平静，并没有显著的情绪唤起。咨询师可以对这种不一致感到好奇，询问来访者当下的感受，了解来访者的主观体验，看看这种不一致可能跟什么有关。

除了选择适当的运用方式外，咨询师运用反移情的时机也很重要。通常，在此时此地运用反移情的最佳时机是情绪产生的时刻，因为当下的情绪是最鲜活的，当咨询师与来访者就现场发生的互动进行讨论时，来访者更容易产生具身的觉察和感悟。这需要咨询师面对不确定性，直接运用当下觉察到的原始感官素材，而不是等自己形成了完整的理解再告诉来访者。如果用做饭来打比方，这就好像咨询师提供了一些食物的原材料和半成品，然后和来访者一起把食材做成菜肴。这是两个人一起觉察并发现意义的过程，而不是咨询师一个人把菜肴做好并端到来访者面前。重要的是让来访者自己去觉察和探索，最终找到自己认可的答案。这对来访者是重要的赋能，咨询师起到的作用是陪伴、支持、见证，而不是主导。英文歌《翼下之风》(*Wind Beneath My Wings*) 中有一句歌词准确地描绘了咨询师与来访者的这种关系状态："我可以翱翔得比苍鹰还要高，因为你是托起我双翼的风。"来访者是要在天空中展翅高飞的苍鹰，而咨询师是来访者翅膀下的风。

下面这个案例片段展示了咨询师如何运用自己尚不理解的反移情来推动咨询的进展。

咨询师与一位来访者进行了两次咨询，来访者积极投入、热情参与，一切看起来都进展得很顺利。但是，在每次咨询结束后，咨询师都有些忐忑不安，觉得自己没有发挥什么作用，有种无用感和不确定感。

在第三次咨询中，咨询师又产生了同样的感觉，虽然不理解这与咨询有什么联系，但咨询师决定尝试着反馈给来访者。

咨询师：在与你一起咨询时，我常常有一种感觉，我不确定它是否与咨询有关，我想尝试讲出来，或许我们可以一起谈谈，你觉得怎么样？

来访者：可以呀。

咨询师：虽然我们的交流很顺畅，但我对咨询总有一种忐忑不安的感觉，有点莫名的心慌，不知道你的感觉如何？

来访者：我感觉还挺好的，你很亲切，让我感觉值得信任。

咨询师：这样啊，那似乎我们的感觉是不一样的。我很好奇，到目前为止，你觉得咨询在哪些方面对你是有帮助的？

来访者：（沉默了很久）我不知道怎么回答这个问题……其实我好像不太清楚咨询是在做什么。

咨询师：咦，但是你给我讲了很多东西，我看你讲的时候充满热情、兴致勃勃。

来访者：其实我不知道应该说些什么，但又不想冷场，就努力把时间填满。

咨询师：你真是一个好演员，我完全没看出你在撑场子。当你这么做时，你内在的感觉是怎样的呢？

来访者：我没有什么感觉，这就是一种营业状态……不过，我又仔细体会了一下，可能心底是有一点慌的，但是很微弱。

咨询师：这好像跟我刚才提到的那种发慌的感觉是相似的。

来访者：对哦，所以是我演得太好了，把自己都给骗了，哈哈。

咨询师：这种状态你熟悉吗？它在你的生活中出现过吗？

来访者：我在生活中都是这样，不过说到这里，我想起了一件最近发生的事。我们公司正在进行大规模的人员调整，大家都很关注自己的去向，但我一直觉得无所谓，去哪儿都行。直到有个领导找我谈话，问我想不想去给他做秘书，我才发现自己不太愿意。

咨询师：你的意思是，关于这件事你也在骗自己，其实你不是无所谓？

来访者：是的，我好像一直在给自己树立一种人设，随和、大度，对什么事都无所谓，并且不断地告诉自己，一切都很好。

咨询师：这个人设给你带来了什么呢？

来访者：安全感，只要我不想要，就不会觉得难受和失落。

咨询师：这样啊。那你有什么想要的东西吗？

来访者：很少，如果我意识到自己想要什么，我会尽量不让别人发现。这样一来，如果我没有得到，就不会有人知道我受伤了。

咨询师：原来是这样，所以你在咨询中也是一样。你来做咨询，但不觉得自己想从中获得什么，认为一切都很好，只有我感觉莫名心慌。

来访者：哈，看起来是这样的。

咨询师：谈到这里，你的感觉是什么？

来访者：比较复杂，有一种恍然大悟的感觉，原来我是这样的人。但我也在想，我这是何必呢，好像对自己不太好，有点忧伤。

在这个案例片段中，咨询师把忐忑不安的感觉反馈出来，但并没有在第一时间与来访者产生共鸣。咨询师没有立刻放弃，他允许差异存在，并用中立的态度进一步澄清来访者在咨询中的收获。经过一个逐步探索的过程，咨询师的感觉得到了证实，原来来访者也有心慌的感觉，只是之前没有觉察到。由此，两个人一起发现了来访者的演员模式，即通过树立随和、大度的人设，假装自己没有需要，来保护脆弱的感觉。来访者精于此道，以至于咨询师从外部并没有看出什么破绽，以为咨询一切顺利。在这种情况下，咨询师那种忐忑不安的感觉看似与场域中的和谐氛围形成反差，实际上却是十分重要的信号，它提示咨询师某些东西不对劲儿。通过运用自己尚未充分理解的反移情，咨询师有效推动了咨询的进展，让隐藏在背景中的固化格式塔浮现出来，进而帮助来访者触及更真实的情感，避免两个人在演员模式下兜圈子。

还有一些时候，咨询师需要做出相反的选择，不立即根据反移情进行干预，而是暂时悬搁，让子弹飞一会儿，之后根据来访者的呈现和变化再决定如何处理。这通常发生在咨询师经过评估，认为当下需要把更多空间留给来访者的情况下。例如，来访者对咨询师产生了强烈的愤怒情绪，有很强的输出愿望。这时，咨询师就需要让来访者先充分表达，咨询师只是倾听和承接，等来访者把愤怒和不满都说出来，情绪能量有所下降后，再和来访者进行讨论。有时，来访者在面对一些未知的新情况和新变化时，需要一段时间与不确定性相处，咨询师也可以暂缓反馈，如下面这个案例片段所示。

在一次咨询中，来访者用略带抱怨和无奈的语气分享了最近的一些感悟。以前，他觉得自己的问题都是由父母造成的，父母不懂得如何养育孩子，忽略了他的很多需求。现在，他慢慢能理解父母也只是普通人，有他们的不容易和局限性。其实，父母已经给予了一些重要的东西，来访者所期待的那些是父母做不到的。这让来访者感到很委屈，对于童年的缺失，他不知道应该怪谁，由原生家庭带来的影响，他也只能自己去面对。这些想法让他感觉很混乱，无所适从。来访者说完后，询问咨询师在面对这种情况时应该怎么办。

　　咨询师从来访者的讲述中听到，来访者正处在从分裂走向整合的过渡阶段。过去，来访者会把责任投射给父母，认为一切都是父母的错。现在，来访者会更整合地看到父母有做得好的一面，也有不足的一面，他开始意识到他需要自己承担责任以面对人生。但是，来访者还不适应这种新的视角，不知道应该如何承担责任，有迷茫和无力的感觉。

　　咨询师对这个状况也感到无力，不知道怎样才能支持来访者。咨询师首先想到可以把上面这些评估分享给来访者，让他对自己的状况有所理解和把握，但又对这个想法感到不确定，分不清这是来访者的需要还是自己的需要。于是，咨询师想到可以先询问来访者是否想听听他的理解。想到这里，咨询师心中升起了一种突兀感，如果现在给出一个清晰的解释和定位，看似是想提供帮助，但这与来访者当下混乱又无力的状态格格不入。或许，来访者需要的正是学习耐受不确定性，咨询师不必着急给予答案。通过练习与这些复杂的感受相处，来访者才能从自己内部慢慢找到力量，最终完成整合的过程。

　　想到这里，咨询师感到清晰、安定了很多，他决定把自己的理解先放一放，回到当下陪伴来访者面对这种不确定的感觉。

在这个案例片段中，咨询师有多次对反移情的识别和处理。第一个反移情是无力感，咨询师不知道如何帮助来访者，于是想到可以分享自己的理解。第二个反移情是不确定感，这让他没有立刻将与来访者分享的想法付诸行动。第三个反移情是突兀感，这让咨询师意识到，自己想让事情变得清晰起来与场域中的混乱和无力是背道而驰的，会阻碍来访者与当下的感受接触。虽然这些加工和思考都发生在咨询师的后台，没有分享给来访者，但经过这个过程，咨询师理清了自己的反移情，做出了明确的选择。之后，他可以安住在当下，支持来访者面对不确定性，等待图形的自发形成，而不是马上把不确定推向确定。

总之，在运用反移情时，咨询师有时需要冒险，更早地进行实验和反馈，有时需要悬搁，更耐心地等待，以不作为的方式作为。如何在两极之间做出灵活的选择取决于咨询师的觉察和评估，通过识别当下场域中最突出、最重要的图形，支持图形的浮现，与之充分接触，才能实现接触循环的完形。

与来访者合作

最后需要说明的是，如何运用反移情不是由咨询师一个人决定的，而是由咨询师与来访者共同创造的过程决定的。反移情可以提供重要的工作线索，但不能直接揭示真相。如果咨询师感到无力，便认定这种无力感来自来访者，这无疑是一种过度简化的思路。咨询师的反移情除了与来访者有关，也必然带有一定的个人色彩。咨询师感到被来访者攻击和贬低，并不意味着来访者一定有攻击和贬低咨询师的意图，其中可能包含了咨询师的解读和投射。咨询师需要带着这种感受与来访者在接触边界相遇，澄清关系中发生了什么，而不是作为权威去贴标签和下结论。

咨询师需要与来访者建立一种合作关系。当对咨询感到不确定时，咨询师可以把问题抛出来，开诚布公地与来访者讨论，向来访者请教，而不是闭门造车，自己找到最佳解决方案再去面对来访者。例如，咨询师尝试了一个比较强力的实验，在咨询结束后感到有些不安，担心这个实验对来访者来说太具有挑战性，那么咨询师就可以在下次咨询时直接询问来访者，倾听来访者对上次实验的感受和反馈，以核对自己的担心是否与来访者有关。

在咨询遇到困难和陷入僵局时，咨询师更需要把自己的困惑告诉来访者，了解来访者对当前的进展有怎样的感受，与来访者一起讨论如何处理。做到这一点是不容易的，因为咨询师在感到失控时，会更害怕暴露脆弱，担心自己表现得不够专业，被来访者评判。同时，这意味着咨询师并没有真的信任来访者，不相信来访者可以发挥成长潜能，为自己负责，于是咨询师把自己放在拯救者的位置上，试图靠一己之力突破困局。实际上，场域中的两个人常常共享着相似的感受，即便不说出来，这些感受也会在背景中默默地产生影响，久而久之导致咨询关系出现裂痕，如果裂痕不能被及时修复，就会造成来访者脱落。当来访者暂时没有能力把这些感受表达出来时，咨询师可以率先表达，主动与来访者接触，让场域中的能量重新流动起来，这样才有可能与来访者一起找到出路。

在当下的过程中工作

格式塔疗法最精髓的部分就是扎根于此时此地的工作。当下是极为丰富的，咨询师运用敏锐的觉察能力，去听、去看、去感知，把前面介绍的追踪来访者的内在过程及自己的反移情结合起来，就可以从来访者在咨询现场的呈现方式中收集到很多信息，不一定需要了解来访者的过去。

从来访者走入咨询室的那一刻，两个人的接触就开始了，来访者的任何表达都是深入接触的入口。设想一下，在一次咨询刚开始时，来访者说今天不知道要聊些什么，然后就停下来不再说话。如果咨询师只是把关注点放在这句话的内容上，可能会感到不知所措，难以开启今天的咨询。但如果稍微运用一下图形和背景的转换，去觉察来访者说这句话的背景，咨询师就有大量的内容可以去好奇。来访者所说的"不知道要聊些什么"具体是怎样的情况？是有很多话题不知道选择哪个？还是想不到任何可以聊的内容？或者是根本没有事先考虑这个问题？来访者这周的生活中发生了什么事情吗，与今天的状态有怎样的联系？来访者说这句话的时候呈现了怎样的非言语信息，他看上去是迷茫、困惑，还是愧疚、尴尬？当来访者带着这样一种状态进入咨询时，他对此有怎样的感受和理解？来访者猜测咨询师会有怎样的态度，希望咨询师如何回应自己？咨询师在面对这个状况时，产生了怎样的内在体验？咨询师结合自己当下的觉察，选择从上述任何一个角度入手，就可以穿过来访者所说的话本身，逐渐打开局面，接触到来访者在当下的真实状态。

来访者活生生地来到咨询师面前，不知不觉地把自己的全部心理生活带进咨询室。现象学的工作方式虽然是从那些显而易见的现象入手，但这并不意味着咨询只停留在表层，深入的工作无法进行。一切影响因素都存在于当下，来访者那些模式化的内在过程会很快地在咨询互动中上演，以他们独有的存在方式告诉咨询师，问题是如何产生的，又是如何被维持和巩固的。当咨询师看到一些可能的迹象，停留其中并与来访者更深入地接触时，就有可能从地表钻开一个小孔向下直达地核，触及来访者生命深处的故事和情感。下面是一个发生在首次咨询中的案例片段。

来访者：我想解决自己长期失眠的问题。

咨询师：好的，这是我们第一次见面，在开始深入一个具体问题之前，我希望对你多一些了解。

来访者：你想了解什么？

咨询师：你可以用你的方式介绍自己，只要是你觉得重要的东西，都可以分享给我，我很愿意了解。

来访者：这样太慢了吧，我希望你尽快弄清楚我的失眠是怎么回事，你需要哪些信息？

咨询师：看起来你很注重效率呀。

来访者：（愣了一下）当然了，这有什么问题吗？

咨询师：你在生活中都是这样的吗？

来访者：我没想过这个问题，我觉得这是天经地义的。我每一天的日程都排得很满，有太多事情要去做，工作、父母、孩子都需要我操心，根本没有多余的时间让我思考这些。

咨询师：哦，难怪你会失眠。

来访者：什么意思？

咨询师：你停不下来呀。那你对这种忙碌的生活感觉怎么样，充实吗，辛苦吗？

来访者：（低下头沉默了一会儿）我感觉怎么样？我都不敢去想这个问题，除非等所有问题都得到解决。

咨询师：对你来说，什么是所有问题都得到解决？

来访者：唉，好像永远也不会解决完，所以我就像陀螺一样转个不停，恐怕直到死的那天才能停下来吧，天哪……我有点头晕（来访者用手捂住了头）。

咨询师：你好像突然发现了什么，有点被冲击到了。

来访者：我不知道怎么形容这种感觉，头重脚轻……不是，更像头和脚颠倒了。

咨询师：就像一种错乱和颠覆的感觉。现在请你把双脚平放在地面上，留意双脚踩在地面上的感觉。然后，感受你的呼吸，你现在坐在这里，和我在一起，呼吸着。

（来访者沉默了一分钟，感受着呼吸，可以看到，来访者的呼吸越来越深，整个人安定了许多。）

来访者：好像一切都慢下来了。

咨询师：是的，你听见时间的声音了吗？滴答……滴答……

来访者：好安静，我能听见自己的心跳声。

咨询师：这一刻我们好像一起坐在时间的河流里。

来访者默默流下了眼泪。

咨询师：我看到你的眼泪，很感动。

来访者：我很久没哭过了，我甚至不记得自己上一次流泪是在什么时候。

在这个案例片段中，咨询师观察到来访者开始咨询的方式是非常直接的，她不想经历任何曲折，最好是走一条直线，拿到自己想要的东西。同时，咨询师感受到一种迫在眉睫的感觉，好像自己要被立刻掏空了一样。这些现象形成了一个十分突出的图形，吸引了咨询师的注意。于是，咨询师从这个当下的图形扩展到背景，去了解注重效率是不是来访者一贯的风格，并与她的主诉问题"失眠"联系在一起。随后，咨询师询问来访者这样生活的感受如何，这是对来访者这个人的真诚关心。这个问题击中了来访者，来访者意识到自己已经完全忽略了自身的感受。在那一刻，来访者的整个人生故事好像一下子在两个人面前展开，来访者看似每天忙碌于各种各样的事务，过得丰富多彩，但本质上只是一个永不停歇的陀螺。之后，咨询师运用身体资源帮助来访者扎根于当下，来访者就像从快速行驶的列车上突然跳下来一般，终于有空间让长久积累的情感涌现出来。

双方在第一次咨询就能如此深入接触的情况并不多见，这种际遇可遇而不可求。通常，来访者需要经过更长的时间熟悉格式塔疗法的工作方式，才能逐渐适应这种从当下深入工作的思路，具体进程取决于来访者当前的觉察水平。格式塔咨询师会优先使用此时此地的素材，帮助来访者在接触和对话中发现自己，这个过程也是在不断提升来访者的觉察能力，促进来访者越来越了解自己的行为表现之下的东西。

在面对一些棘手的情况时，咨询师也会采用同样的思路去应对，如下面这个案例片段所示。

> 来访者：我们已经咨询十几次了，你是怎么理解我的？你觉得我身上这些问题到底是怎么回事？我希望你给我一个明确的说法。
>
> 咨询师：这是一个非常好的问题，它意味着你希望获得对自己的理解。那你能否先说一说，经过之前的咨询，你对自己有哪些理解？
>
> 来访者：我正在问你，你怎么又反过来问我呢？
>
> 咨询师：因为这是很重要的问题，我想知道你是怎么想的。这个问题在你那里浮现出来，背后似乎是有答案的，但你好像不太确定。
>
> 来访者：我没有答案，我觉得你作为咨询师应该有答案。
>
> 咨询师：在你没有形成对自己的理解之前，我没有什么现成的答案。
>
> 来访者：那你怎么帮助我？
>
> 咨询师：我们正在做。
>
> 来访者：我不懂你在说什么。
>
> 咨询师：你看刚才的过程，你有想了解自己的需要，你有想在我这里得到确定答案的需要。这是我现在可以反馈给你的两点，关于我是怎么看待你的。这是刚刚发生的，在当下。

在这个案例片段中，来访者希望咨询师给出清晰、明确的答案，态度甚至有些咄咄逼人，不达目的誓不罢休。咨询师感受到了来自来访者的压力，也有一些被质疑和被攻击的感觉，但他没有迫于压力立刻满足来访者的期待，而是坚持回到"我–你"之间的接触中，把自己在当下看到的、感受到的反馈给来访者。这样，咨询师用自己的在场传递出格式塔疗法的态度："我在每个当下认真地和你在一起，关注你所说的每句话、你所做的每件事。我看见你这个人，而不是把你当成一个问题去解决。我愿意和你一起探索，帮助你最终也能看见你自己。"咨询师希望通过这样的方式给来访者带来一种新的接触体验，而不是把自己当成专家和权威，期待获得"神奇药丸"，让问题得到解决。

来访者也会把生活中与他人的互动方式带到咨询中，咨询师要与来访者一起觉察，了解关系中的相互影响和相互塑造是怎样发生的，如下面这个案例片段所呈现的。

> 咨询师：刚才你讲了这周你的整体生活状况，在接下来的时间里，你想聊些什么？
>
> 来访者：都可以。
>
> 咨询师：我们上次谈过你想重点讨论的几个话题，你可以从中选一个，看看哪个是你今天比较想聊一聊的。
>
> 来访者：我不知道怎么选。
>
> 咨询师：你在平时的生活中遇到需要选择的问题时会怎么处理呢？
>
> 来访者：我通常都不做选择，让别人来选。
>
> 咨询师：我对我们交流的过程有一个联想，我好像在不断地扔球给你，你只是被动地接球，如果让你主动发球给我就会很困难。
>
> 来访者：你这个说法挺形象的。

咨询师：那你听到以后有什么感受吗？

来访者：有点……焦虑吧。

咨询师：此刻我感觉自己像一台推土机，只有我不停地推动，我们的对话才会继续，不然就会卡住不动。

来访者：好像有点儿。

咨询师：那我们要不要讨论一下责任的分配，看看我们在咨询中分别需要做些什么。

来访者：（一脸惊恐和委屈的表情）我可以选的，我们就聊那个拖延的问题吧。

咨询师：咦，你突然选了个话题，而且看起来很委屈，让我有一种我在欺负你的感觉。这让我想起上次你讲到的，你的同事总是推诿责任，你会被迫承担更多工作。这在我们之间也发生了，我想让你承担更多责任。

来访者：是有同样的感觉，刚才听到你说责任分配时我就慌了，我确实不知道咨询要怎么做，那我就随便选一个话题，希望这一段赶快过去。

咨询师：那你可以把心里的疑问说出来，或者告诉我你需要一些帮助，我很欢迎你表达这些，这样我们就可以沟通了。

来访者：我不知道还可以这样说。是不是我平时也是这样，别人扔球给我，我不知道怎么拒绝，只好接住，所以我接了很多球，但是我从来不会扔球。这就是为什么我很害怕跟人接触，只想一个人待着。

咨询师：这是一个很棒的觉察。

在这个案例片段中，来访者看起来没有任何主动和自发的意图，她喜欢把自己隐藏在一片对他人来说不可见的迷雾中。咨询师在接触边界总是无法触碰到来访者，他不知不觉变得越来越主动，一个人占据了整个咨询空间。当咨询师觉察到这一点时，便把头脑中形成的意象反馈给来访者，但来访者的回应仍然很模糊。于是，咨询师提出讨论一下责任分配问题，在那个瞬间，场域的氛围忽然改变了，咨询师在两个人之间感受到一种微妙的张力，很像同事之间相互推诿的样子。通过把当下的互动与来访者的生活场景联系起来，来访者对自己的接触方式开始有所觉察。

来访者之所以会陷入这样的关系困境，是因为她的自体边界失去了可渗透性和筛选功能，只有完全关闭和完全打开这两种状态。在完全关闭的状态下，她极力隐藏自己，好像整个人都蜷缩起来，对外界的刺激尽量少做反应，更不会表达自己的想法和诉求。这种被动性很容易诱发他人的主动性，进而一步步挤压来访者的边界。这样一来，来访者担心的状况真的发生了，她感到被侵入但又无法拒绝，于是应激性地忽然完全打开边界，不加筛选地承接很多自己不想要的东西。

这个案例片段展现了一个人如何通过固化的接触方式，在当下的人际互动中不断地重演相似的剧本。咨询师通过关系中的相互影响和相互塑造参与其中，帮助来访者觉察这个过程是怎么发生的，这就是在此时此地工作的核心方法。

从对话中浮现出洞察

通过上面这些案例片段我们可以看到，来访者可以从格式塔疗法的工作中获得很深的领悟，但这些领悟并不是来自咨询师事先的理解和建构，而是来自双方当下的共同创造。对格式塔咨询师来说，重要的是带着天真的眼睛，用一种恍若初识的态度，把自己带到当下的每一刻与来访者相遇。当充分接触发生时，洞察就会作为图形自然地浮现出来，带着当下鲜活的具身体验，被咨询师和来访者同时感知和领悟。扬特夫对此有一段精彩的描写。[①]

> 我相信洞察是从对话中发展出来的……洞察浮现自来访者的觉察和咨询师的觉察之间的相互辩证（dialectic）……通过一个体验序列的格式塔，咨询师的体验、来访者的体验、咨询师的体验、来访者的体验，如此循环往复，忽然"啊哈"出现了！

这是一个十分奇妙且动人的过程。来访者一个人走过长长的路，来到这里遇见咨询师，两个人一起在接触中展开来访者的生命画卷，了解来访者这些年是怎么走过来的，在时光的褶皱里留存了哪些不为人知的体验。他们无法事先规划相遇会在什么时候发生及如何发生，直到相遇像一个突如其来的礼物，自己降临到咨询师和来访者面前，就像下面这个案例片段中所发生的一样。

> 来访者 2 岁时，父亲突发疾病去世，母亲改嫁远走他乡，把来访者留给奶奶抚养，此后母亲就再也没有回来过。来访者 18 岁时，奶奶去世，来访者离家去上大学，毕业后在很多城市生活过，从事过很多不同的职业，经历过很多段亲密关系。
>
> 来访者对自我探索有着浓厚的兴趣，反思能力很强，经常能和咨询师讨论出一些很有洞见的结论。咨询师感到每次与这位来访者工作的信息量都很大，需要很努力才能跟上来访者的节奏。下面的对话片段发生在一次咨询进行到 40 分钟的时候，咨询师再次产生了同样的感觉。
>
> 咨询师：稍等一下，我有点晕，跟不上了。

---

① Gary Yontef. Awareness, Dialogue & Process: Essays on Gestalt Therapy[M]. New York：The Gestalt Journal Press，1991：206.

来访者：我说得不太清楚吗？

咨询师：不是，只是我已经搞不清我们在说什么了。

来访者：哈哈，我把你搞晕了，然后我就在自己的世界里遨游，就像在海里游泳一样，游得很快。

（说明：经过前面 **40** 分钟的讨论，咨询师有一种信息爆炸、思绪打结的感觉，但同时被一种莫名的力量迫使着继续思考，就像害怕解不出题目会交白卷一样。当咨询师识别出这种感觉时，他决定打断原本的对话进程，就好像要进行一次很大的冒险一样，他感到十分紧张。）

咨询师：好像我们之间的连接也断开了。

来访者：是的，断开了，我有一种单兵作战的感觉，没有管你。

咨询师：嗯，我感觉很乱，好像面对着很多分岔路口，不知道要怎么走。

来访者：我也有这种感觉，我越游越远（咯咯咯地笑）。

咨询师：（有点意外的语气）原来你也有同样的感觉，我以为你很享受，是我跟不上了。当我把这种感受说出来时，你感觉如何？

来访者：我感觉挺轻松的。其实在几分钟之前，我在想我们要不要停一下，但我不知道怎么停下来，然后你就喊停了，这正合我意。

咨询师：所以我做了你想做的事，你好像无法主动停下来。

（说明：咨询师先是指出发生了接触中断，然后通过核对双方的感觉重新建立接触。这时，他发现两个人的感觉是一样的，双方都感到迷失但又停不下来。当这种共享的感觉被澄清时，他们又重新连接在一起，咨询师之前那种紧张的冒险感消失了。）

来访者：对，我沉浸在自己的世界里，去寻找答案，越游越远，慢慢地就感觉没有你了，只有我自己。

咨询师：我消失了，只有你自己，那是一种什么样的感觉？

来访者：不知道是什么样的感觉……好像是害怕找不到那个东西。

咨询师：那个东西？你想象自己会找到什么？

来访者：那是一种感觉，我们已经出发了，就分开寻找，找到以后我们才能停止两个人都在游的这种状态，重新回到那个地方。

咨询师：重新回到那个地方？我还是很困惑，好像我们不知道要找什么，也不知道为什么要找，但就是得一直找下去。

来访者：没错，就是这样。

（说明：这一段来访者的语气很确定，好像在说一个显而易见的事实，但咨询师感到很困惑，并不理解来访者在说什么。重要的是，咨询师相信自己这种困惑的感觉，没有不懂装懂或着急下结论，而是坚持继续追问，最终让"盲目寻找"的主题呈现出来。）

咨询师：你第一次有这种感觉吗？还是以前也有过？

来访者：第一次这么清晰，这种感觉对我很重要，我好像没有正面看到过它，但它一直在我的生活里（来访者默默流下了眼泪）。那种感觉就好像刚出发就被抛弃了，所以只能一直寻找，其实自己也不知道在找什么。

在这一刻，来访者哭得很动容，咨询师的眼里也擎满泪水，两个人沉默了一会儿，没有人说话。

（说明：咨询师仍然不清楚这种"盲目寻找"的感觉意味着什么，但直觉性地感受到了某种重要性，于是从图形扩展到背景，询问来访者过去是否有过这种感觉。这让来访者联系到自己的生活体验，说出"刚出发就被抛弃了，所以只能一直寻找"，一个沉重而深邃的生命主题忽然跃出，占据了整个空间。这是一个充分接触的时刻，两个人不需要说话，只是一起流泪，共享一种强烈的情感。）

咨询师：（过了一会儿，咨询师用很低、很慢的语调说）漫无目的、徒劳、孤独地寻找，必须这样找下去。

来访者：还是跟缺失有关吧，可能我从来没有看清楚自己到底缺失了什么，然后我就想找，不管是找一个人还是一种感觉。

咨询师：不知道要找什么，但总觉得缺了点什么。

来访者：其实在游的过程中，我也看不清楚站在我对面的那个你，在看不清楚的情况下，我要怎么找呢？

咨询师：你现在愿意看看我吗，能看清吗？

来访者：能看清你，可我还是看不清那张脸。我的那个洞到底在哪里呢？如果我能知道自己为什么出发，那就挺好的，但我就是……

咨询师：模模糊糊地看不清自己出发的地方……

来访者：对，所以我就停不下来，要一直往前走、再往前走……

咨询师：你看起来非常伤心。

来访者：嗯，刚刚这个过程就是我生活的核心，它像一个主旋律，这些年来一直是这样。

咨询师：嗯，像一个循环的剧情，你看见了这个剧情里徒劳的自己。

来访者：对，就是这样的感觉。

（说明：来访者说看不清咨询师，咨询师试图运用当下与来访者的接触，邀请来访者看着他，希望给来访者提供支持。但来访者仍然在那种感觉里，并且说出"我还是看不清那张脸"这样一句非常有象征意味的话。于是，咨询师放下了自己原本的意图，重新跟随来访者，强化那种模糊、徒劳、伤心的感觉。最后，来访者生活的循环被清晰地呈现出来，在两个人的接触中，来访者看见了自己。）

在之前的很多次咨询中，两个人一直重复着这个过程，认真地讨论各种各样的议题，似乎有很多发现，感到卓有成效。咨询师虽然感到很辛苦，但一直在努力跟上节奏，因为咨询师的母亲是一位严厉的女性，对他要求很高，说出自己跟不上对咨询师来说是十分困难的事情。由于咨询师和来访者的模式恰好重叠了，因此他们一直沉浸在内容里，没有觉察到过程层面正在发生什么。两个人都在用行动来避免面对一种恐惧的感觉，咨询师害怕由于自己不够好而被批评，来访者害怕承认这是一场徒劳的寻找。

实际上，来访者想找的东西在其父亲去世、母亲离开的时候就已经丢失了，再也没办法找回来，但如果停下来，来访者将面对一种巨大的缺失感，好像一个永远也填不满的洞。所以，她不知不觉地把自己的生活过成了一场寻找的旅程。她不断变换职业、伴侣、生活地点，像安徒生童话里那个穿上红舞鞋的女孩一样，永远也停不下来。这既像一个诅咒，又是她在不断地尝试救赎自己。她把这种状态也带到了咨询中，在当下不断上演，像一盘被循环播放的录像带。如果咨询师与来访者一起卷入剧情，就无法看到这个显而易见的现象，好像城市中心伫立的巨大广告牌，路人在灯红酒绿的夜色中行色匆匆，从来无人抬头留意广告牌的内容。

这次咨询的转折开始于咨询师终于决定进行一场冒险，尽管感到紧张，但他仍然选择打断谈话的进程。这让之前一直在重复的循环暂时停了下来，他们终于有机会一起去觉察过程中发生了什么。于是，隐藏在背景中的体验浮现出来，来访者深刻的生命主题被看见了。咨询师最初并没有什么预设，更没有预料到谈话最终会通向这里，他只是跟随自己的体验和来访者的表达，把自己投入对话中，允许自己被触动，在每一刻支持着场域中的图形浮现，直到两个人一起洞察来访者生命的真相。这个过程很好地展现了扬特夫所说的"从对话中浮现出洞察"。

第四部分

格式塔疗法在咨询过程中的运用

格式塔疗法在美国得以流行，始于皮尔斯在伊萨兰学院所做的马戏团式工作坊。皮尔斯的咨询风格十分犀利，在工作坊中呈现的格式塔疗法极具展示性和戏剧性，给人留下深刻的印象，但也让很多人误以为格式塔疗法是一种短程疗法，团体工作坊是其唯一的应用场景。实际上，皮尔斯的个人风格并不能代表格式塔疗法的全部，以觉察、对话、场论三大支柱为基础的工作方式具有很强的灵活性，可以广泛应用于不同的领域，在长程心理咨询中也可以给来访者带来深层的人格成长。

　　格式塔疗法在整体层面的工作仍然以咨询师的自我运用为核心，咨询师在此时此地的觉察和接触的基础上，引入一些工作框架和原则，就可以将其应用在长程咨询中了。

第 7 章　初始访谈与评估

本章主要介绍格式塔疗法的初始访谈工作，会涉及在初始访谈阶段需要完成的多项工作。另外，本章会介绍格式塔疗法的评估与概念化思路，重点介绍如何运用接触循环进行个案概念化。

初始访谈

格式塔疗法在初始访谈阶段的工作内容与其他流派类似，主要包括建立关系、收集信息、确定咨询目标三个部分，咨询师会应用格式塔疗法特有的过程性工作方式灵活地完成这些任务。另外，在这个阶段帮助来访者理解咨询设置并逐渐适应格式塔疗法的工作风格，将更有利于后续咨询的开展。

建立关系

初步建立良好的咨询关系是初始访谈最主要的工作目标，它往往决定了来访者是否会迈入更长期的咨询工作。如果能够在当下的接触中恰当地运用格式塔疗法的对话方法，建立关系就会成为一件水到渠成的事。

除了运用倾听、共情这类常规的咨询技术外，格式塔咨询师从咨询初始就作为一个真实的人在场，与来访者建立平等的关系，运用自己整个人去看、去听、去感受，带着好奇心和友善去了解来访者。虽然两个人只是作为陌生人初次见面，但这样的态度可能会帮助咨询师在一些时刻与来访者产生深入的情感接触。如果在初始访谈阶段能发生几次这样的接触，对来访者而言将是弥足珍贵的体验，双方的关系纽带会随之快速建立起来，因为人们在生活中极少能够被这样对待，而每个人又是如此渴望被全然地看见，在深入的相遇中触碰到自己，同时也触碰到另一个人。

格式塔咨询师敏锐的觉察能力和现场灵活性也是建立咨询关系的重要资源。咨询师不必参照任何初始访谈的标准流程，可以根据当下对来访者的觉察，调节自己的存在状态和应对方式。咨询师与 10 位来访者见面，会形成 10 个不同的初始访谈过程。通过在接触边界的灵活调整，咨询师可以给每位来访者带来一种量身定制的咨询体验。

建立初始访谈阶段的咨询同盟也有助于巩固早期的咨询关系。咨询同盟是指来访者对咨询师有一定的信任，双方有一致的目标，愿意相互协调，共同推动咨询进展，以帮助来访者获得内在的成长。不同的咨询师取得来访者信任的方式有所不同，有些咨询师运用个人的在场和接触的艺术就足以让来访者充分信任；有些咨询师会传递对来访者主诉问题的理解和工作思路，让来访者感受到咨询师有足够的经验和能力帮助他们；有些咨询师为人亲和、开放，可以让来访者在关系中感到放松和舒适。每位咨询师都有不同的个人特质和工作专长，关键是充分了解并运用自己的特质与来访者建立关系。

最后需要提醒的是，虽然格式塔疗法在建立关系时主要运用其所擅长的体验性工作方式，但建立咨询同盟也需要认知的参与。咨询师适当介绍咨询的工作方式、咨询如何开展，可以帮助来访者在进入这个陌生的领域时获得一些掌控感。另外，对那些擅于思考的来访者，咨询师在初期先在认知层面进行一些工作，对接来访者熟悉的通道，再逐步帮助他们适应体验性的工作方式，也是一种可以采取的灵活路径。

收集信息

格式塔咨询师在收集信息时通常采用非结构性访谈的方式，这样更有利于来访者在当下呈现出其特有的体验方式和接触过程，不会被咨询师收集信息的框架所限制。

咨询师收集信息的类型主要有两种，一种是内容性信息，另一种是过程性信息。内容性信息来自来访者讲述的内容，通常包括来访者的基本情况、主诉问题、成长经历、当前的生活状况等。无论采用何种流派或取向，这些都是咨询师需要了解的情况。过程性信息是咨询师通过此时此地的觉察对来访者形成的印象和评估，是格式塔咨询师主要的信息来源。

内容性信息和过程性信息之间往往存在平行关系，内容性信息是来访者在彼时彼地的生活中所经历的，这些作为背景与来访者在此时此地的咨询中所呈现的状态密切相关。格式塔咨询师通常以关注过程性信息为主，辅以内容性信息作为印证和确认，从而对来访者形成完整的理解。在内容性信息不足的情况下，如来访者有述情障碍或童年记忆严重缺失，格式塔疗法的优势更加显著，咨询师只需要从非言语层面和关系过程中收集信息就可以开展工作。不过，缺少了内容性信息作为验证，咨询师确实面临更大的不确定性，需要跟随当下的过程逐步摸索，支持来访者的议题在接触中慢慢浮现。

内容性信息

格式塔咨询师在收集内容性信息时不必面面俱到，可以根据自己的工作习惯有所侧重。

下面提供一份内容性信息清单，该清单按照必要程度被划分为高、中、低三个优先级。咨询师不用逐一询问清单上的条目，只需要在跟随当下咨询过程的同时了解重点信息即可。清单只是在后台作为参考或在初始访谈结束时用于查漏补缺。你也可以整理符合自己工作习惯的信息收集清单。

内容性信息清单

高优先级（需全部详细了解）

◆ **基本信息**：年龄、性别、学历、职业、当前家庭和情感状况。

◆ **主诉问题及相关背景**：来访者因什么困扰前来寻求咨询，困扰持续时间和发展历史，来访者为解决这些困扰做过哪些尝试和努力；来访者为什么选择现在（why now）接受咨询，有什么触发点和决定性因素。

◆ **当前生活状况**：来访者目前的身体和精神状况及社会功能如何。

◆ **咨询史**：来访者如果有过往咨询史，需要了解咨询时长、咨询关系、咨询因何结束、来访者的体验和收获，从中了解来访者对咨询的预设和期待，并根据过往的咨询关系预判后续与来访者可能会出现怎样的互动。

◆ **诊断和服药史**：来访者如果正在或曾经有精神科诊断和服药史，需详细了解，判断来访者的状况是否属于心理咨询的工作范围，是否需要协同药物治疗。

◆ 危机评估：如果来访者当前有自伤、自杀危机，需要进行详细的危机评估。

中优先级（根据需要有所侧重地了解）

◆ 成长环境：原生家庭的构成及成员关系，家庭氛围，主要养育者的性格特点。

◆ 关系情况：来访者与主要养育者的关系、亲密关系史、朋友关系。

◆ 成长中的重大事件：家庭变故、严重疾病、重要的创伤或挫折史。

低优先级（根据情况适当取舍）

◆ 求学经历：来访者读书、考试过程中的重要事件。

◆ 工作经历：来访者工作过程中的重要事件。

◆ 个人特点：爱好特长、天资禀赋、特殊经历等。

过程性信息

当与来访者初次见面时，咨询师首先需要充分运用自己的外部区域，仔细观察来访者的外貌特征，包括身高、体重、长相、发型、衣着、气质等，形成对来访者的整体印象。学习者可以在首次咨询报告中进行描述性记录，以练习自己的观察能力。

咨询师优先采用开放的方式邀请来访者介绍自己，如"你可以用自己的方式帮助我了解你"或"我们可以从你希望的任何地方开始"。这给来访者提供了一个舞台，咨询师可以观察来访者在没有任何限制和引导的情况下会选择如何呈现自己，包括如何展开叙述、把重点放在哪里、会忽略和隐去哪些信息。有些来访者会准备得十分充分，要么像背稿子一样流利地讲出大段内容，要么掏出手机对照事先写好的条目逐一讲给咨询师。有些来访者会非常关注问题解决，急于向咨询师寻求答案和建议。还有一些来访者学习过心理咨询，发现咨询师没有任何要求和指导，就自行按照通常初始访谈需要收集的信息开始全面介绍自己。有一类来访者在面对这样的开场时会感到茫然无措，好像自己的内在空无一物，并没有什么值得被了解和好奇的东西。与之相反，另一类来访者会反客为主，像面试一样盘问咨询师的情况和经历。总之，这些呈现方式往往直接反映出来访者的性格特点和人际模式，咨询师可以通过直观体验获得鲜活的第一手资料。

下面提供一些收集过程性信息的维度和视角，但这并不是一份全面的清单，穷举所有过程性信息是一项不可能完成且没有必要的任务。咨询师的最佳状态是悬搁各种理论和假设，让自己充分在场，运用觉察连续谱跟随当下所浮现的图形，收集那些自然进入觉察的信息。这个过程没有任何统一的标准和模板，如果两位格式塔咨询师分别会见同一位来访者，必定会收集到不同的过程性信息。

过程性信息示例

表达和叙述方式

- ◆ 来访者讲述的事情是具有连续性还是凌乱跳跃的？
- ◆ 来访者诉说的内容是易于理解的还是含糊不清的？
- ◆ 来访者讲述的人物是鲜活、立体的，还是像单薄的纸片人或不完整的人物形象？

情绪过程

- ◆ 在讲述过程中，来访者的情绪会自然流动还是十分理智，少有情绪唤起？

◆ 来访者的情绪感染力如何，当下的情绪是否能被咨询师具身地体验到？

◆ 来访者对情绪流露持怎样的态度，是沉溺在情绪中、尴尬不安，还是快速压抑？

◆ 来访者有哪些经常出现的情绪，如羞耻、悲伤、自责？

非言语信息

◆ 来访者的身体姿态有什么特点，身体与沙发是如何接触的，坐姿是否能较好地支持自己？

◆ 来访者身体的活跃度如何，是有较多手势和动作，还是僵硬不动？

◆ 来访者的面部表情如何，是有一种不变的总体基调，还是随着情绪灵活变化？

◆ 来访者讲话的语音、语调、语速如何，咨询师从声音中可以感受到怎样的信息？

◆ 来访者的目光接触如何，讲话时是一直看着咨询师，还是盯着某个地方不动，或者在房间内不同的位置游走？

◆ 来访者的话语内容和非言语信息是具有一致性，还是给人很大的反差感？

接触和交流

◆ 来访者在讲话时是沉浸在自己的世界里，还是能与咨询师开放地交流，倾听咨询师的反馈？

◆ 来访者能清晰地表达自己的需要和观点，还是不清楚自己需要什么或不敢表达想法？

◆ 来访者能理解咨询师的表达和意图，还是答非所问，难以沟通？

> 关系体验
>
> ◆ 咨询师跟来访者在一起感觉如何，有哪些显著的反移情？
>
> ◆ 咨询场域的氛围如何，咨询师和来访者会形成怎样的互动方式？
>
> ◆ 来访者是否通过言语和非言语信息透露出对咨询师的一些期待和想象？
>
> ◆ 通过互动，咨询师是否感觉自己被放在某个位置或承担某个角色？

除了上述过程性信息，咨询师还可以在首次咨询报告中记录对来访者的整体印象，可以是对来访者这个人的认识和想象，也可以是与来访者在一起时的感受和联想。初始直觉往往十分准确，随着咨询的深入，咨询师可能会由于对来访者越来越熟悉而对这些突出的特点视而不见。另外，如果双方未来被裹挟到复杂的关系动力中，回顾初始印象可以帮助咨询师重新调整对来访者的观感，避免过度陷入反移情之中。

确定咨询目标

在初始访谈阶段，咨询师需要完成初始评估，与来访者一起商讨咨询目标。我们会将评估部分放在下一节"评估与概念化"集中讨论。在这里，我们先谈谈格式塔疗法如何看待咨询目标。

格式塔疗法采用过程导向工作，咨询师和来访者会一起跟随来访者的成长潜能和共同创造的关系历程前行，一段咨询将会走过怎样的路径，我们事先无法预料，但制定咨询目标仍然是必要的，这体现了目标与过程、头脑与体验两极的辩证统一。咨询目标不是作为一个确定的目的地，通过逐一分解和落实来达成的，而是一个长期的愿景，让咨访双方在跟随着变化前行的过程中有一个共同的大方向。不然，每周定期见面就成了一种例行公事，而双方并不清楚在一起究竟要做什么，这是在长程咨询中容易出现的情况。

我们甚至可以这样说，咨询目标的内容是相对次要的，更重要的是两个人一起探讨咨询目标的过程，以及定期对咨询目标进行回顾。这就好像长途旅程中的驿站，它给双方提供了一个契机，去觉察和对比过程中自然浮现的图形与之前的预期之间有什么差异，然后在目标和过程之间进行双向调整。这里的调整可能是根据之前的目标调整前行的方向，也可能是根据已经走出的线路重新制定目标，或者两者同时发生。

有时，咨询目标难以明确的情况也会出现。例如，在咨询初期，来访者对自己的需要尚不清晰，或者在咨询中期，来访者陷入了成长的僵局。咨询师需要理解目标不清与来访者的议题、咨询的进展阶段有怎样的关联，进而做出灵活的选择。咨询师在必要时要适当容忍目标的模糊性，与来访者共同面对缺少方向的感觉。

另外，咨询师和来访者可以从不同的角度制定咨询目标。来访者提出的目标通常与现实困扰直接相关，如调整失眠、克服拖延、改善亲密关系，这些可以作为双方共同的目标确定下来，作为结果性的指标。同时，咨询师心中可以有另一个角度的目标，这是为了达成来访者的目标所需的内在成长方向，如提高对内部区域的觉察、发展自体支持和自我负责能力、学会树立个人边界等。咨询师心中的目标不一定要分享给来访者，这就好像在使用计算机时，用户只需要知道如何操作 windows 系统，而系统后台的代码是程序员要考虑的事情。对每位来访者形成清晰的内部工作目标是十分重要的，咨询师可以在跟随过程工作时将其作为底层的稳定锚点，只有把握住确定的一极才能更好地支持不确定的探索过程。

咨询设置

根据格式塔疗法的理论，咨询设置可以被理解为接触边界的一种外化体现，而且咨询设置在长程咨询中也承担着容器的功能，所以我们建议咨询师在初始访谈阶段与来访者明确咨询设置。

咨询设置通常包括以下内容。

- 咨询时间：稳定的咨询频率、确定的单次时长、每周见面的时间相对固定。

- 咨询地点：固定场地（视频咨询需要来访者为自己营造安全、私密的空间）。

- 咨询方式：地面咨询或视频咨询。

- 咨询收费：咨询费用、支付时间、支付方式。

- 变动处理：改约和取消政策、对迟到的处理。

- 其他：咨询外联络、休假安排等。

格式塔疗法认为接触边界是"之间"，由关系中的双方共同决定，会随着接触过程不断流动、变化，而非固定不变的框架性结构。所以，格式塔咨询师对待咨询设置的态度是相对灵活的，咨询设置可以由咨访双方共同商定，把两个人的需要都考虑进来。例如，来访者由于经济压力，希望以两周一次的频率进行咨询，咨询师需要考虑这个频率是否足以达成来访者的咨询目标，以及从时间安排和经济收入来看，自己是否愿意接受这样的安排。

需要特别注意的是，"相对灵活"是指在确定和调整咨询设置时，没有一定要遵守的规则，咨询师可以与不同的来访者商定不同的咨询设置，但并不是指可以随意打破和违反已经确定好的咨询设置。来访者感觉没有尽兴，咨询师就现场延长咨询时间，或者来访者临时爽约，咨询师没有要求来访者照常支付咨询费用并进行讨论，这些都是不可取的。咨询中出现这两种状况往往意味着接触边界正在发生扰动，前者可能是双方在关系中出现融合现象，导致接触边界消融，后者可能是来访者用侵入咨询师边界的方式，传递一些没有被言语化的需要。这些都是咨询关系中的重要事件，通常与来访者的议题密切相关，咨询师需要对此进行工作。

在长程咨询中，来访者打破设置的情况并不少见，因此对咨询设置进行工作的关键是带着觉察，与来访者共同面对和讨论。咨询设置存在的目的不是约束来访者严守规则，而是划出一条清晰而明确的虚线，当双方实际的边界出现偏移时，咨询师可以清晰地觉察到这一点。打破设置往往意味着双方正在进行更深入的接触，如果能够以此为契机进行恰当的讨论，常常可以带来十分积极的咨询进展。相反，如果一些来访者在长达数年的咨询中从来没有出现过打破设置的情况，有可能意味着他们在遵守规则方面存在僵化的模式，或者在接触中与咨询师保持着较远的距离。这时，咨询师反而需要对此加以关注。

当咨询设置发生晃动时，咨询关系会面临较大的张力，使咨询师陷入左右为难的境地。没有一种标准答案可以帮助咨询师在这种情况下做出最佳选择，咨询师需要根据自己的觉察对不同的情况做出个性化处理。这时，更需要回答的问题不是如何选择，而是如何讨论。每种选择都有其利弊，怎样选择都可以，关键是咨询师带着觉察在场，与来访者一起体验身处僵局的感觉。

在一些特殊情况下，咨询师甚至会主动突破设置，以推动关键议题的发展。一位来访者具有较低的自我价值感，长期抑制自己的自发性，从来不敢对外表达需要，觉得自己不配得到他人的照顾。当来访者因临时生病而取消咨询时，咨询师可以主动提出不收取来访者因临时取消咨询产生的费用，并与来访者讨论对此事的感受。但是，如果一位经常晃动设置的来访者同样因为生病而取消咨询，咨询师可能就要进行不同的处理。这就是运用极性的辩证统一，当来访者固化在其中的一极，咨询师就需要来到另一极，帮助来访者扩展体验和选择的灵活性，使两极从分裂走向整合。

心理教育

格式塔疗法作为一种体验性疗法，在来访者没有切身体会到如何通过觉察带来改变时，常常会对咨询师在做什么感到困惑。在初始访谈阶段，咨询师需要帮助来访者适应格式塔疗法的工作方式，让来访者更好地从咨询中获益。

这项工作通常被称为心理教育，即咨询师向来访者介绍一些与心理咨询相关的知识和背景。在格式塔疗法中，我们更提倡进行体验性的心理教育，也就是咨询师先运用体验性的工作方式让来访者有所感受，然后再回到认知层面进行相应的讲解。这样可以避免来访者只是听到了一些知识和概念，但与体验是脱节的。

咨询师可以先从一些简单的干预开始，如描述来访者的表情、动作，然后询问来访者内在有怎样的体验，看看来访者对此有何反应。如果来访者能够有所觉察，咨询师就可以告诉来访者，这是为了帮助他接触和了解自己的内在体验，然后继续追踪来访者的情绪过程。这样一边在当下的过程中工作，一边配合一些简要的讲解和说明，来访者会更清楚咨询师在做什么，进而更加主动地参与到咨询中。同时，这也是咨询师进行动态评估的过程，即通过观察来访者的反应和反馈来了解来访者的觉察水平，判断来访者与格式塔疗法的匹配度，灵活调整工作方式以适应来访者当前的状况。

如有需要，咨询师也可以用比喻和意象来介绍格式塔疗法的工作方式，这样比较有利于来访者形成形象化的理解。下面提供一个意象化介绍的例子作为参考。

格式塔疗法就像一段通往你内心的旅程，你是主要的旅行者，我更像一个跟在你身后的向导。虽然我有一些过往的旅行经验，但这趟旅程我也是第一次走，就像进入一片从来没有人到访的秘境，我们需要一起探索和发现。在旅行的过程中，我们可能会遇到高山和湖泊、沼泽和沙漠，我们需要根据情况采用不同的交通工具，也就是不同的应对方式和方法。

旅行过程中发生的一些细节往往是非常重要的，我可能会与你分享我注意到的东西。我们的关系也是一个关键因素，它决定着旅程将通往哪里，如果你对我、对咨询有任何感受，都欢迎你告诉我，然后我们可以一起讨论。

最后，我们鼓励学习者根据自身体会形成适合自己的心理教育方法，它们与咨询师切身体验的契合度越高，就越能发挥出更好的效果。

评估与概念化

在格式塔疗法的发展历史中，对评估和概念化的态度存在着分歧和争议。反对诊断的声音主要来自人本主义的极端支持者，他们认为人具有最高价值，我们不能采用任何理论对完整、独特的人进行分类和比较。然而，一段长程旅行需要地图作为参考，我们认为采用与格式塔疗法的理论和实践相匹配的概念化模型，可以协助咨询师更好地开展工作，不会破坏格式塔疗法的基本原则。

一些学习者受益于过往的学习经验，希望获得格式塔个案概念化的系统框架，以便完整地把握全局，如经典精神分析中的人格水平、人格结构、防御机制、客体关系等，但这在格式塔疗法的学习中类似于一种缘木求鱼式的尝试，其效果是适得其反的。因为经典精神分析的个案概念化基于还原论思路，是在牛顿系统世界观下的静态结构化思维方式，与格式塔疗法的场论和整体论视角并不相容。与之相对，格式塔疗法运用现象学方法对过程进行概念化，并随着咨询的进程不断动态更新。

下面我们先介绍如何用现象学方法进行整体评估，然后重点讲解基于接触循环的过程性个案概念化思路。

格式塔疗法的整体评估

在初始访谈中，我们介绍了如何收集过程性信息，实际上这就是一种基于此时此地的现象学评估，咨询师把这些信息汇集起来就可以形成对来访者的整体评估。下面提供一些整体评估的维度和视角。

整体评估的维度

觉察

◆ 来访者整体的觉察水平如何，能否对当下发生的体验和过程有所觉察？（注意区分觉察和反思，觉察来自现场的即刻体验，反思来自事后的认知加工。）

◆ 来访者在三个区域的觉察分配情况如何，对哪些区域的觉察较强，对哪些区域的觉察相对较弱？

◆ 来访者觉察的连续性和细腻度如何，是能对秒秒相续的体验之流保持持续的觉察，还是经过咨询师的引导可以对一些时刻有所觉察，或者是暂时无法觉察和触及当下发生的体验？

◆ 来访者觉察的完整度如何，是能对身体感觉、情绪感受进行单一的觉察，还是可以觉察到一个完整的内在过程序列，包括产生了哪些内在体验，自己是如何对此做出反应的，能够拥有和接纳所有内在体验并提供稳定的自体支持？

接触循环和接触中断

◆ 来访者的接触循环的运作情况如何？图形和背景是否可以灵活、自由地切换？

◆ 来访者的接触循环容易卡在哪些步骤上？

◆ 来访者有哪些经常运用的接触中断和接触调整的方式？

固化的格式塔 / 未完成事件

◆ 来访者过去的生活中有哪些重要的未完成事件，相应形成了哪些固化的格式塔，如固化的情绪过程、关系过程？

◆ 来访者有哪些核心内摄，包括固化的自我意象、对世界的固定看法、潜在的规则（"应该""必须""不得不"）？

◆ 来访者有哪些显著的极性，有哪些分裂的内在部分？

◆ 来访者固化的格式塔是如何被巩固的，如来自旧有模式的获益、惧怕改变和付出，或者试图解决问题的努力反而导致了问题加剧？

◆ 来访者如何邀请咨询师加入过去自己解决问题的方式中？咨询师是如何与来访者一起被卡住的？

自我功能和自我负责

◆ 来访者的攻击性能量如何，能否支持和表达自己的攻击性？

◆ 来访者能否觉察和识别需要，能否表达需要？如果遭遇拒绝和挫败会如何应对，来访者能否为自己的需要负责？

◆ 来访者个人边界的稳定性和灵活性如何，对冲突有怎样的态度？

资源和支持系统

◆ 来访者有哪些内部资源和内在支持？

◆ 来访者的生活环境中有哪些支持性的关系和资源？

上述内容基本涵盖了运用格式塔疗法的主要理论理解来访者的视角，供学习者参考。学习者也可以根据自己的工作偏好制定个性化的评估方法。

用接触循环进行个案概念化

在第 1 章，我们介绍过用接触循环来描述有机体与环境的接触过程，咨询师可以用这个思路进行个案概念化，理解阻断发生在接触循环的哪个阶段，以及来访者采用了哪些接触中断方式。

美国克利夫兰格式塔学院提出了一个阻断阶段与接触中断方式相结合的模型，如阻断在感觉阶段意味着发生了投射，阻断在行动阶段意味着发生了偏转。但我们认为实际的接触现象要更加复杂，并不存在绝对的一一对应关系。

我们会提供一些常见案例来帮助你理解各个阶段的阻断是如何发生的，以及每个阶段更容易出现的接触中断方式，但这并不能覆盖所有情况。另外，接触循环的概念化和干预是一体化的，完成了概念化也就得到了相应的干预思路，其基本原则是：无论哪个步骤出现阻断，咨询师都需要退回到上一个步骤，甚至是更早的步骤进行觉察，进而推动卡住的循环重新启动（见图 1.1）。

从感知觉到觉察／识别阶段

阻断发生在这个阶段意味着个体无法觉察到自己的感知觉。换句话说，在他们的内部区域和外部区域是存在感觉的，但是这些感觉无法进入觉察范围成为清晰的图形。

觉察感知觉是有机体与环境接触的基本功能，这种功能被破坏常常意味着个体受到了较长期或严重的创伤。在成长过程中持续遭受虐待和忽视的儿童由于缺乏足够的应对资源，只能使用去敏化让自己不去感觉，以隔绝外界的强烈刺激，减少对自己的伤害。随着时间的推移，这逐渐成为一种固化的格式塔，个体彻底失去了与身体的连接，长期处在麻木无感的状态中。与这类来访者工作需要回到感知觉，邀请他们去看、去听、去触摸、去感知身体的内部感觉，逐步恢复来访者基本的感知功能。咨询师可以先从低强度的中性感觉开始，并根据来访者的适应速度逐渐增加难度。最好不要过早接触强烈的消极体验，以免来访者在自体支持不足的情况下，再次使用去敏化切断与身体的连接。

另一极的情况是具有边缘人格特质的来访者，他们极度敏感，容易被微小的刺激唤起强烈的淹没性体验。由于背景的稳定性和支持性不足，他们无法形成清晰的图形，对感知觉没有觉察和识别就迅速与情感融合，并混合了投射，让自己陷入被伤害或被抛弃的想象中，做出冲动性的反应。与他们工作的第一步同样是回到感知觉，通过对外部区域的觉察帮助他们扎根于当下，从想象回到现实，了解真实的情境是怎样的。

从觉察／识别到能量动员阶段

阻断发生在这个阶段意味着个体知道应该做些什么，但无法产生兴奋感，不能动员能量来驱动自己做出相应的行为。

一种可能的情况是存在未经觉察的内摄，导致来访者把来自外界的期待和要求错以为是自己的。例如，一名大学生反复劝说自己应该复习，为考试做准备，但并没有发自内心的动力，于是一直拖延。即使是在最后阶段逼迫自己连夜复习，最终通过了考试，来访者也不会获得发自内心的满足，反而可能会感到更加空虚和无聊。对这类来访者，咨询师需要帮助他们觉察和识别内摄，区分这些是自己的需要还是外界的要求，发挥接触边界的功能，把自己愿意接受的同化进来，把自己不接受的排除出去。经过这个过程，来访者就能识别自己真正的需要，进而产生兴奋感并动员能量做出行动，最终获得满足。

另一种情况是，来访者的自体支持不足，虽然他们能够正确识别自己的需要，但认为自己没有能力实现它。这样的来访者认同了一种无力的自我意象，常常使用投射，把力量投射到他人身上，认为他人是强大、有权力的，自己是弱小无助的。他们在关系中往往比较被动，依赖性强，习惯待在被拯救的位置上，不能承担自我责任。这种模式的形成常常与过去环境的支持不足有关，养育者总是打击和贬低来访者自发的生命能量，或者给予来访者过度的照顾，导致来访者没有机会发展自我力量。在与这类来访者工作时，咨询师需要回到觉察，帮助他们接触自己的真实体验并从中找到来自内在的生命力量。同时，咨询师还要在咨询关系中留意可能发生的责任转移，帮助来访者觉察他们如何把责任投射给了咨询师。

从能量动员到行动阶段

这个阶段是从定向功能转向操纵功能的衔接和过渡。个体在完成了内在的觉察和能量动员后，接下来就要做出行动与环境接触了。如果出现接触中断，意味着个体抑制了能量自然向外释放的过程，不敢扩展边界与环境接触，导致大量能量积压在内部。

这类来访者经常使用内转，不能表达自己的需要和攻击性，难以从环境中汲取营养，并常常把攻击转向内部。他们是自我批评的"专家"，容易让自己陷入精神内耗。他们也会把这个严苛的部分投射出去，想象来自他人的评判和攻击，进而更加担心自己表现不好，束手束脚不敢行动。这类来访者通常在人群中比较安静，习惯于让渡自己的边界，通过自我牺牲来讨好和迎合他人。咨询师需要帮助他们觉察被压抑的情绪和需要，并提供支持让来访者重新动员能量，使能量导向真正指向的对象，并练习表达攻击性、面对冲突，逐步提升自我力量。

格式塔疗法认为，焦虑的产生也与这个阶段的接触中断密切相关。当个体产生兴奋感时，如果由呼吸带来的自体支持不足，无法将兴奋感转化为行动，积累在体内的能量就会给个体带来焦虑的体验。皮尔斯将其总结为一个简洁的公式：焦虑 = 兴奋 – 氧气。焦虑障碍正是由这一机制反复叠加造成的结果。个体在感到兴奋时，会出现心跳加速、呼吸急促、肌肉紧绷等身体反应，如果个体没有调节呼吸以提供足够的支持，反而将这些身体信号错误地识别为危险的来源，就会产生对焦虑的焦虑及更加浅表、急促的呼吸，如此循环往复就会导致焦虑不断升级，甚至造成急性惊恐发作。所以，处理焦虑最简单、最有效的方法就是进行深呼吸，提高氧气的摄入量，并且觉察、接纳所有的身体反应。当身体获得足够的支持时，焦虑感自然会减轻，或者转化为兴奋感，引导个体做出有效的行动。

从行动到接触阶段

阻断发生在这个阶段是由于个体没有选择恰当的行动，导致虽然做出了行动，但并没有产生真正的接触。

一种情况是由于来访者习惯性地使用偏转，包括在咨询中多话、不断跳转话题、过度理智化等。这会导致来访者看似讲了很多话，但咨询师和来访者的交流仍然停留在社交寒暄或理智分析的层面，没有建立真正的情感连接。

另一种情况是由于来访者对需要的错误识别，例如，有进食障碍的来访者需要的是爱和关系，但他们把内心的匮乏体验为生理上的饥饿。因此，他们不断进食，吃过量的食物，但并没有接触到自己真正需要的东西，也就不可能感到满足。最后，他们要么因暴饮暴食而过度肥胖，要么为保持身材出现催吐、清泻行为，进一步加剧对身体的伤害。

在与这两类来访者工作时，咨询师需要帮助他们觉察自己真正的需要，评估现在的行为方式满足了什么，没有满足什么。然后鼓励他们进行实验，尝试新的可能性，在真实的体验中探索怎样行动才能真正满足自己的需要，进而学会选择恰当的方式与环境接触。

从接触到充分接触阶段

阻断产生在这个阶段指的是个体与环境发生了接触，但不能获得满足。

一种情况是由于自我中心的过度使用。在充分接触时刻，个体与环境的边界会消融，出现一种类似于融合，但又不是完全融合的状态。这时，就需要个体放下对控制的需要，把自己交给环境，只有这样，由充分接触带来的自发成长才会发生。而习惯使用自我中心的来访者常常活在自己的世界里，不考虑环境的限制和他人的感受，过度扩张自体边界，通过工具化地使用他人来满足自己的需要。这种操纵和吞噬的方式不可能带来真正令人满意的人际接触，个体要么会遭到来自他人的反击，要么被物化他人的孤独反噬，导致其自体无法获得成长，长期陷入空虚和羞耻的体验中。在与这类来访者工作时，咨询师需要帮助他们增加自体支持，练习依靠自己来耐受挫折，培养延迟满足能力，并增加对环境的觉察，学会尊重和理解他人。当他们能够不再依赖他人的镜映和涵容来补给必需的心理营养时，就可以减少对环境的操控，真正做到看见自己、与他人相遇。

另一种情况出自表演型人格（又被称为癔症型人格或歇斯底里人格）的来访者。他们的能量过于高涨，呈现出与环境不匹配的浮夸情绪及行为表现，常常令人感到困惑和尴尬，导致他人很难与他们深入地接触。他们看似情感充沛，实际上断开了与真实自我的连接，通过表演某种形象以避免感受面具之下的脆弱和悲伤。这种过度的接触行为让他们既无法与环境充分接触，又远离了真实的自我。在与这类来访者工作时，咨询师需要帮助他们回到觉察，穿过那些浮于表面的情绪，去体验内心真实的情感。当真正接触到这些情感时，他们夸大的外壳会自然消融，呈现出更为真挚的状态。

从充分接触到消退阶段

这个阶段无法顺利完成意味着个体沉溺于充分接触的满足，不愿面对由消退带来的失落和空虚。

一种情况是成瘾问题，既包括酒精成瘾、尼古丁成瘾等物质成瘾，也包括网络成瘾、性成瘾、工作成瘾等行为成瘾。以酒精成瘾为例，来访者跳过了感知觉、觉察、能量动员等图形的形成过程，直接来到行动阶段，以融合的方式与酒精接触，并沉迷其中无法消退。酒精成了唯一固化的图形，来访者不断重复这个不完整的接触循环，对酒精之外的一切事物都不感兴趣。成瘾行为的出现常常是为了回避一些真正重要但又难以面对的事情或情感，咨询师需要帮助来访者觉察，在固化的成瘾循环中，他们得到了什么，又失去了什么。当来访者看到成瘾行为的意义，并接触到被长久回避的情感时，就会形成新的图形，从而有机会打破固化的格式塔，产生新的接触循环。

另一种情况是由于恐惧分离和孤独，来访者强迫性地让自己保持兴奋，避免面对消退的过程。具体表现为穿梭于各种社交聚会，总是需要身边有人陪伴，无法安静地独处；也可能表现为入睡困难，因为入睡需要一个人面对自己，从一切令人兴奋的活动中消退，回到静息状态。这样的来访者在咨询中也常常表现出分离焦虑，在咨询结束时拖延时间，不愿离去，或者对咨询师的休假安排感到不满和难以耐受。

消退阶段的一个重要功能是吸收和整合过去的经验，这个功能遭到破坏的典型表现是创伤后应激障碍。因为由创伤事件带来的压倒性体验，那些原始的感知觉以碎片化的方式存在，无法被吸收并整合成为过去的回忆。于是，来访者一直卡在未完成的创伤经历中，一旦在现实情境中遭遇相关的线索，那些未整合的创伤体验就会被再次唤起，这就是"闪回"的发生机制。在进行创伤干预时，咨询师需要先引入足够的资源和支持，协助来访者带着觉察一点点重新体验创伤发生的过程，让身体和情绪层面的未完成事件得以完成。在这个过程中，那些碎片化的感知觉被加工并重组为叙事性记忆，并在来访者完成充分哀悼后被赋予新的意义，由此，创伤经历会像其他记忆一样被整合到背景中。

从消退到感知觉阶段

卡在从消退到感知觉的阶段常常意味着发生了融合，个体与环境持续处在未分化的状态中，无法形成新的图形。

在咨询中，严重退行的来访者可能会出现这种情况，仿佛回到了胎儿在子宫里的状态，失去了时间感，没有任何需要关心和关注的事情，可以以极度平静的状态保持不动，或者产生无法抑制的困倦和睡意。

精神分裂症患者的阴性症状也可以从这个角度来理解，他们情感淡漠、活动减少、意志力缺乏，可以在一把椅子上一动不动地坐一天，并且天天如此，失去了所有的生命活力。

长期停留在消退状态会让他们有一种死亡般的寂静感，仿佛一切都不存在了。他们恰恰需要来自环境的刺激以重新激活感知觉，但这一过程需要咨询师以缓慢的速度和适当的剂量循序渐进地进行，避免因过度刺激导致他们进一步撤回。

前面我们介绍了接触循环的各个阶段发生中断的典型情况，在实际的咨询工作中，阻断可能同时在多个阶段发生，咨询师需要进行综合的评估和考量。下面提供一个案例片段来说明如何运用接触循环进行个案概念化。

来访者是一位女性，大三学生，从小喜爱文学，但父母认为文科就业难度高，高考时坚持让她学习理工科。来访者接受了父母的安排，大一时还认真对待学业，但考试成绩总是不理想。这让她开始产生焦虑情绪和拖延行为，并且这些症状随着时间的推移越来越严重。上个学期，来访者多门考试成绩都不及格，因此前来寻求咨询师的帮助。

在收集信息的过程中，咨询师了解到来访者不喜欢这个专业，而且觉得自己也不擅长，尤其是开始学习专业课以后，来访者发现有许多需要做实验的项目，而她经常遭遇失败。每次失败都会让她的情绪陷入低谷，但她仍然没有动力去学习。来访者也想过转到其他院系和专业，但只是想一想，没什么实际行动。渐渐地，来访者退缩到自己的世界里，不与同学交往，沉迷于网络游戏。这让她更加焦虑，觉得自己在浪费时间，看不到希望。

来访者在咨询中的表现是，会花费大量时间罗列自己的缺点，不断地分析问题产生的原因，咨询师发现很难打断她的自我指责。来访者每次分析完自己的缺点，就会把结论搁置在一旁，不采取任何行动上的改变，下次再进行一轮相似的分析。

随着咨询的深入，咨询师了解到更多信息，并发现来访者接触循环的多个阶段发生了阻断，于是做出了如下个案概念化。

　　来访者在咨询中表现出的阻断发生在能量动员到行动阶段，她大量使用内转，试图通过自我批评来解决问题。她用这种方式回避自己的感受，并制造出一种自己在努力的假象，以获得暂时性的自我安慰。但这不会带来任何实际的改变，反而强化了她对自己的负面评价。

　　来访者陷入这一困境是由于她有一种"好学生"的自我身份认同，她想获得好成绩，却反复遭遇失败，并因此积累了很多无法消化的挫败感和羞耻感。她有能量动员，但无法做出有效的行动，于是产生了大量的焦虑情绪，并在拖延和自我攻击中不断内耗。

　　咨询师需要帮助来访者回到觉察，去接触自己的挫败感和羞耻感，承认自己感到无能为力，被困在僵局中，既不能行动起来投入学习，又不能下定决心转专业。她可能会对自己的表现感到失望，也可能会为这几年承受的痛苦感到悲伤。无论来访者内心有怎样的体验，只有真正接触它们，情绪能量才能重新流动起来，也只有面对真实的自己，发自内心的改变才有可能发生。

　　来访者那个"好学生"的自我身份认同也在觉察和能量动员之间造成了阻断。她接受了父母的安排，没有选择自己喜欢的专业，这导致她从根本上缺乏学习动力。针对这一点，来访者需要觉察内摄，如来访者持有"我需要听父母的话""我没有能力为自己做决定"这类信念，导致她放弃自己的想法和主张，与内在的生命能量失去联系。

　　来访者对于转专业一直犹豫不决，不敢行动，也是因为害怕来自父母的反对。由于对自己不够自信，来访者认为只有学好现在的专业，证明自己是有能力的，才有资格和父母谈转专业的事情，这让她彻底卡在了原地。这种想法的背后同样存在着内摄，如"我做每件事都必须成功""我绝对不能半途而废"。

　　通过帮助来访者觉察这些内摄，识别哪些是自己的需要，哪些是外界的期待，不再认同那些不属于自己的信念，来访者得以对专业问题重新做出选择，从自己的内心需要出发去动员能量并做出行动，由此她的接触循环也开始顺利运作了。

第 8 章　格式塔疗法的长程咨询工作

格式塔疗法的长程咨询工作可以分为两条主线，一条是自体的成长，另一条是咨询关系的修通，两者相互交织、相互影响，共同推动着咨询的进展。本章从这两条主线出发，在自体的成长方面，我们会介绍一种自体组织发展的视角。在咨询关系的修通方面，我们会讲解用对话关系处理移情关系的工作思路。然后，我们会采用四步骤的接触循环将这两条主线整合起来，介绍一个完整的长程咨询会经历哪些过程。最后，我们会提供一个长程咨询案例，将初始访谈、评估与概念化、自体组织的发展、咨询关系工作全部包含进去，希望帮助学习者更充分地掌握格式塔疗法在长程咨询中的实操应用。

自体组织的发展

长程咨询的核心目标是帮助来访者获得深层的内在成长，在格式塔疗法中是通过发展来访者的觉察能力，帮助来访者实现更好的自体调节，形成积极的自我负责态度。

美国格式塔治疗师布鲁斯·科诺夫（Bruce Kenofer）提出可以从自体组织（organization of the self）的发展这一角度来理解这个过程。他借鉴了发展心理学家罗伯特・基根（Robert Kegan）的自我发展理论，对格式塔疗法的自体概念进行了一定的扩展，描述了自体功能在组织水平上是如何发展的。

我们在第 1 章介绍过，格式塔疗法将有机体的接触系统和成长施动者定义为自体。自体是一个过程性概念，承担着认同和疏离的功能，以区分自己和环境。那些被认同的体验是属于自己的，那些被疏离的体验则不属于自己，被归为环境。自体通过接触 / 后撤过程实现对环境的靠近和远离，从环境中获取自己需要的，排除自己不要的。自体功能决定了个体如何体验自己和环境，如何对环境做出反应以满足自身的需要。皮尔斯等人在其最初创立的格式塔理论中，非常强调自体的过程属性和变化属性。当个体与环境接触时，自体会在接触边界浮现出来，当个体与环境完成接触后，自体又会消退到背景中。个体与不同环境接触所浮现的自体往往是不同的，这展现了个体丰富多样的内在面貌。

与过程性的自体概念不同，自体组织这一概念更关注自体功能相对稳定的方面，指的是在相对长的一段时间内，自体功能是以低水平的组织性运作，还是以高水平的组织性运作。低水平的自体组织会更加僵化和单一，在面对大量难以容纳和消化的体验时，只能使用自我分裂、自我疏离、自我拒绝等简单化的方式来处理。而高水平的自体组织具有更高的灵活性和复杂性，可以容纳丰富多样的人类体验，在面对矛盾冲突时更有可能保持稳定感和平衡感。当个体内部具有更大的灵活性和流动性时，这种灵活性和流动性也会影响个体与环境的接触方式，使个体拥有更强的应对能力和更多选择的可能性。

埃文・波斯特（Erving Polster）把人们的问题描述为"被卡在同一个旧自

体中被反复折磨"（stuck with the same old selves that plague them）。[①] 来访者使用的自体组织是在过去的环境中形成的，现在环境已经发生了变化，旧的自体组织对新的环境不再适用，但来访者靠自己的力量无法完成自体组织的发展，这种不匹配最终以症状的形式表现出来。从这一视角来看，症状在带来痛苦的同时，也带来一份关于成长的邀请，使自体组织有机会朝更高的层次发展。

然而，自体组织的发展过程并不容易。当前的自体组织虽然引发了诸多痛苦，但至少是令人熟悉的，来访者对自己的体验和对世界的体验全部建构在这个自体组织上。重建新的自体组织会晃动来访者过去形成的关于"我是谁"的信念及关于世界的信念，极大地挑战来访者的稳定感和安全感，并引发剧烈的内在冲突。所以，来访者的内在总是存在两种相互矛盾的动力，既有朝向成长的动力，也有保持不变的动力。改变意味着面对安全需要和成长需要之间的冲突，这就需要咨询师在支持和挑战之间把握动态平衡，既要持续给来访者提供稳定的支持，又要不时挑战来访者过去的自体组织。

由此，科诺夫将自体组织的发展看作一系列内部重组的过程，每次重组都需要经历两极从矛盾对立走向辩证统一的历程，把一些分裂的内在部分重新整合起来。这样，自体组织就像量子跃迁一样实现了一次跨越式发展，获得了更高水平的组织性和复杂性。

自体组织的每次重组都需要经历以下六个立场（standpoint）。

- 立场一：来访者感觉问题是模糊、分散的，无法清晰描述问题到底是什么，也分不清问题来自内部还是外部。

- 立场二：来访者能够定义问题并区分内部和外部，内部问题的表现形式是

---

① Evring Polster. A population of selves: A therapeutic exploration of personal diversity[M]. San Francisco：Jossey Bass，1995.

一些躯体和情绪症状，外部问题则体现为来访者对世界的不满。实际上，两者是问题的一体两面，但这时，来访者还没有把它们联系起来，倾向于把冲突和问题体验为自己之外的东西。

- 立场三：来访者开始拥有问题的所有权，意识到自己在问题的产生和维持上发挥了一定的作用，之前认为冲突发生在内部和外部之间，现在意识到这其实是自己的内部冲突。由此，来访者能够看到之前被自己否弃和分裂的一极，但会产生一种奇怪的矛盾感，好像这确实是自己的一部分，但又不受自己控制。

- 立场四：来访者能够清晰地表达内心的两极，并且更多地看见和接触之前被否弃和分裂的一极，但仍然难以充分支持这一极，因为这将极大地挑战来访者过去形成的自体组织和信念系统。

- 立场五：随着之前被否弃和分裂的一极获得更多支持，两极的力量变得更加均衡，来访者陷入一种根本性的僵局，无法调和不相容的两极。在原有的自体组织中用任何妥协性的方式都无法真正找到出路，除非将其打破重组。

- 立场六：来访者实现了一种认识论的转变，创造出一种新的自体组织，把之前相互矛盾、对立的两极整合到一个更大的背景中，用一种全新的方式体验自己和世界。虽然问题本身可能没有变化，但来访者建构问题的方式发生了本质上的改变，问题也就随之被重构了。

在这里，我们概括性地介绍了从立场一到立场六的发展历程，在本章的案例部分，我们会将其进一步展开，用一个完整的咨询过程来详细说明来访者的自体组织是如何实现重组的。

最后需要说明的是，没有任何一个真实的成长过程是按照教科书来完成的，来访者大体上会经历这六个立场来完成一次自体组织的重组，但不一定严格按照顺序逐一完成，可能会同时呈现两种立场，或者在不同立场之间反复。这个框架可以作为一张大致的线路图，帮助咨询师评估来访者当前处在哪个立场，并前往来访者所在的位置与之相遇，尽可能提供与来访者相匹配的支持与挑战。如果把它作为一种标准流程来指导咨询进程，反而会阻碍咨询师与来访者在当下的接触和相遇，也与格式塔疗法和现象学的基本方法背道而驰。

对咨询关系进行工作

格式塔疗法的长程咨询必然会触及深入的咨询关系工作，而这一工作与自体组织的发展往往是相互呼应的。来访者内在成长的僵局会平行地呈现到咨询关系中，呈现为咨询师和来访者之间的关系性僵局，而对关系性僵局的处理和修通又会相应地推动来访者自体组织的重组和发展。

《弗里茨·皮尔斯：格式塔治疗之父》（*Fritz Perls*）的作者彼得鲁斯卡·克拉克森（Petruska Clarkson）提出了一种整合性的关系模型，将治疗性关系分为五个层面：工作联盟、移情 / 反移情关系、满足修复性 / 发展性需要的关系、人与人的真实关系、超个人关系。[1]一段长期的咨询关系往往是丰富而复杂的，会涉及上述多个层面。根据来访者的发展需要，每个阶段会有一个层面的关系占主导，随着咨询进程的发展，咨询关系也会不断变化。不同的咨询流派侧重于不同层面的关系，例如，经典精神分析十分关注移情 / 反移情关系，而依恋取向的工作方式则看重提供一段满足修复性 / 发展性需要的关系。

---

[1] Petruska Clarkson. The Therapeutic Relationship[M]. London：Whurr Publishers Ltd，2003：7.

　　格式塔疗法对关系的工作方式是用人与人的真实关系来处理移情 / 反移情关系的，咨询师同样以自我运用为核心，作为一个真实的人参与到关系互动中，通过与来访者一起体验、一起觉察，最终实现关系议题的修通。

来访者的现象场和咨询师的现象场

　　每个人都有自己独特的现象场，这个现象场由他体验和建构世界的方式决定。在格式塔疗法的视角下，移情过程可以被理解为来访者把自己的现象场带入咨询中，以特定的方式体验咨询师、与咨询师互动，通过关系的双向影响和共同创造，咨询师参与到来访者的现象场中，与之共同演绎一段"对手戏"。

　　虽然在此时此地的工作中，咨询师需要时时刻刻对微小的反移情保持觉察，但总会有一些没有被觉察到的东西存在于背景中。而且，咨询师每时每刻都在做出选择，无论是描述、核对、提议进行实验还是保持沉默，咨询师都在以某种方式参与到关系的共创中。所以，对此时此地的觉察并不能让整体层面的移情过程和关系卷入免于发生。在长程咨询中，咨询师正是通过这种方式深入来访者的内心世界，与来访者一起经历曾经的关系体验，像打捞深海沉船里的宝藏一样让来访者内心深处的情感和伤痛有机会浮现出来，被两个人一起看见和理解，进而得以完形。

　　对话的方法为格式塔咨询师进行移情工作提供了一种基本站位，通过结合使用融入和在场两种态度，咨询师可以在不失去自身立场的前提下，体验来访者的内在世界。在这种情况下，咨询师可以同时看见自己的现象场和来访者的现象场，也就是同时容纳两种不同的心理现实。如果咨询师能够允许来访者把过去的客体投射到他的身上，又不失去自身的主体性和真实性，就架构起了一个工作空间，可以通过对话关系触碰和转化移情关系。但是，如果两种心理现实之间的冲突和张力过大，超出了咨询师的容纳范围，就会出现两者相互挤压的情况，最终导致空间坍塌，只有一种心理现实可以存在。这时，咨询师会暂时失去对话关系的工作位置，跌入单一的移情关系中。下面我们用一个简短的案例来说明这个过程。

一位来访者正处在极度的痛苦中，反复出现自杀意念。这时，咨询师恰好有一个早已计划好的三周假期即将到来。

对此，来访者的心理现实是："你现在休假就是在抛弃我，让我一个人面对无穷无尽的痛苦，你只有放弃休假才能证明你是真的关心我。"而咨询师的心理现实是："我有自己的需求，但我仍然是非常关心你的，而且我相信你有能力自己度过这三周。"

如果咨询师可以看到这两种心理现实，并且允许它们同时存在，既能理解来访者的视角，不否认来访者正在经历被抛弃的痛苦体验，又清楚地知道自己并没有抛弃来访者的意图，心底有对来访者深刻的关心和信任，那么咨询师就有足够的心理容量和灵活性去应对当前的状况。

如果咨询师被强烈的反移情占据，无法调和两种心理现实之间的激烈冲突，就会面临二选一的情况，要么放弃自己的心理现实，认同来访者的期待，取消休假并成为一个理想化的照顾者；要么否定来访者的心理现实，认为来访者是在用自杀危机要挟和控制他，心怀厌烦地拒绝来访者。无论咨询师跌入哪种心理现实，都会与来访者重演过去的关系模式。

体验性的位置和觉察性的位置

虽然咨询师抱持两种心理现实是对话关系的最佳工作位置，但在实际的案例中，咨询师通常事先并不知道来访者的剧本上演的是什么，他们需要跟随关系的进程逐渐入戏和体验，才能看清来访者的心理现实。而且，随着工作的深入，一些移情关系的重要卡点会呈现为当下的关系性僵局，咨询师需要与来访者一起陷入左右为难的境地，才能真正触碰和理解来访者的痛苦。所以，咨询师很难在最佳的工作位置上保持不动，运筹帷幄地让一切顺利发生，而是会在两个位置之间反复移动，通过不断的动态调整慢慢穿越关系动力的涡流。

这两个工作位置可以被看作一组极性的两极，一极是"体验性的位置"，另一极是"觉察性的位置"。体验性的位置指的是咨询师由于没有充分觉察或内在空间不足而陷入自己的反移情中，无法同时抱持两种心理现实，不知不觉地与来访者重演过去的关系剧本。觉察性的位置指的是咨询师对自己的反移情和双方的关系互动保持觉察，可以识别和容纳两种不同的心理现实，有足够的灵活性运用自己的觉察，促进两种心理现实之间的接触。这两个位置相互依存，互为图形和背景，随着咨询关系的进程不断流转。

用对话关系处理移情关系指的是咨询师在体验性和觉察性这两极之间反复移动，在某些时候更靠近体验性的位置，卷入移情关系中，在另一些时候回到觉察性的位置，觉察之前在体验性的位置上所发生的，并运用这些觉察在对话关系中工作。两极之间的移动有时会在瞬息之间完成，有时又会经历很长时间的滞留和摆荡。有时，咨询师会横跨两极，好像半个身体处在体验性的位置被卷入其中，另外半个身体处在觉察性的位置看着正在发生什么。

运用这种方法工作，咨询师首先需要能够识别自己现在处在两极之间的什么位置，并对位置的动态变化保持觉察。咨询师失去觉察性的位置，来到体验性的位置的常见表现有以下几种。

- 面对这位来访者，咨询师变成了一个"不像自己的人"，如一位性格温和的咨询师表现出强势、苛刻的一面，或者一位通常反应敏捷的咨询师变得十分迟钝、笨拙。

- 咨询师感到紧张、害怕、束手束脚，失去了灵活性和自由感。与其他来访者一起工作时可以很自然说出的话、做出的干预，在面对这位来访者时就很难说出来或做出来。

- 咨询师非常着急，有很强的紧迫感，急于找到一些解决方案和干预措施以改善现状。

练习：识别体验性的位置与觉察性的位置

这个练习你可以一个人进行，也可以在小组中进行。

回想你与不同来访者工作的整体状态，在与哪些来访者工作时，你更多处在体验性的位置，在与哪些来访者工作时，你更多处在觉察性的位置。

选择聚焦在一位来访者身上，回想你在咨询中的哪些阶段和时刻处在体验性的位置，在哪些阶段和时刻处在觉察性的位置。你可以对多位来访者进行这样的回顾和觉察，对比面对不同的来访者时你的感受和表现有哪些相似及不同之处。

最后，总结当你处在这两个位置时分别有哪些内在体验和外在表现，尽可能涵盖多个方面，包括身体感觉、情绪、想法、行为方式等，并写在下面的横线上。

在体验性的位置上的表现：＿＿＿＿＿＿＿＿＿＿＿＿＿＿＿＿＿＿

＿＿＿＿＿＿＿＿＿＿＿＿＿＿＿＿＿＿＿＿＿＿＿＿＿＿＿＿＿＿

在觉察性的位置上的表现：＿＿＿＿＿＿＿＿＿＿＿＿＿＿＿＿＿＿

＿＿＿＿＿＿＿＿＿＿＿＿＿＿＿＿＿＿＿＿＿＿＿＿＿＿＿＿＿＿

　　这个练习有助于你熟悉自己的特点，未来你可以将这些表现作为信号，帮助你识别自己处在哪个位置。

　　如果你是在小组中进行练习的，可以与小组成员一起讨论、交流。

如何回到觉察性的位置

　　从体验性的位置回到觉察性的位置（对体验的识别），仍然是通过对反移情进行觉察和涵容，这与在此时此地运用反移情的方法是类似的（见第 6 章）。咨询师掉入体验性的位置意味着发生了接触中断，通过在接触循环上退回到前面的步骤，觉察和识别自己的反移情，咨询师就可以恢复接触循环的运转，支持背景中模糊的体验浮现为图形。那些与来访者的深层议题相关的情感往往深埋于背景中，需要经过层层叠叠的沟壑才能被触及。随着咨询经验的积累，咨询师会逐渐培养出一种敏锐的直觉，更容易辨识一些蛛丝马迹，以更快地从体验性的位置来到觉察性的位置，甚至可以整合两极，始终带着觉察去体验。

　　如果咨询师对两个位置有高低、对错的比较，就会认为在体验性的位置失去觉察是自己犯了错误，因此想要尽量避免。这种想法反映出咨询师想把工作做得更好的良好初衷，但如果咨询师因此产生了更多自责和愧疚的情绪，反而不能有效调节自己以回到觉察性的位置。如果咨询师调整到另一种视角，像看待旅途中常伴左右的伙伴一样看待这两个位置，充分接纳自己总是会在两者之间反复移动，并把每一次掉入体验性的位置看作开展后续工作的契机，就可以更加轻松、灵活地进行处理。这种状态就像冲浪一样，既臣服于海浪的力量，又能驾驭浪花前行。

　　有时，虽然咨询师已经对自己的反移情有所觉察，但仍然被某种强烈的感受笼罩，很难完全回到觉察性的位置，这往往与咨询师的个人议题有关。当咨询师的个人议题与来访者正在处理的问题发生共振时，咨询师的心理现实会受到极大的挑战，咨询师也会被淹没在受伤、愤怒、羞耻等感觉中，难以保持稳定的在场。在这种情况下，咨询师可能会忍不住为自己辩解或反过来责怪来访者。这是咨询师为了恢复内心平衡所做的努力，但同时也造成了其与来访者相互争夺空间的局面，如果这种局面不能被及时修复，可能会造成关系的永久裂痕。

在这种情况下，咨询师需要先进行自我照料。只有自己先稳定下来，才有可能重新考虑如何帮助来访者，就像乘坐飞机时的"安全须知"所倡导的：遇到紧急情况，请先为自己戴好氧气面罩，再帮助其他人戴面罩。如果咨询师的内在资源不足，就需要借助外部资源作为氧气面罩，如督导、个人体验、朋辈团体等，以帮助咨询师恢复空间。

在觉察性的位置如何工作

当咨询师回到觉察性的位置后，就可以运用觉察到的东西去帮助来访者了。帮助的方向与咨询师对自己所做的是一样的，也是从体验性的一极向觉察性的一极移动。因为来访者的问题往往是对自己的移情过程和心理现实没有充分觉察，长期处在体验性的位置。咨询师需要评估来访者在体验性的位置的嵌入程度，根据来访者当前的心理容量和对挑战的耐受程度，决定以怎样的方式工作。

如果来访者有比较充足的自体支持和心理容量，能够接受自己的想法不一定是事实，他人可能有不一样的视角，那么咨询师就可以坦诚地反馈自己的觉察，与来访者一起复盘在之前的咨询关系中发生了什么，两个人如何参与其中，又如何相互影响，从而一步步共创整个互动过程。这样，咨询师和来访者就有机会在接触边界重新接触，并走向更深入的相遇。

如果来访者的自体支持和心理容量不足，往往更需要守护自己的心理现实，难以接受不同的视角。这时，咨询师就需要承担更多抱持功能，先不去撬动来访者的心理现实，允许来访者把一些形象投射在他身上。在这种情况下，咨询师可以把来访者的心理现实看作一面哈哈镜，它会扭曲咨询师的样子，而咨询师需要同时整合两极，呈现一种"既是又不是"的悖论状态。这样，咨询师就像拥有了两个分身，其中一个分身成为哈哈镜中被扭曲的形象，另一个分身与来访者一起站在镜子前，看着镜中的形象，讨论来访者是如何体验这个形象的。这对咨询师而言是一种比较有挑战性的情况，就像下面这个案例中所发生的。

来访者的母亲患有抑郁障碍，总是郁郁寡欢地躺在床上，无力照顾来访者。来访者的父亲在外地工作，很少回家，所以来访者经常被放在亲戚家寄养。但是，亲戚对来访者十分严厉，经常因为来访者的一些小错误而责骂她，甚至有一些躯体虐待行为。

咨询师感到与这位来访者开展工作十分困难，尝试帮助来访者发展对任何一点的觉察，都会让来访者十分紧张和抗拒，好像自己的错误和漏洞被发现了一样。来访者就这样牢牢控制着咨询对话，咨询师所有的努力都被她拒绝。来访者以这样的方式参与咨询，是由于她在亲戚家的环境中形成了固化的格式塔，通过控制局面、排斥新的东西来保护自己，以避免被批评和惩罚。

这种局面让咨询师感到挫败和沮丧，逐渐变得有些退缩，在咨询中的存在感越来越弱。随着时间的推移，来访者觉得咨询没有帮助，于是她经常攻击咨询师，指责咨询师是一个没用的人。

在这个关系过程中，来访者害怕被批评，限制咨询师的发挥空间，咨询师没能及时觉察和处理自己的挫败感，被塑造成一个没用的人，不能给来访者提供有价值的帮助，就好像当年来访者的母亲也没有照顾好来访者一样。来访者对母亲有强烈的愤怒和失望，而这背后是对母亲深深的渴望和爱，所以来访者也希望保护母亲，不敢把攻击指向患有抑郁障碍的脆弱的母亲。所以，来访者需要咨询师暂时作为一个替代性的角色，让来访者长期压抑在心中的愤怒和委屈有机会释放出来。

可见，来访者邀请咨询师一起呈现出这样的关系是有意义的。如果咨询师能够稳定地待在"没用的位置"上，这恰恰是有用的，它可以帮助来访者从卡住的地方开始，重启疗愈和成长的进程。困难在于，咨询师如何能够一边承担无用的角色，一边发挥功能让咨询关系维持下去，不至于走向破裂。这就需要咨询师从体验上将两者区分开，既接纳来访者眼中的他是一个没用的人，又不完全认同这一点，抱持来访者的愤怒和不满，并见缝插针地找到一些工作机会，把自己的理解和关切渗透给来访者。渐渐地，咨询师就能帮助来访者把母亲和咨询师区分开，看到这些情绪实际上是指向母亲的，进而一层层触及自己心底埋藏多年的复杂而深沉的情感。

虽然格式塔疗法根植于对话关系，但实现一段双向的对话关系需要每一方都真实地在场并能够看见对方，这是一种很高的心理发展阶段，来访者往往在一段成功的咨询进入尾声时，才能达到这种状态。在此之前，移情关系仍然是十分活跃的，来访者需要把各种因未完成事件而积压的情感投射到咨询师身上，这些情感与咨询师身上的一些元素有关，但又不完全相关。通过接触与对话，来访者的生命体验可以被充分看见，未完成事件得以完成，来访者得以获得新的成长。最终，当来访者从环境支持过渡到自体支持，能够为自己负责时，就不再需要另一个人来存放和承载自己的情感了，他可以收回投射，把咨询师作为一个真实而完整的人来看待。

在咨询过程中，来访者对咨询师常常有各种各样的想象和猜测。咨询师关注的重点不是自己在来访者眼中好不好，而是来访者这样看待他是为了实现怎样的成长。这就需要咨询师有稳定的自我认知和良好的自我价值感，不需要通过来访者的看见来获得对自己的镜映和确认。

当咨询师面对一些棘手的情况时，如反复被卷入强烈的情感风暴或长期卡在艰难的困局中看不到希望，耐受这个漫长而痛苦的过程并保持一定的功能是十分不容易的。在面对不确定性时，咨询师需要握住一些确定的东西。最重要的是，咨询师对自身感受的接触和连接，无论在什么情况下都跟自己在一起，自体觉察和自体支持永远是格式塔咨询师最忠实的伙伴。另外，咨询师内在拥有的一些信念和经历也是确定不变的，包括想要帮助来访者的良好初心和深切愿望，对来访者成长潜能的无条件信任，以及从过往的成功经验中积累而来的信心。

咨询师的稳定性越高，在另一极就会拥有越强的灵活性，可以在不同的状态之间自如地游走。咨询师可以把自己作为关系中的实验道具，主动扮演不同的角色，通过自己的变化给来访者带来不同的体验，帮助来访者更好地发展觉察能力。例如，在上面的案例中，来访者认为咨询师是一个没用的人，咨询师可以夸大没用的一极，不说话、不反馈，只是死气沉沉地坐着，探索这会让来访者产生怎样的体验和反应。咨询师也可以来到另一极，尝试发挥作用，做出一些主动性的干预，再关注来访者对此又会产生怎样的体验和反应。

总之，如果咨询师掌握了在体验性的位置和觉察性的位置之间反复移动的工作思路，能够同时抱持自己和来访者的心理现实，就获得了一个工作平台，咨询师可以在这个平台上充分发挥创造性，运用丰富多样的方法，与来访者在关系中共舞，最终帮助来访者从移情关系走向真实的相遇。

全周期咨询的四个阶段

下面我们采用"前接触—接触—充分接触—后接触"的四步骤接触循环，来介绍一个完整的长程咨询会经历哪些历程。

前接触阶段

前接触阶段是咨询的初始阶段，咨访双方需要完成初始访谈的各项任务，才能顺利开展后续咨询。

首先，咨询师需要与来访者初步建立关系，提供倾听、共情、接纳等基础的关系要素，形成具有一定信任感的工作联盟。在收集信息和评估方面，咨询师要带着好奇心与来访者接触，采用过程性的方式收集信息，进行初步评估，并了解来访者对咨询的期待和设想，讨论并确定咨询的整体方向和目标。

前接触阶段的一项重要任务是帮助来访者适应格式塔疗法的工作方式，让来访者逐渐体验到咨询师是如何工作的，咨询又是如何起作用的。这样，来访者可以更主动地参与进来，与咨询师形成一种平等的合作关系。如果来访者难以适应格式塔疗法的工作方式，咨询师可以评估原因，尝试放慢工作速度或将工作步骤拆分，给来访者提供前行的脚手架；也可以从咨询关系的角度出发，考虑是否有一些关系议题已经在场域中浮现了，如难以信任他人、对权威形象的理想化期待等。

如果经过协调，来访者仍然难以适应，或者咨询师通过评估发现自己不适合为来访者提供咨询服务，那么咨询师可以坦诚地向来访者说明情况，提供一些合适的转介资源。

接触阶段

接触阶段是咨询的探索阶段。咨询师在这一阶段要逐步深入来访者的内心世界，展开来访者的人生画卷。

咨询师需要帮助来访者发展对当下的觉察，这是格式塔疗法中一切工作的基础。咨询师可以观察来访者对三个区域的觉察情况，通常会更关注对内部区域和外部区域的觉察。同时，咨询师可以从当下呈现的过程入手，帮助来访者探索其现象场，包括来访者如何体验自己和世界、如何与环境接触、如何做出选择以回应环境。

从自体组织的发展这一视角来看，这个阶段大致会包含从立场一到立场四的过程。咨询师先帮助来访者把问题梳理和描述清楚，看到内部的症状和对外部环境的不满之间存在怎样的联系，然后发展来访者的自我负责能力，以觉察自己对问题的产生和维持负有怎样的责任。咨询师要协助来访者把内部和外部之间的冲突转化为来访者的内部冲突，之后通过对极性进行工作，支持之前被否弃和分裂的一极浮现出来，让来访者更多地去接触和了解这一极。

在关系层面，移情关系会开始出现，并随着咨询的进程不断发展。咨询师会经历若干轮在体验性的位置和觉察性的位置之间的移动，通过这个过程更深入地参与到来访者的关系模式中，并形成更完整的理解。

随着觉察能力的提升和自体支持的增加，来访者的内在会出现局部的松动和改变，如情绪困扰得到缓解、采用一些新的方式应对问题。但这时，量变还没有积累形成质变，改善并不是稳定的，来访者会经历状态的起伏和反复，意识到自己的内核仍然没有改变，容易感到沮丧和着急。

总之，这个阶段的工作重点是帮助来访者全面地接触和了解自己，就像在即时战略游戏中，玩家最初只能看到周围的一小块地图，之后通过探索把整个地图点亮的过程。

充分接触阶段

充分接触阶段是咨询的改变阶段。在这一阶段，来访者会通过与自己的充分接触及与咨询师的充分接触，实现深层次的内在改变。

经过前期的工作，表层的问题已经得到了处理和改善，此时咨询进入了攻坚阶段。咨询师和来访者会发现无论从哪里开始讨论，问题最终都会指向来访者固有的核心模式，咨询师和来访者甚至会感到咨询在原地打转，没有任何实质性的进展。来访者会很自然地使用自己熟悉的应对方式来改变核心模式，但核心模式正是建立在这种应对方式的基础上。例如，一位非常需要掌控的来访者通过努力控制自己来压制掌控欲，这就好像一个人想要通过拽住自己的头发把自己拉离地面，而这必然是行不通的。于是，来访者会感到陷入僵局，难以找到出路。

这是在前文自体组织的发展中提到的立场五，虽然咨询看似在原地打转，实际上这是一个螺旋向下的过程，咨询正在越来越深入到核心模式的内部，一次次充分接触来访者底层的核心情感。来访者需要面对丧失，经历深沉的哀悼情感，才能对那些曾经失去的、错过的、从未得到的、无法改变的东西放手。来访者也会随之发展出更多的自我接纳和自我慈悲，可以重新拥有过去被否弃和被分裂的部分。最终，两极走向整合，来访者完成了一次自体组织的重组，到达立场六的状态。

在这个过程中，咨询师需要给来访者提供支持，但站位可以相对靠后，把空间留给来访者。这样，来访者才能学着耐受不确定性，自己去尝试和摸索，发展出更强的自我力量，为自己负责。破茧成蝶的过程只能每个人自己去经历，咨询师能够提供的是陪伴、见证和支持。

对咨询关系的工作也会穿插其中，咨询师需要对移情和反移情保持觉察，如果来访者正在处理的议题在两个人的关系互动中浮现出来，就用对话方法对其进行工作。还有一些来访者的议题主要以关系性僵局的形式出现，来访者会与咨询师产生张力十足的关系互动或反复拉锯的局面。如果触及咨询师的个人议题，咨询师可能会长期陷入体验性的位置，与来访者一起卡住。但无论表现形式如何，穿越僵局的历程都是类似的，只是在关系性僵局中，两个人需要一起经历，通过层层深入、陷入困境、充分接触、哀悼整合等一系列过程最终走出僵局。

后接触阶段

后接触阶段是咨询的结束阶段，通过整合、吸收、消退完成一次完整的接触循环。

通常，来访者感到自己发生了足够大的变化，对当前的状态感到满意，不再需要长期、稳定的咨询，会向咨询师提出结束咨询的想法。咨询师需要评估来访者的状况，与来访者一起讨论，共同做出结束咨询的决定。之后，双方可以一起回顾和整理之前的咨询历程，总结来访者的收获和成长，看看还有什么未完成或令人遗憾的事情。站在现在的时点回看整个过程，看到两个人如何经历了许多起起伏伏一路走到这里，来访者往往会感到十分满足和感慨，会给这段咨询经历赋予新的意义。

咨询结束也意味着咨询关系要暂时告一段落，咨询师需要与来访者讨论对分离的感受，完成告别。有些来访者会在这一阶段发展出对双向对话关系的需要，除了能够真实、自如地做自己，来访者也希望更加真实、完整地看到咨询师。咨询师可以开放地面对，在咨询关系的边界内帮助来访者体验这种双向的对话关系。之后，来访者可以带着这种体验离开咨询师，在生活中与其他人建立深入的关系。

另外，咨访双方还可以一起对来访者的未来进行展望，讨论来访者对今后生活的规划和想象，以及如果遇到新的挑战可以运用哪些内外部资源来应对。人的内在成长是一件持续终生的事，来访者前行的步伐不会因为咨询的结束而停止。如果来访者关注接下来如何继续成长，咨询师可以与来访者讨论除了咨询外，还有哪些方式和渠道可以帮助他们。

最后，咨询师和来访者需要讨论结束咨询的具体安排。有些来访者希望在某个时间节点直接结束，有些来访者对自己离开咨询师后能否完全适应还没有充分的把握，希望以逐渐降低咨询频率的方式过渡，用更长的时间来结束咨询。咨询师需要评估来访者希望的结束方式与他们的议题有怎样的联系，并结合自己的时间安排综合考量，与来访者共同协商一个双方都能接受的方案。

以上就是用四步骤的接触循环来回看整个咨询历程的全部内容，这是一个非常宏观的视角。实际上，其中每个阶段都包含着许多更小的接触循环，而每次咨询也都可以被看作一个接触循环，并且可以被进一步向下分解，每次咨询都可被拆分成若干个接触循环。接触循环就是这样层层嵌套的，小循环积累起来形成大循环，可以无限叠加和扩展。

一个长程咨询案例

下面是一个完整的咨询案例，综合了来访者自体组织的发展、对咨询关系进行工作、全周期咨询的四个阶段，全面展示了咨询师如何应用格式塔疗法进行长程咨询。

来访者是一位 27 岁的女性，出生于中小城市，大学考到一线城市，硕士毕业后到互联网企业做程序员，目前单身。

来访者的主诉问题是工作压力大，常常会拖延，对自己的工作表现不满意，经常感到情绪低落，一个人偷偷哭泣。

前接触阶段

在首次咨询中，咨询师看到走进咨询室的是一位身材娇小、长相甜美的年轻女孩。她留着齐肩的长发，戴着一副精致的眼镜，穿着打扮非常得体。刚见面时，来访者显得有些害羞，坐在了长沙发上相对远离咨询师的一侧。

咨询师感到与这位来访者建立关系是比较容易的，来访者为人亲和，很愿意开放地分享自己的事情，对咨询师也十分信任，两个人能很快建立起稳固的工作联盟。

在前几次咨询中，咨询师了解到来访者是家中独女，母亲是小学老师，精明能干，在工作中表现突出，同时把来访者照顾得很好。来访者说她的母亲是一位十分称职的母亲，只是对她要求有些严格。来访者的父亲在一家国企做技术工作，不善言谈，在家里没什么存在感。来访者从小学习成绩优异，一路在重点学校读到硕士。工作后，来访者很快脱颖而出，成为公司的重点培养对象。

尽管如此，来访者对自己的工作表现仍然不满意。这是由于公司领导很赏识来访者，把许多重要的工作交给她，但她总是会拖延，经常拖到最后熬夜加班完成。来访者觉得她没有发挥出自己应有的工作水平，辜负了领导的期待，但领导对她仍然十分满意，会给她安排更多的工作。这让来访者感到压力越来越大，拖延也更加严重了。对于情绪低落和哭泣，来访者不清楚自己怎么了，只是觉得控制不住，会责怪自己太软弱。

在交谈过程中，咨询师观察到来访者讲话的思路很清晰，可以把事情和自己对事情的理解讲得非常清楚，但是当某种情绪出现时，来访者会呈现出局促无措、如坐针毡的状态，像犯了错误一样。来访者在咨询中的坐姿是相对固定的，自发的身体调整和动作不多。她坐在沙发上好像很小心的样子，不太能把身体充分交给沙发以获得足够的支持。在关系层面，咨询师和来访者相处起来感觉很舒服，两个人的交谈总是非常融洽、顺滑。

结合这些内容性信息和过程性信息，咨询师形成了如下初步评估和工作假设。

◆ 来访者有很好的思考和反思能力，但是对当下的觉察不足，尤其是对内部区域的情绪和身体感觉缺少觉察，而且她对情绪的态度是排斥和不接纳的，需要重点发展对内部区域的觉察。

◆ 来访者在接触循环上经常卡在能量动员阶段，无法把能量转化为行动，所以会出现拖延行为和焦虑情绪。咨询师需要顺着接触循环退回觉察阶段，帮助来访者觉察自己的情绪和需要。

◆ 来访者经常使用内转，当领导安排的工作超出她的承受范围时，她无法拒绝，不能表达自己的需要和愤怒，并把攻击性转向内部，产生自责的情绪。另外，来访者对自己的要求很高，有一些内摄的信念，如"我应该表现得完美""我不能软弱"。

◆ 来访者有一组非常突出的极性，一极是有能力的，另一极是软弱
无能的。有能力的一极占据优势，让来访者具有了良好的社会功
能，但软弱无能的一极则被否弃和分裂，不被允许存在。

◆ 来访者的自体支持不足，也不能从环境中获得足够的支持。这也
导致来访者难以维护自己的边界，容易牺牲自己以迎合外界的期
待和要求。

完成了信息收集和初始评估后，咨询师与来访者讨论了咨询目标，来
访者希望能够改善拖延和情绪问题，恢复过去正常的生活状态。

接触阶段

进入接触阶段后，咨询师先从来访者最关心的拖延问题着手，帮助来
访者觉察每次接到工作任务时，她看到了什么、听到了什么，然后产生了
怎样的身体感觉、情绪、想法，最后才产生了拖延行为。来访者觉察到，
领导给她安排的工作难度已经很大了，她还额外给自己施加了更大的压
力，她的心中有一个完美的规划方案，稍微有一点儿没有达到，她就会严
厉地批评自己，进而被焦虑和恐惧的情绪占据，没办法行动起来。然后，
她会更猛烈地攻击自己，觉得自己明明应该去工作，但就是毫无理由地动
不起来，如此反复挣扎消耗了她很多的时间和精力，最后她不得不熬夜赶
工。自工作以来，来访者一直处在这种状态中。渐渐地，来访者把自己搞
得身心俱疲，经常生病，情绪也越来越差，经常莫名哭泣。来访者之所
以在工作以后才出现这种状况，是因为读书时学生要做的事情毕竟是有限
的，没有超出她的承受范围。在职场中，来访者不会拒绝，总是努力达成
领导的期待，所以任务量越来越大，整个人也长期超负荷运转。

通过觉察，来访者看到了整个拖延机制是如何形成的，虽然外部环境
的问题是工作压力较大，但自己应对压力的方式才是更主要的因素，包括

无法维护边界、对自己要求过高、持续不断地自我批评。由此，来访者明白了自己在其中的参与和贡献，不再感觉拖延和情绪困扰像从天而降的问题一般不受自己控制。

在咨询现场，来访者也经常会批评自己，咨询师以此为切入点帮助来访者觉察内转是怎么发生的，并支持来访者接触自己的情绪，顺着情绪看到自己的需要，包括休息的需要、情绪被看见和被接纳的需要。这部分工作进展得比较困难，虽然这些道理来访者都明白，但在体验上，来访者仍然很难做到，一旦触及脆弱的情绪，她就会感觉自己很无能。于是，咨询师尝试到另一极，让来访者看到自己有能力的一面，即使内耗很严重，她的学习和工作表现仍然很好。但是，来访者更加无法接受这个说法，她觉得自己做到的事情都不值一提，实际上自己就是一个无能的人，自己只是很努力地把这一面隐藏起来，尽量不让他人发现。

到这里为止，来访者的两极都清晰地浮现出来了，占据优势的一极是有能力的，被否弃和分裂的一极是无能的。来访者长期用自我施压和自我攻击的方式驱逐无能的一极，但又总是被弥漫的无能感笼罩，就像一个人想要甩掉自己的影子，但不论跑得多快，结果都是徒劳的。此时，来访者处在自体组织发展的立场四，能够同时看见两极，尤其是可以接触到无能的感觉，但两极的关系并未改变，她还无法停止自我批评。来访者一直用这样的方式督促和鞭策自己，这成为她唯一的动力来源。如果不再这样做，她担心彻底跌入无能的深谷，从此一蹶不振，那是让她更加恐惧的事情。

随着咨询的深入，情况愈演愈烈。来访者认为她现在什么都明白，但就是做不到，这肯定是自己有问题，于是更加猛烈地攻击自己，导致出现严重的失眠现象，身体和情绪状态也濒临崩溃。咨询师十分同情和心疼来访者，尝试用各种各样的办法和实验帮助她，但都收效甚微。这加重了来访者的自责，她反复表达感谢咨询师的用心，都是自己不争气，辜负了咨询师的一番好意。咨询师渐渐产生了一种有力使不上的感觉，像陷入沼泽一般，也开始出现自我怀疑。

充分接触阶段

来访者感觉看不到希望，每次来接受咨询反而会让她产生更大的心理负担，她多次表达不想继续了。咨询师一直劝来访者不要放弃，再坚持一下可能就会看到曙光。直到有一次咨询，来访者没有出现，也不再回复咨询师的消息，以不告而别的方式中断了咨询。

咨询师对这个结果感到非常痛心，觉得自己失败了，完全无法接受，写了很长的反思报告去找督导师讨论。她在督导中不禁失声痛哭，反复表达"我这么努力，为什么还是没有用"，并责怪督导师没有帮助她留住来访者。督导师告诉咨询师："你确实很努力，但问题就出在你太努力了，来访者只能一个人面对无力的感觉，她需要的恰恰是有人陪着她一起无力。"最后，督导师建议咨询师去个人体验师那里谈谈关于无力感的议题。

在督导师和个人体验师的合力帮助下，咨询师看到了自己的个人议题是如何与来访者产生共振的。咨询师是家中长女，有一个比自己小 2 岁的弟弟，父母有重男轻女的观念，一直比较偏爱弟弟。咨询师为了获得父母的关注，从小就十分努力，在各方面表现都很突出，希望父母能够更多地看到她。但事与愿违，父母似乎并不在乎咨询师的付出，家里的爱和资源仍然无条件地向弟弟倾斜。在这个咨询中，来访者也非常努力，咨询师在来访者的身上看到了自己的影子，所以非常想帮助她，但越是用力反而越感到无力，就像自己的生活一样。咨询师看似不愿意放弃来访者，实际上是不愿意放弃获得父母疼爱的可能性，好像只要继续努力，就可以保有一线希望。最后，咨询师终于意识到，自己无力改变父母偏爱弟弟的事实，这让她感到哀伤，但同时也能够把自己和来访者的议题区分开，不再用帮助来访者的方式来拯救自己。

过了一段时间，咨询师消化好自己的情绪，再次邀请来访者回到咨询中谈一谈。来访者经过这段时间的休整，也恢复了一些心理空间，愿意再试一试。这一次，咨询师能够更开放地袒露自己的脆弱，承认之前的局面是由于自己害怕面对无能为力的感觉，虽然看起来是在帮助来访者，实际上是把她一个人丢在了无力感中，没有真的陪伴她。来访者感动于咨询师的真诚，也敞开心扉承认自己之前确实有不满的情绪，但不知道怎么表达，才选择了不告而别。

之后，两个人一起复盘了先前的关系过程。虽然来访者一直在夸奖咨询师做得很好，把问题都归结到自己身上，但这反而让咨询师感觉像被架空了一样无处着力，于是不断尝试各种不同的办法。这让她们陷入了关系性僵局，每个人都感到无能和无力，都想通过付出更多来拯救对方，但又沦为那个被拯救的人。这让来访者联想到她与母亲的关系，母亲总是那个有能力的人，而她需要用自己的无能来维持母亲的良好感觉。

这时，来访者才提起一段往事。她曾经听奶奶说父母之前有过一个女儿，很小就生了重病，母亲带着姐姐到处求医问药，但仍然没能挽救姐姐的生命。这件事像家里的秘密一样，来访者从未听父母说起过，所以也很少想起来。咨询进行到这里，那种强烈的无能感背后的意义终于浮出水面，原来是母亲把姐姐的去世归结为自己的无能，一直无法原谅自己。于是，在面对第二个孩子时，她竭尽全力成为一个有能力的母亲，极力避免再次体验到无能的感觉。所以，在来访者的成长过程中，每当遇到难以克服的困难，母亲都会转而责怪来访者，仿佛这是来访者的错。虽然母亲看起来十分坚强，但来访者能够感受到她背后的脆弱。为了保护母亲，来访者变得十分听话、懂事，并且不知不觉地承担起无能的角色。同时，来访者内摄了母亲对无能的批判态度，会持续攻击自己的无能感。于是，有能力和无能的两极就这样产生了分裂，形成了来访者的内在僵局。

来访者看到年幼的自己为了维系与母亲的情感连接，从小就背负上沉重的情绪负担，感到十分心疼。母亲没有走出失去第一个孩子的伤痛，想要通过做一个好母亲来弥补之前的遗憾，这反而对来访者造成了另一层的伤害。每个人都没有错，但悲剧就这么发生了。来访者终于充分接触到多年的委屈和缺失，沉浸在悲伤和无力的感觉中。咨询师陪伴来访者经历了一个漫长的哀悼过程，最终来访者能够用更接纳和慈悲的态度看待整件事，并给在家庭中传递的无能感赋予了新的意义。她意识到，这份无能感实际上承载着不知如何给予的爱。面对挚爱之人，当现实困境无法逾越时，她们宁愿把自己禁锢在无能的囚牢里，也不愿切断这份爱的连接。无论是母亲对姐姐的那份超越生死的爱，还是来访者作为一个孩子反过来照顾母亲的爱。

到这里，来访者终于穿越了僵局，可以重新拥抱无能感背后的深深爱意，用一种全新的视角去看待自己与母亲的关系。在走出僵局的过程中，有能力和无能的两极从分裂走向整合，来访者的自体组织实现了一次跨越式的重组和发展。

后接触阶段

在之后的一段时间里，来访者逐渐把内在的改变整合到生活中。她可以用更加友善和接纳的态度对待自己，认可自己取得的成就，不再用严苛的态度自我攻击。面对工作中的困难，她更加从容，不再惧怕脆弱的情绪，能够支持自己，给自己一些空间慢慢解决问题。尽管来访者仍然有些害怕冲突，在需要维护自己的边界时会遇到困难，但她已经有了足够的信心，她想离开咨询，在现实的人际关系中继续摸索和成长。于是，来访者提出了结束咨询的想法，咨询师也很支持来访者的决定。

在接下来的几周里，她们一起回顾了整个咨询历程。来访者对自己中途离开的那段经历印象深刻，她既感慨于当时的挣扎和艰难，又感谢咨询师始终陪伴着她没有放弃。两个人都感到这是一段深刻的关系，对即将到来的分别感到不舍。在充分表达对彼此的情感后，来访者怀着对未来的期待和向往离开了咨询，咨询师也对这段工作感到满意和欣慰。

在这个案例中，来访者的自体组织是在与母亲的关系中形成的，是来访者对当时的环境做出的创造性调整。她让渡了自己作为一个孩子被照顾的需要，通过认同无能的位置来满足母亲，同时又对这个部分感到羞耻，用自我批评的方式来驱逐自己的无能感。在读书期间，这种应对方式可以让来访者表现出有能力的一面，成为一名好学生以适应环境。离开校园后，她进入了压力更大的工作环境，过去两极之间长期博弈所形成的稳态被打破。由于旧的自体组织无法适应这个新环境，来访者的内心世界失去了平衡，表现为拖延问题和情绪困扰。虽然来访者接受咨询是希望解决这些问题，让自己回到原来熟悉的生活轨道，但正是这些问题的出现推动她踏上了一次自体组织的发展之旅。

经过咨询前期的一系列觉察和探索，来访者达到了自体组织发展的立场四，可以看到分裂的两极，但不知道如何做出改变，这导致她陷入了更深的无能感。由于咨询师与来访者有相似的应对方式和情绪扳机点，来访者的内在僵局转化为关系性僵局，并在她们的咨询关系中浮现出来。咨询师陷入了体验性的位置，无法消化自己的无力感。在督导师和个人体验师的支持下，咨询师首先面对了自己的个人议题，完成了一次内部整合。之后，咨询师恢复了心理空间，回到觉察性的位置，把自己的心路历程转化为推动咨询的有效资源。当咨询师带着真实而鲜活的体验再次与来访者相遇时，两个人在更深的层面充分接触，洞察就这样从对话中浮现出来。来访者一直深深排斥的无力感所承载的意义被她们看见和理解，两个人为了那份爱的连接一起感动、一起哀悼。最后，来访者完成了一次重要的蜕变和成长，带着更加整合的自体组织迈向美好的未来。

第五部分

格式塔疗法应用专题

第9章   未完成事件

你或许有过这样的体验，生活中那些被充分完结的事情会很快被我们抛诸脑后，但因为种种原因，没有被完成的事情会留在我们心里，久久挥之不去，如一班没有赶上的飞机、一个没有做成的项目、一份从来没有说出口的爱。20世纪20年代，心理学家布卢玛·蔡加尼克（Bluma Zeigarnik）通过实验研究了这个现象，发现人们普遍存在一种记忆效应：与已经完成的事情相比，那些未完成的事情会给人留下更深刻的印象。后来，这种现象被命名为"蔡加尼克效应"。

格式塔心理学也有同样的发现，人们在知觉事物时普遍存在一种朝向完成和完整的倾向。由于没有完成的事情会占据更多生理和心理资源，带来较大的能量消耗和情绪负担，因此当事人会产生迫切的愿望，希望将其尽快完成。这种现象在格式塔疗法中被称为"未完成事件"，绝大部分心理问题都可以从这个角度去理解。

场视角下的未完成事件

健康的有机体会对场进行组织，跟随自身的需要和兴趣，支持图形从背景中浮现出来，与之充分接触，形成一个清晰、明亮的格式塔，然后这个图形被破坏和消退，最终被整合到背景中，这是从场的视角来描述一个事件从出现到完形的整个过程。如果每一个图形都能顺利完形，之后新的图形自由浮现，图形和背景可以持续不断地灵活切换、相互转化，那么有机体就处在一种健康流动的生命状态中。

未完成事件是指当图形出现后，由于背景的支持不足或存在其他扰乱，充分接触和消退的过程没能顺利完成，停滞在中途的某个状态，成为一个未闭合的格式塔。这会阻碍新的图形出现，导致图形和背景无法灵活切换，就像公路上发生了一起交通事故一样，事故车挡在道路中间，阻碍了车流的正常前行。于是，有机体不再跟随当下新出现的需求和兴趣，而是把注意力指向未完成的格式塔，试图再次投注能量将其完成，就像通过清理事故车让道路重新通畅一样。但如果个体缺乏足够的觉察和支持，可能会不得其法，一次次地遭遇失败，新投注的努力和能量不但不会带来帮助，反而会导致这个未闭合的格式塔越来越大。这就好像在交通事故中，前去清理现场的拖车不小心撞上了事故车，或者拖车由于马力不足，自己也陷在其中，导致事故范围进一步扩大，把道路堵得水泄不通。

这样用场的视角来解释未完成事件的概念可能会有些抽象。下面我们用一个案例片段把理论与实际联系起来。

小罗高考失利，没有考上重点大学，他一直对此心存遗憾，决定通过考研来改变命运。但他仍然被笼罩在失败的阴影下，对自己信心不足，复习时常常感到紧张、焦虑，无法集中注意力，结果第一年考研又以失败告终。想到已经投入的时间和精力，他感到非常不甘心，并决定再次考研。但这次他的心理压力更大了，在备考过程中，他开始出现严重的失眠现象。在临近考试的几个月里，他的情绪越来越差，不得不用抽烟和打游戏来缓解，复习进度几乎完全停滞了。最后，他连考试都没有参加，他感觉自己是一个彻头彻尾的失败者，对未来感到十分迷茫。如果现在凭一个普通的本科学历去找工作，他担心无法在竞争激烈的就业市场中生存下来。但如果第三次尝试考研，之前那些失败的经历又会像一座座大山一样压在他的胸口，让他喘不过气来，他根本不相信自己能够在千军万马中挤过考研这座独木桥。这让他陷入两难境地，不知道自己该何去何从。

在这个案例片段中，小罗想通过考研走出失败的阴霾，让自己有更好的前途和发展，但是他没有真正放下高考失利的心理负担，无法进行有效的情绪调节和自体支持，反而在一次次的挫败中不断强化失败者的自我意象，在同一个泥潭中越陷越深。小罗真正需要的是直面高考失利的经历，回顾和梳理那次失败是如何发生的，从中有所收获，并哀悼自己没能考上理想的大学这件令人十分遗憾的事。这样，他才能接纳现实，重新获得力量感，从当前所在的起点出发，一步步走出自己的未来之路。

有时，来访者会问，过去的一切已经发生了，想这些还有什么意义呢？这种误解可能与未完成事件这个词有关，它是从"unfinished business"翻译而来的，"business"通常被翻译成事件、事宜，容易让人误以为需要完成的是事情本身。事实上，如果事情在现实层面还有补救的办法，人们就不需要到心理咨询中处理，就像不小心把笔记本电脑遗落在出租车上，尽快联系司机找回它才是最好的解决方案。而适用于心理咨询的情况是，事情在现实层面已经无法改变，但来访者心里总是放不下，这影响了来访者当前的心理功能和应对现实的能力。所以，未完成事件真正需要处理的并不是事件本身，而是在事件中未能完成的愿望、需要和情绪。如果将"unfinished business"翻译为"未完成情结"，或许可以更准确地传递其本意。

练习：识别未完成事件

这是一个引导想象练习，你可以一个人完成，也可以在小组中完成。如果你是在小组中进行这个练习的，可以请一位成员朗读下面的引导语，其余成员闭上眼睛倾听和想象即可。

现在，想象你拥有一台时光机，它可以带着你回到过去。你坐在时光机上，顺着时间的长河逆流而上，看到一个个过去的自己：18 岁刚刚成年的样子、中学阶段的青涩少年、小学时无忧无虑的孩童、在幼儿园玩耍的幼童，以及在父母的怀抱中咿咿呀呀的婴儿。

请你看看不同成长阶段的自己，选择其中一个最吸引你的，然后把那个画面定格、放大，仔细看看自己当时的样子。他 / 她穿着什么样的衣服，脸上有什么样的表情，有什么样的身体姿势和动作，他 / 她在什么地方或环境里，当时的心情如何，正在做什么事情。请你问问当时的自己，他 / 她过得好不好，有什么特别想要实现的愿望，然后体会自己此刻有怎样的身体感受、情绪和想法浮现出来。

接下来，一个善良、美丽的仙女出现了，她挥挥手中的魔法棒帮你实现了这个愿望。请你继续展开想象，愿望实现时的场景是怎样的，你会来到哪里，有什么人在你旁边，你会说些什么、做些什么，之后会发生什么。沉浸在这个画面中，充分享受愿望实现带给你的感受，体验自己现在有怎样的身体感觉、情绪和想法。

当你完成想象后，可以慢慢睁开眼睛回到当下的环境里。然后，在下面的横线上写下一些让你印象深刻的要点和关键词。

　　接下来请你思考，刚才的想象练习让你回忆起哪些未完成事件，它们
对你现在的生活有怎样的影响。如果你是在小组中进行练习的，可以与小
组成员一起讨论。

对未完成事件进行工作的思路

　　对未完成事件进行工作的整体思路与对接触循环进行工作的思路是一致
的，就是按照接触循环发生的过程让未完成事件获得完形。首先，觉察和识别
来访者的情绪，了解情绪表达了哪些未完成的需要和愿望。其次，支持来访者
与这些情绪和需要接触，做出当下可以实现的一些行为和表达，让被压抑的能
量得到释放。最后，达到与自己的充分接触，图形消退到背景中，实现格式塔
的闭合。

　　对于不同类型的未完成事件，处理的侧重点也会有所不同。如果是由突发
事件导致的急性心理创伤，在事件发生时，来访者会因过度应激产生冻结反
应，无法完成战斗或逃跑的自我保护行为，无法释放当时激活的大量能量，进
而出现闪回、过度警觉等创伤症状。咨询师需要帮助来访者在耐受范围内重新
激活战斗或逃跑反应，做出当时没有做出的行为，这样未完成事件就得到了处
理。如果是由亲人过世引发的长期哀伤问题，来访者心中往往会有一些难以释
怀的遗憾，例如，没能见到亲人最后一面，或者在亲人在世时，来访者有一些

事情没来得及做，有一些情感未能表达。对于这种情况，咨询师可以运用空椅子技术，让来访者想象过世的亲人坐在空椅子上，把心中的情感和遗憾表达出来，也可以与来访者讨论，如何用一些仪式性的方式表达哀思。最终，通过充分哀悼，接纳亲人已经过世的事实，来访者就可以走出悲痛，开始新的生活。

这些在单一事件中形成的未完成事件处理起来往往相对容易，如果来访者有较好的觉察能力和支持系统，通过短程咨询就可以取得不错的效果。还有一些更复杂的未完成事件源自成长过程中反复发生的经历和情境，如童年缺少足够的关爱、由多次搬家转学导致生活环境极不稳定，我们将其称为"成长性未完成事件"。这类情况通常需要在长程咨询中用更久的时间来处理。下面我们重点讨论如何与这类来访者工作。

对成长性未完成事件的处理

一个孩子需要从环境中获得许多滋养才能慢慢长大，这种滋养既包括生理方面的身体养育，也包括心理方面的情感照料。通常，孩子的一部分需要和期待可以得到养育者的满足，并作为营养被孩子吸收，以促进身心成长，但由于现实的种种限制，总会有一部分需要无法被满足。对于那些无法被满足的需要，如果当事人能在心理层面进行哀悼，也可以让其获得完形。哀悼意味着接受环境的有限性，放弃一些不切实际的期待，学会依靠自己的力量主动与环境相协调，采用更加灵活、变通的方式应对现实。这样的哀悼过程可以帮助一个完全依赖环境的幼小孩童逐渐成长为在心理上可以自我负责的成年人，完成从环境支持过渡到自体支持的过程。

哀悼是一个需要在关系中完成的过程，在这里，我们借用温尼科特（Winnicott）提出的概念"足够好的妈妈"来帮助学习者理解。当孩子遭遇现实的挫折和拒绝时，会产生强烈的情绪反应，由于孩子的自体支持尚未得到充分的发展，他们无法完全依靠自己的力量完成哀悼。如果养育者能够接纳自己是一个足够好但不完美的人，就可以在亲子关系中提供持续的陪伴与支持，看见和承认孩子的需要，与孩子一起经历哀悼过程中的复杂情感，包括挫败、失望、愤怒、悲伤等。在孩子的成长过程中，养育者需要相对稳定地发挥功能，给孩子提供一些必要的满足，同时在不能满足孩子时帮助孩子完成一次次或大或小的哀悼。这样，孩子在长大后就可以发展出较好的成人功能，照顾好自己的内在小孩，作为一个协调运作的整体与环境互动，不断成长和自我实现。

但是，如果养育者无法处理哀悼过程中的种种感受，就会否定和贬低孩子的需要，不允许孩子出现不满和脆弱的情绪，以此来维持自身的稳定感和安全感。这会造成孩子的接触循环被打断，长期处在未闭合的状态中。为了使之完形，孩子会不断投注能量，但由于内外部支持不足，孩子会反复在同一个地方被卡住，进而形成持久的未完成事件。长此以往，孩子便无法整合成长过程中的痛苦体验，其内在的不同部分会相互割裂，形成固化的格式塔，使其用僵化的方式去体验和应对环境，失去当下的灵活性和选择性。

这样形成的固化格式塔有两种常见的情况。一种情况是，个体的成人功能没能充分发展，以致个体在成年后仍然感觉自己是一个需要依赖他人的孩子。他们会采用融合的方式与环境接触，不断寻找理想化的父母形象以弥补童年时期未被满足的需要，并试图以这样的方式再次完成未完成事件。皮尔斯所说的神经症指的就是这种情况，即通过扮演不成熟的角色，以操纵环境的方式获得支持。另一种情况是，个体内摄了养育者对待他的态度，并用同样的方式拒绝和抛弃自己的内在小孩，进而发展出一种强迫性的自我独立，排斥自身有需要的部分，绝不允许自己依赖他人。他们否认未完成事件的存在，经常会说"那些都过去了""生活要向前看"。这类人往往拥有很好的社会功能，在学习和工作中表现出色，但内心被压抑的痛苦会以情绪症状或与人际关系问题等方式表现出来。

这两种情况实际上是相互辩证的两极，一极是绝对的依赖，另一极是绝对的独立。它们是问题的一体两面，在实际案例中会以连续谱的形式呈现出来。有些人会突出表现出其中的一极，有些人则处在两极之间的某个位置，还有些人会在不同的情况下表现出不同的极性，如在职场中非常独立，在亲密关系中又极度依赖。

当带有这类未完成事件的来访者进入咨询时，常常会对咨询师产生父母般的移情，期待从咨询师那里获得曾经缺失的体验。我们在第 8 章介绍对咨询关系进行工作时，曾提到克拉克森把治疗性关系分为五个层面，这里主要激活了其中的两个层面：移情/反移情关系和满足修复性/发展性需要的关系。咨询师要允许但不认同来访者的移情，同时承担一部分养育者的心理功能，提供必要的关系养料，帮助来访者重启停滞已久的内在成长过程。

具体来说，咨询师需要对以下几个部分进行工作。

● 看见并确认来访者作为孩子时的需要和期待，了解当这些需要和期待在童年阶段未被满足时，来访者产生了怎样的情感和体验，这些体验又是如何被排斥和拒绝的；支持来访者在当下与这些情感充分接触，最终接纳和整合自己的需要，并放下一些不切实际的期待。

● 帮助来访者区分投射与现实，看到自己如何把曾经的愿望和期待寄托在理想化的父母身上，然后支持来访者面对现实中父母的局限与不足，把愤怒和失望表达出来。这样来访者才能收回投射，接纳父母只是不完美的普通人，不再纠结于没有被父母满足的部分，重新拥有和珍惜父母能够给予的东西。

- 支持并接纳来访者的内在小孩，让其在当下的场域中浮现出来，先由咨询师作为替代性的养育者与内在小孩接触，建立情感连接，然后帮助来访者发展成人功能，学会照顾自己的内在小孩。最终，成人部分与孩童部分的关系会发生根本性的重组和整合，来访者的自体组织得以发展。

在实际的咨询中，以上这些内容不是截然分开、相互独立的工作步骤，它们是以交叉并行的方式推进的，并且在每位来访者身上都有不同的呈现。咨询师需要跟随来访者在当下浮现的情感和需要，支持其完成独特的成长历程。

最终，来访者对过去未完成事件的哀悼往往与咨询关系中的哀悼并行发生。在移情过程中，过去的关系体验会在咨询关系中重演，来访者终究会意识到咨询师也无法满足他的全部需要，这激活了未完成事件中的重要卡点。咨询师需要作为一个有局限性的普通人真实地在场，支持来访者充分表达自己的失望和不满，并看到攻击背后隐藏的深切渴望和哀伤。来访者在哀悼咨询关系不完美的同时，会把这种体验与自己的童年缺失连接起来，这才是真正需要哀悼的部分。无论曾经有过怎样的伤痛和遗憾，它们都已经发生了，那些时刻留在原地再也无法更改。哀悼意味着对过去放手，不再寄希望于用任何方式弥补曾经的缺憾，这样来访者才会生长出新的力量，立足于现在，过好当下的生活。

在这个过程中，来访者会整合独立和依赖的两极，发展出更成熟的自体支持。在格式塔疗法中，成熟并不意味着自给自足，而是作为独立自主的个体与环境接触，吸取自己需要的，拒绝自己不要的。当环境不能满足需要时，来访者可以尝试改造环境、选择不同的环境，或者改变应对方式以适应环境。成熟意味着可以依靠，但不会依赖，最终能够为自己的需要负责。

　　总之，过去的未完成事件实际上可以被理解为未完成的成长。通过处理未完成事件，咨询师可以帮助来访者移除阻碍，重启停滞的成长进程。而成长总是伴随着满足、失去与哀悼，像一个不断辞旧迎新的过程，一次次与过去的自己告别，迎来崭新的自己。

第 10 章　　　　　阻抗与僵局

阻抗的概念来自精神分析，是指来访者有意或无意地抵抗咨询师的工作，进而影响咨询进程的现象。皮尔斯会使用阻抗这个词，但赋予其完全不同的意义，他认为阻抗中包含着积极的生命力量。同时，阻抗与僵局的产生紧密相连，来访者内部不同力量之间的相互对抗会导致来访者的生命能量被卡住，当相互对抗的力量势均力敌时，僵局便产生了。

阻抗与僵局都是格式塔疗法中重要的工作内容。在本章，我们会介绍如何对这两者进行工作。

阻抗

格式塔疗法视角下的阻抗

在格式塔疗法中，健康的有机体能够保持觉察连续谱，与自己的存在及"当下是什么"保持接触，当环境能提供足够的支持时，个体天然会处在这种连续觉察的状态中。而阻抗是个体的一种自我保护机制，是对不利环境做出的创造性调整。当外部刺激或内部产生的体验超出承受范围时，个体会使用各种方式来保护自己，让自己不去体验、回避接触，如远离刺激源、切断感受、合理化自己的行为等。这就好像电路系统中保险丝的作用，当功率过载时，保险丝会自动跳闸，切断线路，虽然这会造成暂时的停电，但可以避免烧坏整个电路。在格式塔疗法的理论中，自体就承担着类似于保险丝的功能，它在接触边界调节个体与环境的接触过程，各种接触中断都可以被视作阻抗的表现。

阻抗会让个体暂时性地失去觉察连续谱，失去与当下的接触，远离自己真实的体验。我们可以把觉察和阻抗看作一对相互依存、相互辩证的极性，两者对有机体都具有重要的功能，就像接触和后撤是一对相互拮抗的功能一样。一个只会接触、不会后撤的有机体无法长久地生存，一个只能觉察、不去阻抗的有机体也失去了对环境的灵活反应能力。因此，格式塔疗法从资源视角看待阻抗，认为阻抗是个体对环境做出的创造性调整，具有积极的生存意义，这与经典精神分析看待阻抗的角度完全不同。

原本具有积极意义的阻抗之所以会造成问题和困扰，是因为个体长期处在缺乏支持性的环境中，也没有足够的自体支持应对这样的环境，只能重复使用单一、僵化的阻抗来保护自己，于是形成了固化的格式塔，失去了在觉察和阻抗之间灵活选择的能力。这会同时影响个体与自己接触、与环境接触这两个方面的功能。一方面，阻抗让个体疏离了与自身体验的接触，发展出内在对立的力量去对抗真实的自己，从而形成矛盾、分裂的内在部分。这破坏了有机体作为一个整体协调运作的能力，让个体的生命力无法健康、自然地流动，失去了回应当下情境的灵活性和选择性。另一方面，有机体需要与环境接触才能实现成长，长期处在阻抗的一极扰乱了个体与环境的接触，使个体不能从环境中吸收自己需要的营养，于是其成长便停滞了。

由此，过去用来保护自己的生命力量渐渐成为对抗成长的力量，并对当前的生活造成了阻碍。下面我们用一个简短的案例来说明这个过程。

　　来访者有一位非常严苛的母亲，在她很小的时候，只要她一不小心犯了个小错误，就会遭到母亲的责骂和毒打。于是，来访者的内在也形成了这样一个总是在监视和责骂自己的部分。这在她的童年阶段具有保护作用，因为这个内在的责骂者会督促她把一切尽量做到完美，这样她就不必遭受母亲的打骂了。长此以往，这种应对方式被固化，当来访者长大离家后，即使严厉的母亲不在身边，她仍然习惯性地责骂和攻击自己，每天生活得谨小慎微、战战兢兢。

　　来访者的这种应对方式也在咨询场域中浮现出来：她把严厉的形象投射给咨询师，密切关注咨询师的一举一动，非常在意咨询师的看法和评价，无法把注意力放在自己身上。这让咨询师感到工作难以开展，于是尝试跟来访者讨论这一现象。但来访者立刻显得很紧张，好像自己做错了事一样，并开始严厉地批评自己。

在这个案例中，童年时期的来访者在不得不面对来自母亲的强大压力。她以当时的年龄可以做到的方式尽量去应对，让自己生存下来。这在保护来访者的同时，也造成了她内在的分裂，形成了严厉的责骂者和害怕的孩子这两个部分，持续影响着她现在的生活。在咨询中，这种内在的分裂在咨询师和来访者的关系中呈现出来，给双方的接触增加了难度。

对阻抗进行工作的思路

　　在《格式塔治疗：人格中的兴奋与成长》中，皮尔斯等人提到了对阻抗进行工作的核心思路：将重点从恢复"被压抑的"到重组"压抑的"力量①。在经典精神分析中，对防御和阻抗进行工作的思路是通过诠释来移除防御，释放被压抑的情感。但皮尔斯等人认为，如果不去觉察我们是如何压抑的，就不可能释放被压抑的东西。如果把心理咨询变成一场解救人质的游戏，通过咨询师来营救被压抑已久的情感，就会在压抑与被压抑之间、咨询师与来访者之间造成进一步的分裂和对抗。

所以，格式塔疗法对阻抗进行工作的思路不是移除，而是整合。阻抗中包含重要的生命力量，它是我们的一部分，但来访者常常把阻抗分裂和投射出去，以为它不属于自己。咨询师需要帮助来访者看到对抗实际上发生在自己内部，通过把两部分的力量重新整合起来，自体的整体运作功能得以恢复。这是让成长的力量从内部自然产生，而不是从外部进行干预。

格式塔咨询师把阻抗的出现视作开展工作的契机，而不是影响咨询的障碍。由于阻抗具有保护功能，咨询中出现阻抗恰恰意味着背后有需要被保护的脆弱情感。通过给予阻抗足够的支持，来访者内在固化的部分会开始松动，可以从阻抗的一极流转到觉察的一极，与体验充分接触。在这个过程中，来访者可以重新认同阻抗中蕴含的力量，并重新拥有那些不曾被接纳的体验，以此来把过去对立的两极整合起来，不再因内耗陷入无谓的自我斗争中。

对阻抗进行工作的具体方法仍然是在此时此地进行觉察和接触。咨询师要在当下的咨询过程中观察阻抗是如何浮现的，通过与来访者的接触来评估阻抗，觉察阻抗对接触过程和接触质量有怎样的影响，自己在其中有怎样的感受。然后，咨询师要运用这些觉察，帮助来访者觉察阻抗，并支持来访者与阻

---

① 弗雷德里克·皮尔斯，拉尔夫·赫弗莱恩，保罗·古德曼.格式塔治疗：人格中的兴奋与成长 [M].吴思樾，译.程无一，校译.南京：南京大学出版社，2023：10.

抗接触。

因为阻抗是整体性的，会在来访者的身体、认知、情绪等多个层面表现出来，所以咨询师从其中任何一个角度入手都可以找到向下探索的路径。

身体层面的阻抗常常表现为肌肉的绷紧、呼吸的受限、能量的抑制等。咨询师可以邀请来访者聚焦在阻抗所在的身体部位，对其进行觉察和接触，并通过调整身体姿势、动作、呼吸给予支持。

认知层面的阻抗可能表现为执着于用头脑分析问题、急于获得解决方案。咨询师可以在中间区域与来访者讨论，这样的应对方式起到了怎样的保护作用，又带来了哪些弊端，也可以切换到内部区域和外部区域，将自己的观察反馈给来访者，或者引导来访者觉察自己的内在体验。

情绪层面的阻抗会表现为对情绪体验的弱化或夸大。对情绪体验的弱化是指来访者通过各种方式隔绝情绪的影响，让自己不去体验，甚至出现解离，与感受完全失联。缺少情绪体验是咨询师比较容易识别的阻抗，而另一极的夸大情绪体验虽然也是一种阻抗，但其具有更强的隐蔽性，因此让人不易分辨。一些具有表演性特质的来访者会呈现出快速而剧烈的情绪波动，用自己的情绪能量占据整个咨询空间，还有一些特别容易哭泣的来访者会反复哭诉自己的痛苦，沉浸在悲伤的情绪中，这些情况都会造成咨询师没有足够的时间和空间对来访者的议题进行工作。对于弱化情绪体验的来访者，咨询师需要觉察情绪被弱化的过程，了解阻抗是如何发生的，并与来访者讨论其对情绪的态度，探索背后有怎样的担心和恐惧，然后重点加强来访者对内部区域的觉察，帮助他们更好地与情绪相处。对于夸大情绪体验的来访者，咨询师可以先引入着陆技术以提高他们的稳定性（见第 2 章），然后再去觉察强烈情绪产生的过程，了解阻抗是如何发生的。咨询师也可以借助中间区域的认知资源，帮助他们反思和理解自己的情绪，而不是淹没在弥散的情绪体验中。

对阻抗进行工作的案例

对阻抗进行工作也可以运用具有创造性的想象和实验技术。下面这个案例就是通过意象的方式探索来访者的内在保护者并支持来访者与阻抗接触的。

来访者：我从小身体就不好，经常生病，我爸爸总是指责和嫌弃我身体上的各种症状，说我是个废物。所以，我也非常排斥自己的身体，并渐渐形成了一种跟身体较劲的习惯。

咨询师：听起来，你爸爸在你生病时不但不照顾你，还嫌弃和贬低你。

来访者：是的，所以我跟他关系很差，上中学以后我经常跟他吵架，爆发很激烈的冲突。

咨询师：看来你不只会跟自己的身体较劲，也会跟爸爸对抗。

来访者：是的。

咨询师：听起来你身上有一个对抗的部分，如果用意象的方式给这个部分赋予一个具体化的形象，你觉得会是什么样子的，比如，是男性还是女性、多大年龄、穿什么衣服？

来访者：这个形象在我五六岁时就出现了，拎着一把大刀，直接捅向苍穹，把天空都捅出一个窟窿。

咨询师：就像一个小哪吒的形象，很有力量。

来访者：是的，当时我才上小学，爸爸就对我有很多要求，当我做不到的时候，他会用皮带和棍子打我。有一次，我用尽全身力气恶狠狠地对他说，"你打吧，等我长大了会加倍奉还。"那次我吓到他了，他就没有再继续打我。

咨询师：真的很了不起，年龄这么小就有这么大的勇气。那后来随着你长大，小哪吒的形象有变化吗？在遇到危险时，他还会保护你吗？

来访者：我身上小哪吒的部分一直都在，但是他的背后是空的。虽然他手中的刀可以挥向苍穹，但双脚踩不到地面，感觉落不了地，无法安定下来。

咨询师：有一种空虚和耗竭的感觉。那小哪吒的下半部分会有什么需要吗？我们可以发挥想象力给他提供一些支持，比如一匹什么样的坐骑或一对什么样的风火轮。

来访者：小哪吒是一个非常敏感的孩子，在脚丫没有穿上鞋的时候，他想感受沙滩、水流、被阳光照射过的温暖土地。

咨询师：嗯，这个画面非常鲜活，有生命力。

来访者：说到这里，眼泪会想流下来。

咨询师：我看到了，这个画面让你很有感触，抡着大刀的小哪吒变得柔软了。

来访者：（更多眼泪流下来）小哪吒特别想要扎根，他已经战斗了太久，感觉太累了。

咨询师：是的，小哪吒也需要一个家，在战斗之后可以回到一个属于自己的地方，获得抚慰和休息。你觉得一个什么样的环境可以带给他这样的感觉？

来访者：小哪吒想要踩在铺满阳光的沙滩上，那里有清风吹过，远处有一栋房子，那是他的家，房门是打开的，里面亮着黄色的灯。房子周围有很多绿色的树，我从小就非常喜欢树。

咨询师：嗯，是很美好的场景。现在请你充分沉浸在这个画面里，想象小哪吒的脚丫踩着温暖、柔软的沙滩，阳光照在他身上，不时有清风吹过，带来你喜欢的树的味道，他能看到不远处的房子里亮着灯，那是他的家。此刻，你的感觉怎么样？

来访者：我现在感觉特别想流泪。

咨询师：你可以允许眼泪充分地流淌，流泪时你的身体有怎样的感觉呢？

来访者：胸口有很多悲伤流过。

咨询师：如果你愿意，可以把一只手放在胸口，陪伴这份悲伤。小哪吒很坚强、很勇敢，但同时也很辛苦，可能也会有委屈，那么小就得提着刀来保护自己。

来访者：（闭着眼睛在感受中停留了很长时间，然后才慢慢睁开眼睛。）

咨询师：现在你感觉怎么样？

来访者：会逐渐平静下来，离开了那片海滩，但是眼泪会继续流。

咨询师：好的，你可以继续陪伴自己的眼泪，好像它既在脸颊上流淌，同时也流进你的心里。

在这个案例中，来访者有一位非常暴躁的父亲，为了保护自己，她发展出一个极具力量的对抗性部分，既在外部与父亲对抗，也在内部与自己的身体对抗，这让她非常辛苦。咨询师用意象的方式帮助来访者将这个对抗的部分具体化，形成一个小哪吒的生动形象，让来访者可以充分感受到这个部分，然后运用想象资源支持小哪吒。这样，阻抗背后被保护的情感便开始自然地流动，让来访者接触到小哪吒的辛苦、委屈与不容易。之后，咨询师继续运用想象资源，邀请来访者建构一个温暖、鲜活的场景，让小哪吒体验到安全和脚踏实地的感觉，并在其中充分停留。通过这个过程，来访者看到了阻抗的保护性力量，能够认同和支持这个部分，并接触到柔软的一极，完成一次两极之间的流转。

僵局

阻抗与僵局的形成息息相关。阻抗代表了保护性的力量，可以给个体带来安全感，是一种支持性的因素。但一个人要想实现成长，只有安全感是不够的，他还需要面对挑战和冒险，并可能因此跌倒和犯错误。我们在第 8 章介绍自体组织的发展时提到过，安全的需要和成长的需要之间总是存在冲突，当保护性的力量和成长的力量势均力敌时，僵局就产生了。

神经症五层次模型

皮尔斯非常喜欢对僵局进行工作，《格式塔治疗实录》（*Gestalt Therapy Verbatim*）中收录了许多皮尔斯在工作坊现场对僵局进行工作的案例。他认为僵局是成长中的关键点，并提出了一个神经症五层次模型来说明这一点。虽然他认为神经症模型包含五个层次，但并不是像经典精神分析的人格理论那样，由本我、自我、超我组成一个固定的人格结构。实际上，神经症五层次模型是一个过程模型，描述了穿越僵局需要经历的五个层面或五个步骤。

第一层是惯例层。惯例层是指个体使用约定俗成的社交礼仪与他人交往，让自己的行为符合社会文化规范，例如，初次见面时进行一番礼貌、客套的寒暄。这种行为方式通常来自一些普适性的社会规范和价值体系，如东方文化中的谦虚谨慎、尊重长辈、服从集体。当个体将这些规则不加鉴别地内摄进来时，一些刻板而流程化的行为方式就会形成，使个体完全远离内在的真实体验。

第二层是角色层。在这一层，个体处在一些角色面具之下，如尽职尽责的老师、听话乖巧的学生、温柔贤惠的母亲，个体通过扮演某个角色把自己包装起来，希望表现得比真实的样子更好。除了外在的身份角色，还有一些心理层面的角色，如无所不能的拯救者、脆弱无助的孩子、无辜的受害者，个体通过使用这些角色来操纵他人以满足自己的需要，或者避免承担一些原本属于自己的责任。角色层是必要的，我们在生活的不同场景中都需要承担各种各样的角色，但如果一个人无时无刻不在扮演角色，或者因过度认同而固化在某个特定的角色中，就会感到疲惫和空虚，找不到真实的自己。

第三层是僵局层。当个体看清自己所扮演的角色，决定不再继续时，就会感到被卡住和迷失，因为个体过去对自我的定义和感知都建立在这些角色上。拿掉角色后，个体不知道自己是谁，有的人甚至不知道怎么拿掉它们。一位来访者小时候十分敏感、细腻，但她的母亲性格外向、雷厉风行，一直要求她坚强独立，于是她长大后成了一个敢闯敢拼、无所畏惧的人。经过一段咨询的探索，来访者看到了母亲对她性格的巨大影响，感到这不是真实的自己。但是，这让她陷入了更深的痛苦中，因为这种行事方式早已烙印在她的身体里，她根本无法分清到底哪部分来自自己，哪部分来自母亲。

当个体进入僵局层时，过去的应对方式不再有效，但新的方式还没有建立起来，或者说旧的自我认同被拆除了，但新的自我还没有生长出来。有的人会感觉生活仿佛突然中断了，就好像自己站在悬崖边，没有任何退路，除了纵身一跃别无选择。有的人会感觉完全失去了方向，就像漂浮在太空中，四周一片漆黑，没有任何参照点和着力点。皮尔斯认为，僵局的原型是婴儿出生的时刻，他们突然离开子宫，失去了原来的供氧来源，因此他们需要立刻学会呼吸，从空气中获取氧气，否则就会死亡。

第四层是内爆层，也被称为"死层"。由于在僵局中找不到任何出路和办法，个体感到能量无法向外释放，只能向内压缩，造成能量的内爆。一个长期被家暴的妻子多年没有工作，依靠有钱的丈夫过着富足的生活，想离开丈夫但又勇气不足。一天，丈夫在醉酒后再次用皮带打了她，并对她百般羞辱。这让她再也不想忍受这种生活，但想到离婚，她还是十分恐惧，无法下定决心。夜深时分，她躺在熟睡的丈夫身边，心中充满愤怒和痛苦，想要痛哭但又担心惊醒丈夫，只好把头蒙在被子里，张大嘴巴，流着眼泪无声地尖叫。第二天早上，她如常起床做早饭，在丈夫看来，什么都没有发生，但她的内心正在经历剧烈的拉扯，这就是内爆的状态。

处在内爆层的状态与抑郁有些相似，由于对立的力量不断相互消耗，造成内部的坍塌和瘫痪，个体会表现为麻木无感、缺乏能量，看上去一片死寂。穿越内爆也意味着经历丧失，因为走出僵局的过程总是伴随着失去与付出，并且需要面对极大的未知和不确定性。在上面的例子中，如果妻子选择离婚，就会失去由丈夫供给的优厚物质条件，她需要重新赚钱养活自己，独自承担生活的重担。而且，她提出离婚可能会让丈夫暴跳如雷，变本加厉地对她实施暴力，她需要经历一个艰难的斗争过程才能摆脱这段婚姻。所以，内爆层也被称为"死层"，死亡是重生的前奏，要想获得新的自我，就得先穿越死亡的"沼泽"。

第五层是外爆层。如果个体能与内爆层那种抑郁、死寂的感觉充分接触，就可以冲破僵局，进入外爆层。在外爆的状态下，个体敢于呈现真实的自己，与自己的身体、情绪和整个生命能量连接在一起，充满活力和激情，允许自发性的充分释放，可以在当下自由地表达、行动、创造。外爆的程度取决于在僵局和内爆层压缩并淤积了多少能量，有时，来访者的外爆会比较温和，有时，来访者在经历了长久的内在斗争和拉扯后终于达到外爆，会爆发出巨大的能量，就像传说中的凤凰涅槃、浴火重生。

通过这个神经症五层次模型，皮尔斯描述了个体如何从遵守外部规则、满足他人期待的状态穿越僵局，经历内爆，最终达到外爆，活出真实的自己，这从另一个角度描述了自体组织重组的过程。这个模型重点聚焦在整合真实与不真实的两极，体现了人本存在主义追求真实人性的价值观。

如果一位来访者在童年环境中体验到呈现真实的自己是不安全的，就会停留在惯例层和角色层以获得环境的接纳和支持，为了保障安全的需要暂时放弃成长的需要。咨询师可以先帮助来访者觉察惯例层或角色层的状态，当来访者看到过去的应对方式如何困住了现在的自己时，就会来到僵局层。之后，咨询师会通过澄清僵局中势均力敌的两方，让僵局充分呈现，并支持来访者停留在被卡住的感觉里，等待内在的能量慢慢积累、酝酿。在内爆层的工作方向是最模糊不清的，咨询师无法事先知道出路在哪里，他需要做的是在场和陪伴，不急于跳出困境，支持来访者探索任何自发浮现的方向。最终，来访者会以自己的方式突破僵局，达到外爆层。

需要说明的是，这个模型不是作为具体的操作步骤来使用的，而是作为一张整体的地图协助咨询师进行评估和定位，了解来访者当前所处的状态，以便更好地支持来访者走出僵局，释放自己的生命能量。

练习：探索僵局

我希望他人眼中的我是什么样子的？把一些特点和描述写在下面的横线上。

_____

_____

_____

我眼中真实的自己是什么样子的？把一些特点和描述写在下面的横线上。

———————————————————————————

———————————————————————————

———————————————————————————

　　对比上面两者的区别，看看自己身上可能存在怎样的僵局。如果你是在小组中进行练习的，可以与小组成员一起讨论。

对僵局的理解和处理

　　对僵局的理解不应局限于皮尔斯的神经症五层次模型，除了自体组织重组时面临的重大僵局，咨询中还包含许多小的僵局。格式塔疗法认为，成长是一个不断整合的过程，每一次两极从矛盾对立走向辩证统一都需要经历僵局。两极在分化和整合之间周而复始地循环，支持个体在螺旋上升的轨迹中走向成熟。僵局是实现改变所必经的"阵痛"，作为一种过程性的存在贯穿于整个咨询历程中。

　　我们每次学习新的知识技能，都需要突破旧的藩篱，迈入未知，经历从陌生到熟悉的过程，这样才能把新的东西真正整合进来，这就是一个突破僵局的过程。即使是学习一种新的呼吸方式这样的技能训练也是如此。一些来访者习惯运用胸式呼吸，呼吸的状态总是急促而浅表，无法调动更多身体部位共同参与。如果咨询师引导他们进行腹式呼吸，可能会遇到困难，因为他们的横膈膜长期处在紧张、痉挛的状态，失去了弹性，就像卡在胸部和腹部之间的一块石头，让呼吸运动无法到达腹部。这时，咨询师需要提供一些外部支持，例如，请来访者把手放在小腹或横膈膜的位置，支持紧张的肌肉慢慢松解。如果这仍然不足以让横膈膜放松下来，咨询师可以邀请来访者躺下来再做同样的尝试。

因为人的身体在平躺时更倾向于使用腹式呼吸，咨询师可以借助身体的运作规律帮助来访者找到放松横膈膜的感觉。虽然调整呼吸方式看起来并不是一个显著的改变，但其背后涉及肌肉和神经系统组织方式的调整，也需要突破一个小的僵局才能实现。

咨询中许多两难困境都可以从僵局的角度来理解。来访者身上经常出现"既要……又要……"的情况，既想获得好处，又不愿付出努力和代价，导致来访者卡在原地，一直无法做出真正的改变。皮尔斯将这种情况形象地称为"旋转木马"，来访者会在两极之间反复横跳、自我辩论。例如，"我应该面对问题而不是一直逃避，但我不知道具体要怎么做，我这个人比较被动"或"我知道自己在做计划的时候常常过于理想化，最后根本实现不了，但下一次我还是会这么做"。来访者会有层出不穷的想法让自己纠结和痛苦，但他们并没有意识到自己一直在兜圈，反复上演着同一个剧本。

实际上，这个现象从道理上来理解并不困难，只要来访者稍微有一些反思能力，咨询师就可以帮助他们看清楚发生了什么。但在咨询中经常会遇到的情况是，来访者一边说着"原来是这样"，一边重复着过去的剧本。那个画面就好像咨询师对来访者说"你用水草把自己缠住了，你看，就是这样缠住的"，来访者低下头看一看自己的身体说"是啊，我被水草缠住了，但是我不知道怎么出来"。这是由于来访者对当下的觉察并不充分，虽然这看起来是一个容易解决的问题，只要停下过去的自我辩论，做点真正有意义的事情就可以了，但是他们还没有觉察到每一次具体的情境是怎么发生的，也不清楚自己在其中有哪些参与和贡献，因此无法真正承担起自我责任。所以，他们会把咨询师说的"你用水草把自己缠住了"改成"我被水草缠住了"，好像水草是一个在自体边界之外令人无能为力的东西。还有一种情况是，来访者明知道该怎么做，但就是动不起来，好像长期卧床的病人，由于太久没有运动造成肌肉萎缩，虽然手脚都是完好的，但他无法自如地移动。这时，我们就不能期待他们一步到位，像个健康人一样立刻跳下床健步如飞，而是需要先让他进行康复训练，从活动手指和脚趾开始，做当下能够做到的运动，一点点恢复肌肉的力量和灵活度。在咨询中，帮助来访者发展自体支持也需要经历这种循序渐进的过程。

处理僵局的另外一个困难在于，僵局会产生一种螺旋向下的动力，好像深海旋涡一样把人吸入其中。那些在童年期遭受严重虐待的来访者会产生身体的冻结和解离反应，以免被强烈的痛苦淹没，这是他们在恶劣的成长环境中为了活下来所做出的努力。但是，这让他们的神经系统没有随着年龄的增长正常发展，这些神经系统缺乏基本的容量和弹性，就像一根很细的电路保险丝，非常容易跳闸。个体总是需要跟自己的身体和情绪有所连接才能发挥出生命能量，但是这类来访者只要触碰到一点真实的体验，就会立刻切断连接进行自我保护，哪怕是开心、兴奋这样的积极情绪也会被他们的神经系统识别为威胁。每一次建立连接的努力都会遭到挫败，来访者在连接和中断的两极之间徒劳地来回折返，在僵局中越陷越深。最后，他们只能用回避和退缩来屏蔽外界的刺激，导致自己的生活范围越来越小，甚至连正常的学习和工作都无法维持。

当这样的来访者进入咨询时，常常已经经历了多年的滚雪球过程，被死死地卡在困局中，深感绝望和无力。与他们一起工作是不容易的：一方面，他们缺乏内外部支持，容易出现情绪层面或现实层面的危机状况；另一方面，帮助他们发展觉察很容易激活“保险丝的跳闸机制”，进而反复陷入连接和中断的僵局。咨询师需要把自己作为重要的外部资源，通过涵容和调谐逐渐提高来访者的稳定性，然后在当下以非常精细的方式发展来访者的觉察能力，从小剂量的中性感受开始，让来访者在安全的前提下与身体建立基本的连接。之后，咨询师再一点点增加难度，让来访者逐步接触更强烈的感受，恢复神经系统的弹性和容量。要想打破固有的僵局，建立一种新的应对方式总是需要一个过程，就像下雨天满是泥泞的道路已经被压出一些深深的沟壑，开车路过时便很容易发生侧滑现象。要想避免重蹈覆辙，就要紧握方向盘，时时做出调整，这样才有可能走出一条新的轨迹。

总之，对僵局的处理有时就像放烟花一样，会忽然爆发出极大的能量，产生颠覆性的改变。但大部分时候，它更像面对一大团纠缠的毛线，需要通过很多微小的动作解开一个个死结，才能逐渐理顺线头，让毛线团慢慢被解开。

关系性僵局

僵局还会在咨询师和来访者之间以关系性僵局的方式呈现出来。

关系性僵局往往涉及投射机制的参与，来访者会将僵局中对立的两极分裂开来，把其中一极投射给咨询师，这样来访者内在的张力就转移到咨询师和来访者之间了。例如，一位在生活中习惯作为照顾者的男性来访者，选择了一位身材娇小的女性咨询师一起工作。在咨询中，他把咨询师体验为脆弱的一方，总是在照顾咨询师的需要和感受。咨询师感觉自己被这一状况困住了，做出任何关注和帮助来访者的尝试，都会让来访者感到如临大敌，他坚称自己很好，用这种方式把咨询师推远。

有时，关系性僵局的两极是动态变化的，咨询师和来访者会在两极之间来回变换。一种典型的情况是与具有边缘特质的来访者工作，他们会迅速拉近关系，追求亲密体验。如果咨询师坚持边界、避免融合，来访者会感到被抛弃，十分受伤。而如果咨询师适当满足了他们的需要，他们又会在快速靠近的过程中感到失去自我，害怕被咨询师吞没，并很快爆发出强烈的攻击性，或者通过后撤拉远与咨询师的距离。

处理这种情况的难点在于，来访者无论处在哪一极都会感觉不舒服，咨询师也会感到怎么做都不对。如果咨询师想要摆脱或逃离这种状况，就会加入来访者的僵局旋涡中，两个人就像玩跷跷板一样不断地上上下下。一开始，咨询师可能难免会卷入其中，但这恰好可以让咨询师体验到处在两极分别有怎样的感受，并看到两极的不断变换是如何发生的。之后，咨询师可以试图站在两极之间，如果暂时做不到，也可以允许自己先处在其中的一极。重要的是停止跷跷板游戏，与来访者一起停留在僵局中，觉察和讨论僵局是如何形成的，处在其中体验如何，这样才能支持两极同时浮现，帮助来访者接触到内心深处的情感，从内部瓦解僵局。

实际上，在两难困境中没有任何万全之策，怎么选择都有其弊端。所以，对僵局进行工作的关键不在于怎么选择，而是通过停留、觉察、接触、支持，让选择背后的情感和意义充分呈现，推动两极从分裂走向整合，如下面这个案例所示。

来访者小凤是一位女性，有一个双胞胎哥哥。由于父母工作繁忙，无力同时照顾两个孩子，来访者被送回农村的奶奶家抚养，哥哥则留在父母身边长大。

来访者的主诉是与男朋友的关系问题，在咨询初期，一切进展顺利。在咨询持续进行了一年后，咨询师又接待了一位男性来访者阿强。咨询师在与阿强工作了几次后，逐渐发现阿强与小凤在从不同的角度讲述同一段关系，他认为阿强可能就是小凤的男朋友。这让咨询师十分为难，因为如果他向两个人中的任何一个人询问此事，都会打破保密原则。

在接下来的一周，两位来访者都提到亲密关系中的一次激烈争吵，故事的版本完全相同，这次咨询师可以确定他们就是男女朋友关系。这个局面让咨询师十分纠结，很难对两个人同时保持中立，需要中止一个咨询。

但出于保密原则，他需要保护两位来访者的隐私，所有沟通都要背对背进行，咨询师很难找到合适的方式跟双方讨论此事，更不知道如何决定该转介谁。咨询师感到自己被困住了，甚至有些愤怒，好像两位来访者密谋设计了一个圈套，让咨询师卷入其中。

正当咨询师犹豫不决时，小凤在下一次咨询中很随意地提起男朋友阿强也来接受咨询了，这给了咨询师一个契机来询问此事。小凤说，因为她很信任咨询师，所以才推荐阿强过来。咨询师告知小凤，由于他们处在亲密关系中，有很多关系性的议题需要处理，他无法同时与他们两个人一起工作，需要转介其中一位。小凤听到这个消息后十分惊讶，并迅速爆发出强烈的情绪，在咨询中崩溃大哭，好像自己已经被抛弃了一样。咨询师想到小凤的童年经历，猜想这是过去的创伤在当下的浮现。于是，他将自己的猜想反馈给了小凤，说刚才只是说会转介一个人，小凤就自动代入了被抛弃的那个，就像她曾经的经历那样。然后，咨询师对小凤保证，自己不会单方面做出决定，会与小凤一起讨论、共同决定，这让小凤的情绪暂时平复了下来。

在之后的几次咨询中，咨询师分享了自己处在僵局中的感受，包括被排除在外、愤怒和无助，小凤感到深深地被理解，这就是她在成长过程中所经历的。父母和哥哥很亲密，自己像一个外人，没有话语权，只能逆来顺受地服从安排。小凤在充分接触了自己的委屈和伤痛后，也更有空间觉察自己介绍男朋友过来的意图，她不知不觉制造了一个与童年相似的情境，而这一次她希望自己是与咨询师更熟悉、更亲密的那一个，以此来弥补童年的缺失，体验从未得到过的那份宠爱。

当小凤明白了当前的局面承载了过去的未完成事件，实际上她需要疗愈的是过去的创伤时，就可以把现在和过去区分开，意识到没有必要把阿强卷进来。于是，她主动与阿强在咨询外进行了讨论，两个人都认为阿强的咨询才刚刚开始，更适合在这里结束。于是，咨询师与阿强进行了讨论，谈论了结束咨询对他的意义与感受，支持他的决定，并提供了一些转介资源，之后继续与小凤一起工作。

在这个案例中，来访者僵局的两极是有权力和无权力，咨询师在不知情的状况下被卷入了一段三角关系，并陷入了伦理的两难困境，局面十分被动。这时，咨询师处在无权力的一极，感到被排除在外，没有选择权。而当咨询师告知来访者需要中止其中一个咨询时，两极迅速反转，咨询师成为有权力的那个人，来访者来到无权力的一极，感觉自己即将被决定、被选择，就像当年被送到奶奶家一样。重要的是，咨询师虽然体验到无力和愤怒，但没有单方面做出决定，而是把话题放到两个人之间，与来访者平等地讨论、共同决定。这就是站在两极之间，从内部瓦解僵局。之后，咨询师用自己在两极所体验到的感受与来访者接触，帮助来访者看到僵局背后封存的需要和渴望。这样小凤和阿强之间的两难选择就自然得到了化解，棘手的僵局被转化为深入工作的契机。

第 11 章　　　　　实验和空椅子

实验是格式塔疗法中重要的探索方式，也是一种颇具特色的咨询技术。在本章，我们先整体性地介绍实验技术，然后着重讨论空椅子技术的运用。

实验

实验在格式塔疗法中的位置

在介绍具体的实验技术之前，我们想谈谈实验在格式塔疗法中的位置和作用。作为一种咨询技术，实验具有较强的可观察性和可操作性，更容易被注意到，这引发了人们的一些误解。有些人把格式塔疗法中最负盛名的空椅子技术与整个流派等同起来，认为空椅子技术就是格式塔疗法的全部，或者只有使用空椅子技术才是正宗的格式塔疗法。这无异于舍本逐末，狭隘地将格式塔疗法理解为对一些技术的应用。

实际上，格式塔疗法的内核是我们在第三部分介绍的关于此时此地的工作，在时时刻刻的接触中帮助来访者发展觉察能力。而实验技术是服务于这一内核的手段和途径，所有帮助来访者发展觉察能力、增加接触的尝试都可以被称为"实验"。除了空椅子、拍打抱枕这样给人带来强烈体验的实验，还有许多实验在细微和内隐的层面不断进行着。例如，邀请来访者留意此刻的呼吸，或者咨询师通过调整自己的身体姿势更好地支持场域中正在流动的情绪，都是在当下的体验之流中不断发生的微小实验。可以说，实验在格式塔疗法中无处不在，贯穿咨询的始终。

每个流派发展出的核心技术都需要与其哲学观、人性观、咨询思路、咨询关系的性质等诸多因素相匹配，这样一种疗法才能作为一个有机的整体实现咨询目标，如精神分析中的诠释技术，认知行为疗法中的认知重构技术。在格式塔疗法中，现象学方法相信直接体验的价值，认为人们的头脑和语言常常具有欺骗性，只有当下正在发生的体验是实实在在、诚实不欺的，所以格式塔疗法提倡"放下头脑，回到感知觉"。实验技术恰恰符合这种体验性的工作方式，咨询师不会给予来访者什么现成的结论或权威的解释，而是尊重每个人独有的现象场，协助来访者尝试新的可能性，通过实验去探索和发现，最终获得觉察与洞察。

与科学主义的实验不同，在格式塔疗法中，实验不是通过可重复的步骤来验证科学家的假设，而是发现预料之外的东西。在《格式塔治疗：人格中的兴奋与成长》中，皮尔斯等人提道："我们工作的核心不是完成任务，而是探索什么干扰了任务的顺利完成。"[①]实验的目的是帮助来访者觉察自己的接触方式，尤其是来访者如何避免了与自己、与环境进行充分的接触。这意味着在进行实验时，我们不需要期待任何特定的结果，只需要关注实验过程中发生了什么。甚至可以说，那些没有顺利进行的实验反而是有效的实验，它们让来访者

---

① 弗雷德里克·皮尔斯，拉尔夫·赫弗莱恩，保罗·古德曼.格式塔治疗：人格中的兴奋与成长 [M]. 吴思樾，译.程无一，校译.南京：南京大学出版社，2023：13.

有机会觉察接触中断是如何发生的，并尝试重新建立接触。所以，在格式塔疗法的框架内，实验是没有成败之分的，咨询师可以尝试放下自己固有的预设和期待，秉持开放与好奇的态度，去探索各种各样的可能性。当咨询师的容纳范围变得更加宽广时，就可以更加自在地面对未知，这种松弛而稳定的在场会自然成为背景中的支持性因素，让来访者也更加敢于冒险。

总之，我们澄清格式塔疗法与实验的关系，是希望学习者能够把握本质，避免将格式塔疗法技术化。格式塔疗法给我们提供了一种生命观、一种存在于世的方式，实验作为其核心技术，并不局限于一些特定的方法或流程化的操作步骤，而是作为一种无处不在的创造性展现着格式塔疗法的精神内核。作为一个整体的有机体，带着兴奋与好奇心，勇于尝试和冒险，不会轻易被打倒和阻滞，在不断试错的过程中开拓生命的无限可能——这在咨询内是一种工作的理念和态度，在咨询外可以成为一种生活方式，用实验精神去看待和面对人生中的种种际遇。

实验的工作思路与原则

咨询师运用实验技术的基础是觉察连续谱。前文提到实验是服务于此时此地工作的手段和途径，用武侠小说中的武功来比喻的话，咨询师保持觉察连续谱跟随当下的能力就好像内功心法，实验则是剑法、刀法这样的外功招式。再厉害的剑法也需要在内功心法的基础上运用，否则就会变得空有形式、毫无力道。所以，咨询师需要先掌握觉察、接触、场论这些底层的理论支柱，运用自己的觉察连续谱，根据当下浮现的图形灵活地设计实验，并在执行过程中根据新的觉察时时对其进行调整。如果缺少对当下的觉察，为了实验而实验，或者参照某种固定的程序来操作，反而会远离此时此地的真实体验，难以起到真正的效果。

这意味着实验通常不是咨询师事先设计好的，而是根据当下浮现的主题进行的即兴发挥和创造。咨询师需要熟练掌握各类实验的核心思路和适用情况，把握其底层逻辑，才能快速完成评估和构思，形成与当下需求相匹配的实验方案。也有一些时候，咨询师会在两次咨询之间产生灵感，想到适合某位来访者的创意性实验。这也是可以的，但咨询师需要保持悬搁的态度，在下次咨询开始时先把自己的实验思路放在一边，仍然关注来访者在当下的呈现。如果相同的主题再次浮现，咨询师就可以提出事先想好的实验，或者根据现场的情况进行适当改动。无论是即兴创造还是事先有所考量，重要的都是提出实验的时机，最好是顺应来访者议题的自然浮现，或者把握住情感唤起的时刻并趁热打铁，这样可以起到较好的效果。

实验的工作思路可以总结为：以"现在是什么"为轴心，在极性的两个方向上进行探索。一极是帮助来访者觉察"现在是什么"，深化对当前状态的体验和感悟。另一极是向与现在相反的状态移动，探索和拓展新的可能性。

体验"现在是什么"的方法有很多，常用的形式有以下几种。

- 停留在感受中：与当下的体验待在一起，让过程慢下来，与之充分接触。

- 现象学还原：把整体而笼统的感受分解为视觉、听觉、触觉、身体感觉等原始感知觉，细致地探索体验是如何发生的，自己是如何加工这些体验的。

- 夸大技术：当来访者的感受不够强烈或觉察水平偏低时，可以刻意进行放大，更夸张地呈现某个动作、某种状态，或者更大声地喊出想表达的话语，以便加深体验，更充分地觉察和接触情感。

- 实验性表达：当来访者停留在想法层面或无法准确表达情感时，咨询师可以根据自己的体验提炼出一句话，表达来访者当下的情感和需要。然后，咨询师可以邀请来访者复述这句话，或者让来访者用自己的话把这个意思说出来，同时体验这是不是自己的感觉。如果咨询师的理解不完全准确，来访者可以进一步更改和调整。通过这个过程，来访者可以识别并确认自身的体验，与当下更好地连接。

向"现在是什么"的另一极移动和扩展，是指打破固化的格式塔，来到自身特质的对立面，刻意做出与习惯相反的样子。如果一位来访者总是过度谦虚，咨询师可以邀请他来到傲慢的一极，做出狂妄自大的样子，也可以来到两极之间，只是平和地呈现自己真实的样子。这类实验也可以拓展到咨询室外。咨询师可以邀请来访者尝试一些没有做过的事情，例如，鼓励有社交焦虑的来访者参与一些集体活动，或者邀请无法拒绝他人的来访者尝试在安全的关系中练习一次拒绝行为。这样的实验可以帮助来访者获得一些新的体验，拓展自己的灵活性和可能性，拥有更多选择。但来访者并不是每次都可以顺利完成实验，如果实验受阻，这恰恰是进行探索的机会，因为尝试的过程会让"被卡住的部分"成为图形，更加显著地呈现出来。这样，咨询师就可以与来访者讨论发生了什么，有怎样的阻碍和困难，进而让来访者获得新的觉察，并对接触中断做出调整。

咨询师在尝试进行实验时，也要考虑实验的分级，也就是实验对来访者来说难度有多大。皮尔斯将实验称为"安全的应激事件"，这意味着进行实验需要平衡安全和冒险这两极。一个适当的实验既要给来访者提供基本的安全感和可控感，保证来访者有足够的内外部支持，又要对来访者形成一些挑战——走出舒适区面对未知和冒险，才能获得一些新的东西。这需要咨询师基于对来访者的评估，预判适合来访者的实验难度，但更重要的是在当下进行工作的过程中根据来访者的反应及时、灵活地调整实验难度。如果来访者能够顺利完成实验，这意味着咨询师可以增加难度，让来访者尝试更有挑战性的情境；反之，如果来访者感到无从下手或难以完成实验，咨询师可以降低实验难度或提供一些必要的支持。

当咨询师邀请来访者进行一个实验时，需要给予来访者充分的选择权，由来访者根据自己的感受和需要决定做或不做。如果咨询师在权威的位置上推进实验，来访者只是被动服从，反而违背了格式塔疗法的基本原则，无法帮助来访者发展自发性和自我负责能力。当来访者能够拒绝做某个实验并表达自己的想法时，这是很有力量的，意味着来访者可以在边界进行识别和选择，与咨询师进行真实的接触。咨询师不需要为此感到挫败，而是要肯定和鼓励来访者的力量，并了解来访者拒绝实验是出于怎样的考虑和感受，然后再决定下一步如何处理。

实验作为一项在当下灵活多变的工作方式，对格式塔疗法的初学者而言是十分具有挑战性的。虽然我们在道理上都可以理解实验就意味着试错，但仍然会担心自己无法驾驭过程中的种种变化。这是十分常见的现象，也是一个需要逐渐适应的过程。咨询师可以把自己学习并运用实验技术的过程本身当作一个实验，平衡安全和冒险两极，允许自己需要一些安全感和控制感，在适当的范围内冒险。咨询师可以先从一些小的实验开始，再逐步提升自己对未知和失控的耐受程度。另外，这种经验也可以帮助咨询师更好地理解来访者，他们在面对实验时可能也会体验到相似的忐忑不安。在需要的时候，咨询师可以运用自己曾经有过的体验与来访者连接，让来访者感到自己不是一个人孤独地面对，这是一种重要的外部支持。

实验的多种形式

在前面介绍的极性思想的基础上，格式塔疗法整合了身体、想象、语言、行动、表达等多种方式，形成了丰富多彩的实验技术。

身体性实验

- 觉察身体感觉，熟悉情绪过程在身体上的表现。
- 探索身体的支持性功能，觉察身体如何支持着兴奋与接触的发生，也包括接触中断如何体现在身体过程中。
- 觉察面部表情、身体动作、身体姿势如何与内在体验联系在一起，可以有意识地调整表情和动作以获得新的体验。

想象性实验

运用想象资源，邀请来访者构想一个场景并进入其中，用正在进行时描述自己看到的、听到的、体验到的，也包括在想象中自己会怎么做、怎么说。

想象性实验的作用多种多样，可以用于过去、现在和未来等多种时间场景中。当来访者停留在叙述和头脑层面时，可以运用想象回到过去的场景，咨询师可以邀请来访者回忆并描述更多细节，在当下唤起来访者鲜活的体验以便进行工作。想象也可以作为当下的资源带来矫正性体验，例如，想象一个安全的场景、支持性的关系，或者在想象中实现从前未被满足的需要、改写故事的结局以完成未完成事件。想象还可以指向未来，咨询师可以邀请来访者把心中的计划或新的应对方式在想象中预演出来，把构想具体化，一步步讲述自己会怎么做，之后会发生什么，接下来会体验到什么，以此来巩固来访者的力量，并检验计划的现实性，看看还有什么遗漏和问题。

语言性实验

在未经觉察的情况下，来访者的语言常常与体验相分离，这加剧了自体的分裂和接触中断。语言性实验通过调整句式和表达方式，鼓励来访者使用整合性的语言，让语言发挥确认体验、增加接触、自我负责的功能。

一种最主要的语言性实验是使用"我语言"，也被翻译为"我的表达"，指的是使用以"我"为开头的句式进行表达。一些来访者在讲述时习惯把"我"说成"你"，例如，"在这种情况下，你就需要顾虑很多别人的想法，不太可能照顾到自己"，以此将自己的遭遇和选择转化为一个普遍性的道理。咨询师可以邀请来访者把这句话改成"在这种情况下，我就需要顾虑很多别人的想法，不太可能照顾到自己"，然后体会这两种表达方式所带来的体验有什么不同。

还有一些情况是来访者运用"它语言"把自己的体验和责任分裂出去，好像它们不是自己的一部分，从而让自己处在被动的位置。这种情况也可以用"我语言"进行改写，例如，把"它在发抖，我无法控制"改成"我的腿在发抖，是我选择了发抖"；把"我被他激怒了"或"他让我很愤怒"改成"我对他感到愤怒，我不喜欢他这样的做法"。有时，来访者投射责任的语言会比较隐晦，不一定体现在具体的字词上，需要咨询师运用自己在接触边界的体验进行识别。

还有一种语言性实验是用"我–你对话"代替谈论第三方，以增加直接接触，这种实验主要应用在空椅子技术和团体中。空椅子技术需要来访者在两个角色之间运用"我"和"你"的称呼进行直接对话，而不是向咨询师转述（具体工作步骤见下一节）。在团体中运用指的是在当事人在场的情况下避免使用第三人称谈论，而是对其直接进行表达。例如，成员 A 对所有人说"成员 B

刚才攻击了我，我觉得他很过分，我很愤怒"，带领者会邀请成员 A 直接面对成员 B 说，"你刚才攻击了我，我觉得你很过分，我很愤怒"。

运用语言性实验的方法还有很多。一种方法是把问题转化为陈述，例如，把"我什么时候能变好"改成"我希望自己尽快好起来"，来访者可以通过这个转化把投射出去的责任收回来，不是询问咨询师，而是表达自己的愿望和需要，然后看看为了实现它们，自己能够做些什么。另一种方式是把"但是"改成"并且"，例如，把"我想改变，但是不愿付出努力"改成"我想改变，并且不愿付出努力"，这样，矛盾的两极便是同时存在的，而不是非此即彼的。总体上，这些方法的目的都是帮助来访者减少投射和分裂，更好地承担自我责任。

行动性实验

行动性实验的一种主要方式是扮演，咨询师可以邀请来访者认同自己的某种情绪、某个器官，或者成为某个人物、某个角色，通过扮演来充分接触体验，整合之前被分裂的部分。例如，咨询师可以邀请一位有暴食问题的来访者扮演自己的胃，用第一人称来表达"我是我的胃，我每天被塞进很多食物，我被撑得很大，感到很不舒服，我根本不需要这么多……"。咨询师也可以邀请来访者同时运用语言和肢体动作来扮演，例如，邀请一位易怒的来访者扮演愤怒，来访者可能会说"我是愤怒，我像一团火，会把所有经过我的东西毁灭殆尽"，同时用身体做出火的形态，用嘴巴喷出热气，破坏现场的一些东西。

还有一种行动性实验是把想到的行为直接做出来，与现实直接接触，而不是停留在想象层面。与个体咨询相比，这种技术更适合被应用在格式塔团体中。例如，团体中的绕圈子技术是邀请一位成员依次对团体成员表达相同的话语或做出相同的行为，让这位成员体会面对不同的人时自己有怎样不同的体验，以获得现实的接触和检验。

表达性实验

一种最主要的表达性实验就是把心里的话向着想表达的对象直接说出来，以使模糊的体验在言语化的过程中变得具体，由此来访者与自己的体验充分接触，也与表达对象充分接触，空椅子技术就是一种表达性实验。

除了口头表达，来访者也可以在有需要的情况下采用书面表达，如给逝去的亲人写一封信、给过去的自己写一封信。另外，各种艺术形式也是可以采用的表达方式，如绘画、舞蹈、音乐、戏剧等，这些都可以帮助来访者更好地接触体验。咨询师可以根据自己的特点和专长，将适当的形式整合到咨询中。

在当下的过程中运用实验的案例

下面提供一个案例片段，这个案例片段综合运用了身体、想象、扮演等多种实验方式。

　　来访者：最近我升职了，但内心很忐忑，担心自己应付不来。

　　咨询师：升职是好事，但好像同时给你带来了一些压力。

　　来访者：是的，像一个未知的挑战，我会担心自己做不好，又回到退缩的状态。

　　咨询师：这个挑战像什么，如果用一个画面或意象来形容的话。（提出想象实验）

　　来访者：就像我之前挑的是一副假担子，没有承担起真正的责任，但这次我得挑起真正的担子。我想挑战一下，如果我做到了，它会带给我自信和尊严。

咨询师：好的，你感觉肩膀上有一副真正的担子。现在请你扮演担子，成为那副担子。（提出扮演实验）

来访者：我不知道怎么演。

咨询师：没关系，现在你是一副担子，请你想象你是一副什么样的担子，什么材质，什么形状。（引导细化想象）

来访者：我是由竹子做的，中间有一根扁担，两边有两个篓子。

咨询师：很好，篓子大概有多重，里面装了一些什么东西？（继续细化想象）

来访者：篓子其实也不重，里面只是装了一些日常用品，能保证基本生存，一般人都可以挑得起。

咨询师：好的，现在回到你自己，这副担子要放在你的哪个肩膀上？

来访者：放在右肩上吧。

咨询师：好，你可以移动身体，感受这副担子的重量。

来访者做出挑担子的动作，肩膀上下运动。

咨询师：你的右肩现在有什么感觉？

来访者：肩膀的肌肉有些紧，我得扭着头，腰也弯下去了，整个身体都有些变形。

咨询师：那什么姿势可以让你担得更稳？（引导调整身体以增加支持）

来访者：我希望可以自在一点，挺直腰板，昂起头。（来访者一边说，一边做出相应的动作）

咨询师：你以前挑过担子吗？你知道怎么可以省力一点吗？（在过往经验中寻找资源）

来访者：我挑过，需要身体保持平衡，左右肩换一换。

咨询师：很好，你可以尝试左右肩换一换。

来访者做出左右调换的动作。

咨询师：手放在哪里可以帮你更好地保持平衡？（继续增加支持）

来访者：右手会扶着扁担，左手会比较放松，自然摆动。

咨询师：好，现在你挑着这副担子的感觉是什么？

来访者：这样会平衡一些，呼吸也更顺畅了。

咨询师：好的，继续感受这副担子在你肩上，然后我们会给你的担子增加一些东西，请你想象重量增加了，现在你感觉怎么样？（实验升级，增加压力）

来访者：我感觉变重了，背有点挺不住了，呼吸也变得急促起来。

咨询师：嗯，现在你需要做什么？（探索需要）

来访者：我想尽快放下担子停一停，不然我就走不了更长的路了。

咨询师：好，告诉担子你要做什么。

来访者：担子，我得先把你放一放（来访者同时做出放下的动作），我得照顾我自己，先休息一下。平时当我有些气喘时，我就会害怕，觉得需要休息一下，才能继续走更长的路。

咨询师：好的，你先放下它。现在你的身体感觉是什么，我看到你在调整姿势。

来访者：我感觉自己只是坐着都在气喘，所以我想尽量靠着，用最省力的姿势。

咨询师：你可以尊重身体的意愿去调整，坐直或靠着都可以。（支持调整）

来访者向后靠在椅背上。

咨询师：现在你能感受到后背的支持吗？

来访者：可以，我后面有个靠垫。

咨询师：请你把靠垫拿开，让你的臀部和整个后背都触及椅背，这样你可以感觉到更直接的支持吗？（建议一个小的身体实验）

来访者：可以，这样后背会更直一点。

咨询师：这跟有抱枕时斜靠的感觉有什么不一样？

来访者：好像会更硬气一些，不是软塌塌的。

咨询师：嗯，下次你面对压力的时候，也可以让自己挺直腰板、硬气起来，就像你虽然挑着担子但仍然有力量一样。

来访者露出微笑。

咨询师：我看到你笑了，你在想什么？

来访者：我在想可以一直这样吗，舒服的感觉，硬气的样子，如果能一直这样，我会很开心。

咨询师：就像我们刚才所做的，当有需要时，你可以休息和调整，但你同样可以拥有这种硬气的感觉。（整合两极）

在这个案例片段中，来访者面临升职，有跃跃欲试的兴奋感，同时也感到有压力，对自己信心不足。这在来访者内部形成了施加压力和承受压力的两极，也就是有力和无力的两极。咨询师先邀请来访者扮演担子，成为施加压力的一极，去感受压力的重量，然后再来到承受压力的一极，用身体去体验背负压力的感觉。在扮演的过程中，来访者的无力感浮现出来，咨询师协助其调整身体姿势，获得更多来自内部的支持，向有力的一极移动。当来访者体验到更平衡、有力的感觉时，咨询师提高了实验级别，尝试让来访者面对更大的挑战。这时，无力的一极再次被激活，咨询师跟随来访者自发地调整意愿，允许其放下担子，并引入椅子作为外部支持。最后，来访者再次来到有力的一极，并与有力量的感觉充分接触。通过这个实验，来访者扩大了两极之间的灵活性，完成了一次小的整合，可以拥有力量，在感到压力时也可以允许自己适当休息。

空椅子技术

空椅子技术的工作原理

空椅子技术是格式塔疗法最负盛名的技术，其基本形式是在来访者对面摆放一把椅子，邀请来访者想象某个角色坐在椅子上，并对其表达想说的话。然后，请来访者调换位置，坐到对面的椅子上，对着之前自己坐的那把椅子给予回应。来访者一个人像这样在两把椅子之间不断轮换，完成两个角色之间的对话。

空椅子技术的工作原理是通过两极的接触实现整合。两把椅子分别代表了两极，当来访者存在固化的格式塔时，其中的一极成为固定的图形，另一极长期隐藏在背景中。通过椅子这种外化的形式，两极得以同时呈现，通过交换椅子推动来访者在两极之间进行切换，来到平时被自己疏离的一极，来访者得以获得不同的体验。两极的对话与接触，最终可以促进来访者的内在从分裂走向整合。

在接触中促进有机体的成长与整合是格式塔疗法的核心工作内容，这让空椅子技术的应用范围非常广泛，既适用于对极性工作，也适用于所有需要对话的场景，起到帮助双方表达感受、增加接触的作用。常见的使用场景包括以下几个方面：

- 来访者与生活中的重要他人对话（来访者与父母、伴侣、朋友、师长等对话）；
- 来访者内在的不同部分相互对话（内在批评者与脆弱的孩子对话）；
- 来访者与自己的某个部分对话（来访者与自己的胃部、抑郁情绪对话）；
- 来访者与梦中的事物对话（来访者与梦中的恶魔对话）。

咨询师使用空椅子技术仍然是以自己的觉察连续谱为基础，运用自己对当下接触过程的体验和评估，对接触中断和两极的分裂进行处理，最终实现促进来访者内在整合的目的。这与格式塔疗法通常的工作思路和工作方法是一致的，但在运用空椅子技术时，咨询师的工作位置较为特殊，不是与来访者直接对话，而是相对后撤，处在第三方的位置促进空椅子中的两个角色进行对话，这意味着咨询师需要同时对以下两个层面的接触进行工作。第一个层面是两个角色的接触，咨询师需要持续监测双方的接触质量，当发生接触中断时及时进行干预，避免对话在缺少接触的状态下无效进行。第二个层面是咨询师与来访者的接触，咨询师虽然不在直接的对话中，但仍然需要维持足够的在场感，并作为背景中的支持性因素与来访者保持情感连接，以承托起整个空椅子技术的工作过程。

这对咨询师提出了更高的要求，咨询师需要运用精准、简短的干预起到穿针引线、四两拨千斤的作用，避免由于频繁的介入和打断让空椅子对话变得支离破碎。所以，空椅子技术在格式塔疗法中是一种高级技术，咨询师需要具备扎实的基本功才能将其魅力发挥出来。

空椅子技术的工作流程与要点

下面介绍使用空椅子技术的基本流程，以及咨询师如何在整个过程中促进接触和整合的发生。

引入空椅子技术

在对一位来访者首次使用空椅子技术时，咨询师可以简要介绍工作流程，让来访者有一个整体的框架和预期。例如，"这是一个实验，我会放置两把椅子，代表两个角色，请你依次坐在两边的椅子上代入角色，向对面的角色表达想说的话，这样不断轮换地进行对话。请在全过程中使用我和你的称呼来直接表达"。

选定角色

咨询师需要根据来访者在现场浮现的议题，对接触过程和接触中断进行评估，确定两侧椅子所代表的角色。例如，来访者与现实中的人物无法顺利沟通，来访者有未完成事件或未充分表达的情感，来访者的内在部分、不同极性之间存在矛盾和分裂，这些情况都适用于空椅子技术，咨询师可以从中选择两个需要增加接触的角色进行对话。

选定角色后，来访者需要对角色进行命名，以方便后续工作，防止混淆。当来访者需要与现实中的人物对话时，角色是比较明确的。当来访者需要进行内在对话时，咨询师要提炼出至少两个内在部分，并跟来访者核对，确定角色名称，如刻薄的自己、好孩子、捣蛋鬼等。

然后是布置椅子的位置，两把椅子之间的距离和角度可以由来访者确定。来访者如何摆放椅子常常反映了两个角色之间的关系，咨询师需要带着好奇心进行观察，在需要时进行反馈和询问，协助来访者探索。如果现场没有多余的椅子，也可以用靠垫或物品来代替。

认同和接触角色

准备就绪后，咨询师可以邀请来访者选择先从哪个角色开始（角色 A）。

无论来访者代入哪个角色进行表达，咨询师都需要观察来访者能否充分进入角色，去体验那个角色的状态和情感，这在格式塔疗法中被称为"认同"。只有充分认同角色，来访者才能与这个角色的内在状态充分接触。如果来访者代入角色有困难，咨询师可以增加引导想象的环节，例如，"你现在是角色 A，请具体描述一下你长什么样子，穿什么样的衣服，有怎样的姿势、表情、动作"。这样的现象学描述，可以从体验上增加来访者的代入感。

来访者在代入角色后，需要使用自我负责的语言表达这个角色的感受和需要，并承认自己给对方造成的影响，而不是停留在头脑层面输出观点或指责对方，这样才能提升对话的接触质量。另外，为了增加对话感，每个角色都需要使用"我"和"你"来称呼自己和对方，避免使用第三人称代词。

如果来访者表达情感有困难，咨询师需要对接触中断进行适当的干预。常见的干预方法包括以下几种，咨询师需要根据来访者的觉察能力进行选择。

- 通过简短的引导，邀请来访者更多地表达情感和需要，或者询问来访者，"当你这样说的时候，你的感受是什么，可以告诉对方"。这类似于邀请来访者写命题作文，适用于具有较高觉察能力的来访者。

- 咨询师根据来访者已经表达的内容，给出一些句子的开头，邀请来访者补充后面的内容，起到深化表达的目的，如"我感到……""我需要……""我希望……"。这类似于邀请来访者进行完形填空，适用于具有中等觉察能力的来访者。

- 咨询师从来访者的表达中提炼出一句能够精简表达来访者当下情感和需要的话，然后邀请来访者用自己的语言把这句话说出来，或者进行适当的修改以更贴近自己的感受。这类似于邀请来访者做判断题，适用于具有较低觉察能力的来访者。

- 在一些特殊情况下，来访者的自我力量不足或情绪容量有限，这时咨询师也可以代入来访者当前所在的角色，代替来访者进行表达。来访者通过倾听咨询师的话语，也可以与情绪产生适当的接触，感受到被支持和被接纳。

促进对话

待来访者完成一段表达后，咨询师要邀请来访者更换椅子来到角色 B 的位置，对角色 A 进行回应。这时的工作重点是促进对话，每一方都真正听到对方在说什么，然后就对方的表达给出正面的回应和反馈。咨询师可以先询问角色 B "你刚刚听到了什么"，请角色 B 进行简要复述，然后再表达自己想说的内容，这样可以增加对话的连接度。必要时，咨询师也可以帮忙总结对话的要点，重点是突出感受，让对话更聚焦，推动更深入的接触发生。

促进对话的另一个要点是，在整个过程中，每把椅子所对应的角色是固定不变的，来访者在代入角色时需要坐到相应的椅子上。有时，来访者的内在角色之间会相互混淆，导致无法清晰地觉察到不同角色之间的边界，不知不觉地从一个角色自动切换到另一个角色。咨询师需要对角色的切换保持敏感，及时识别来访者现在代入了哪个角色。如果出现跳出角色的情况，咨询师需要提醒来访者角色已经切换了，并邀请来访者坐到当下这个角色所在的椅子上再进行表达。例如，一位来访者坐在脆弱小孩的位置上，先是讲述自己的无助和痛苦，然后开始批评自己，这时咨询师就需要请来访者更换到对面批评者的位置上进行相应的表达。这有助于发展来访者对不同内在部分的觉察和识别能力，只有给每个角色赋予清晰的位置，让不同的角色在接触边界进行对话，才能促进整合的发生。

还有一些时候，当咨询师做了一些介入和干预后，来访者会跳出空椅子对话，回应咨询师或用第三人称来谈论另一个角色。这时，咨询师就需要引导来访者回到空椅子对话中，向空椅子上的对象直接表达，不然空椅子的进程会被打乱，无法获得完形。

实现整合、吸收和消退

接下来，咨询师就可以按照上述原则，邀请来访者在角色 A 和角色 B 之间进行多次轮换，直到对话完成。为了更好地达成工作效果，咨询师需要熟悉两极从分裂走向整合的过程，能够识别当前两极之间的关系，通过适当推动对话与接触的进程，促进双方充分接触。

空椅子工作结束后，咨询师可以邀请来访者跳出角色，回到与咨询师的对话中，一起回顾刚才的过程。咨询师可以使用开放性的提问，如"你对刚才的过程有什么感受""在这个过程中，你收获了什么"，也可以反馈自己观察到的、感受到的，帮助来访者完成吸收和消退。

最后需要强调的是，上述内容介绍了空椅子技术的整体工作流程与工作要点，希望学习者能够穿透外在形式，把握空椅子技术更为本质的内核——此时此地的接触。但这仍然是一些概括性的原则，不能作为标准步骤来使用。在实际工作中，咨询师仍然需要使用自己的觉察连续谱，在此时此地的接触过程中做出灵活的选择，以真正发挥空椅子技术的功效。

常见问题及应对

刚开始运用空椅子技术时，学习者可能会感到忐忑不安，担心无法达到预期的效果。咨询师在运用这项技术时，确实需要面对更多的未知和不确定感，因为咨询师无法预判和控制来访者在两个角色之间会演绎出怎样的剧情，不可能按照某个既定的流程来推动工作。但运用空椅子技术的意义不是获得一个圆满的大结局，而是让背景中那些重要的东西有机会浮现出来，被来访者觉察和接触。当咨询师放下对结果的期待时，就更容易关注当下的过程。

在一些情况下，空椅子技术甚至不需要角色开始对话就已经起到了适当的效果。例如，当咨询师提议把某个角色放在空椅子上时，来访者就立刻变得极度紧张、害怕，根本不愿意与对方讲话，只想赶快逃开。这时，咨询师就没必要迫使来访者一定要说些什么，他对这个角色的情感已经呈现出来了。咨询师可以先暂停使用空椅子技术，转而与来访者讨论刚才被激发的感受就可以了。

需要注意的是，如果空椅子中一方的角色是加害者，咨询师需要谨慎地让来访者坐到这把椅子上。因为对受害者来说，认同加害者是不容易的，来访者可能会感到排斥和混乱。只有当来访者拥有足够的力量时，才有可能整合这个部分。咨询师可以先让来访者在受害者的位置上充分表达愤怒和伤痛，然后询问来访者的意愿。如果来访者不愿意更换椅子，咨询师可以进行实验降级，邀请来访者想象坐在对面椅子上的感觉，或者把椅子放远一些，邀请来访者逐渐适应加害者存在于房间里的感觉。咨询师也可以先中止本次对空椅子技术的使用，以后再择机进行。

还有一种经常出现的情况是，当其中一个角色是生活中的人物（如来访者的母亲）时，来访者会把自己与母亲曾经发生的对话重演出来。这是没有必要的，因为使用空椅子技术不是为了重现过去，而是为了呈现来访者内在的投射，并在当下进行接触。所以，来访者不需要原封不动地模仿，也不需要按照既定的剧本念台词，而是要让自己充分代入角色，去想象如果自己现在就是这个人物，会有怎样的感受和想法，然后把它们表达出来。在需要的时候，来访者也可以扮演一个理想的母亲，对自己表达一些现实中的母亲从来没有说过的话，获得一种新的体验。

最后需要说明的是，空椅子技术也有一些不适用的情况。首先，在咨询初期不适合过早引入空椅子技术，咨询师需要先进行初始评估，与来访者建立工作联盟后，再择机使用。其次，对于觉察水平较低及容易停留在中间区域的来访者，使用空椅子技术的工作效率也会比较低。因为来访者常常只是在两个角色之间讲道理，双方缺乏情感交流，为了促进接触，咨询师不得不频繁打断对话，以致空椅子技术的效果不佳。如果出现这种情况，咨询师需要回到更基础的工作，先培养来访者的觉察能力，等来访者与自己的身体和情感有了更多连接，再运用空椅子技术。最后，对受过严重创伤的来访者，尤其是存在闪回和解离症状的来访者，我们不建议使用空椅子技术，以避免在实施过程中直接触发来访者的创伤，造成二次伤害。这种情况更适合咨询师与来访者直接对话，通过双方的情感连接给来访者提供支持，帮助其更好地面对创伤。

第12章

梦工作

　　格式塔疗法的创始人皮尔斯非常喜欢对梦进行工作，他在伊萨兰学院开设过一系列梦工作坊，许多现场个案被收录在《格式塔治疗实录》中。他开创的梦工作思路独具特色，充分体现了格式塔疗法基于现象学和整体论的体验性工作方式。

梦工作的思路

　　梦常常带给人一种神秘感，不论是东方的"周公解梦"，还是西方弗洛伊德的《梦的解析》（*The Interpretation of Dreams*），都是用特定的象征系统对梦中的元素进行解释。例如，梦见清澈的水流在"周公解梦"中意味着有财运到来，而弗洛伊德从无意识欲望的理论出发，认为梦中的水象征着生命的源泉和性欲。格式塔疗法不会以这样的方式来解读梦的意义，因为这是一种还原论的思路。整体论基于整体大于部分之和的思想，相信只是解读梦中某些元素的含义会造成"只见树木不见森林"的结果。

　　格式塔疗法对梦工作的思路基于投射机制。皮尔斯非常重视投射的作用，并十分善于对投射进行工作。他曾用一个精妙的比喻来描述投射："起先你从一扇窗户向外看，突然发现自己正看着一面镜子。"[①]这句话的意思是，我们在对投射缺少觉察时，会以为自己看到的东西来自外部，而当投射被觉察到的那一刻，我们会恍然大悟，发现原来一切都来自我们自己。这就是格式塔疗法理解梦的视角，认为我们通过梦境投射出自己的整个人格，梦中的各种人和物代表着自己人格中的不同部分。梦中的自己往往是能够被我们接纳的人格部分，而那些不被接纳的部分就被投射到一些非我的元素上。

在运用格式塔疗法对梦进行工作时，咨询师只是帮助来访者展开体验，不会解释梦的意义。通过体验让来访者充分进入投射，把之前被否弃和分裂的部分重新整合进来，与自体组织发展的工作思路是一致的。所以，梦是进行自我整合的一种良好途径。如果一位来访者拥有丰富的梦境，那都是可以利用的内部资源。

另外，皮尔斯认为梦境还常常包含存在性信息，涉及一个人底层的存在状态、生命故事与意义、未来的生活方向等。借助梦工作，来访者有可能获得一些重要的启示和线索。

梦工作的技术

下面介绍一些在格式塔疗法中常用的梦工作的技术。

现象学探索

格式塔疗法探索梦的基本方法是运用现象学技术，引导来访者沉浸式地体

验和描述梦境。咨询师可以把梦境看作一部电影，邀请来访者想象自己身临其境，用第一人称把自己看到的、听到的、感受到的全部详细地用正在进行时描述出来，好像一切正在发生一样，而不是用回忆或转述的语气。例如，"我正走在一条崎岖的山间小路上，两边是高大的松树林，我可以闻到松香的气味。我正纳闷这条路通向哪里，突然听到身后传来一声巨响……"。

咨询师也可以邀请来访者进行联想，梦中的一些元素会让他想到什么，与自己的生活有什么关联。重要的是让来访者自己发挥想象和象征功能，去探索梦境与现实之间的联系，而不是由咨询师给出解释。

练习：用现象学探索梦境

三个人一组，分为三个角色，咨询师、来访者和观察员。

来访者分享最近的一个梦，用现在进行时沉浸式地讲述梦境。咨询师带着好奇心用现象学的方式提问，帮助来访者细化对梦境的体验。观察员从第三方的视角观察整个过程，并帮忙计时。

每轮练习 10 分钟，讨论 5 分钟。在讨论环节，每位成员都从自己的角色出发，分享过程中的体验和感悟，之后进行角色轮换，共进行三轮。

认同与扮演

这是格式塔疗法进行梦工作的经典技术。咨询师邀请来访者选择梦中的一个重要场景，逐一认同场景中的元素，可以是人物、动物、植物这样有生命的角色，也可以是无生命的物品或某种抽象的存在。来访者想象自己就是这个元素，将其扮演出来，用身体和语言进行全方位的生动演绎。

在认同和扮演的基础上，咨询师还可以运用空椅子技术，让梦中的各个元素进行对话。这个过程可以促进来访者不同的自我部分相互接触，以帮助来访者收回投射，把之前被自己分裂和否弃的部分重新整合进来。

有时，认同梦境中的非我元素并不容易，因为我们通常更习惯从梦中的自己出发来看待一切。这时，我们可以进行下面的认同练习，以拓展投射和想象能力。

练习：熟悉认同和扮演

这个练习你可以一个人进行，也可以在小组中进行。小组练习往往效果更好，可以看到小组成员对同一物品投射出不同的想象和感受，呈现出差异性和丰富性。下面介绍在小组中的练习过程，如果你是一个人进行练习的，略过讨论环节即可。

可以先从有生命的植物开始。在小组中摆放一盆植物，邀请小组成员想象如果自己是这盆植物，身体会如何呈现，自己会说些什么、做些什么，把这些用语言和行动表达出来。现场如果没有鲜活的植物，可以用照片或画作来代替。

邀请所有小组成员逐一进行认同和扮演，之后大家一起讨论对刚才这一过程的感受。

然后进阶到无生命的物品，可以是现场的任何一样东西，一支笔、一本书、一台笔记本电脑等，按照与上一轮同样的方式进行认同和扮演，然后大家再一起讨论。

在不同类型的梦中，噩梦是工作起来较困难的一类，也是自我整合的重要资源。一个人的人格越是碎片化和分裂，就越容易做噩梦，一些无法整合的攻击性和破坏性力量会被投射出去，成为梦中的反派角色。在对噩梦进行工作时，咨询师需要先引入一些正性资源和积极体验，经评估确定来访者具有足够的稳定性和容纳度之后，再让来访者扮演其中的反派角色。通过这个过程，来访者可以重新整合那些令自己感到恐惧的力量，拥有健康的攻击性。

另外，梦境开始的场景往往很重要，其中可能包含一些存在性信息，如来访者如何看待自己的生命，或者反映了当前来访者在生活中面临的重大问题。咨询师可以邀请来访者认同梦境第一幕的场景，通过体验去感知其中传递的信息。

练习：运用认同和扮演探索梦境

三个人一组，分为三个角色，咨询师、来访者和观察员。

来访者分享最近的一个梦，咨询师运用认同和扮演技术，邀请来访者逐一认同梦境中的元素，如有需要，可以使用空椅子进行对话。最好选择一个相对中性的梦来练习，不要使用噩梦或涉及死亡的梦。观察员从第三方的视角观察整个过程，并帮忙计时。

每轮练习 15 分钟，讨论 5 分钟。在讨论环节，每位成员都从自己的角色出发，分享过程中的体验和感悟。之后进行角色轮换，共进行三轮。

改编梦境

咨询师可以按照对未完成事件的工作思路对梦进行修改。如果梦的结局令来访者感到遗憾、不满，或者来访者在梦还没有完结时就醒来，咨询师可以邀请来访者发挥想象，修改梦的剧情走向，重新建构一个结局以达成自己的愿望和期待。

咨询师也可以从资源取向的视角出发改编梦境。当梦中发生了一些糟糕的事情，来访者感到难以消化和处理时，咨询师可以在其中增加一些支持性的元素，如关心来访者的人、友善的电影角色或动漫形象、让来访者感到安全且熟悉的场景，以此来提升来访者的力量感和稳定感，更好地面对与梦境关联的内在困境。

练习：改编梦境

三个人一组，分为三个角色，咨询师、来访者和观察员。

来访者分享最近的一个梦，探索其中有什么想要修改的地方。咨询师用现象学的工作方法对需要修改的部分进行细化，帮助来访者体验改编梦境后自己的感受会有怎样的变化。观察员从第三方的视角观察整个过程，并帮忙计时。

每轮练习 15 分钟，讨论 5 分钟。在讨论环节，每位成员都从自己的角色出发，分享过程中的体验和感悟。之后进行角色轮换，共进行三轮。

关注缺失的元素

从极性的视角来看，除了梦中显著存在的元素，缺失的元素也很重要，可以反映出来访者内在所缺少的东西。例如，梦见只有框架的空房子，可能表明来访者的生活缺少温暖和色彩。另外，梦中缺少的元素也可能反映了来访者在回避的东西。例如，梦里没有任何动作，只有静态的场景，可能意味着来访者在回避行动。

咨询师可以留意来访者梦境中明显缺少的东西，帮助来访者探索这与其内在状态之间有怎样的联系。

与梦对话

从整体论的角度来看，梦作为一个整体本身可能蕴含着一些重要的信息，咨询师可以运用空椅子技术，邀请来访者作为梦的主人与梦进行一场直接的对话。来访者既可以表达对梦的感受，如"我非常不喜欢你，你把我吓坏了"，也可以询问一些自己好奇的问题，如"你在这个时点出现是想告诉我什么"。

对于一些特殊形式的梦，如梦中梦、连续的梦、重复出现的梦、开头相同但结局不同的梦，来访者也可以用这种方式与梦直接对话，了解梦在传递些什么。还有一些人很少能记住自己的梦，感觉自己从不做梦，这是一种梦的缺失，可能意味着当事人不太愿意面对自己的存在，想要尽量回避不愉快的体验。对于这种情况，来访者也可以运用空椅子技术与缺失的梦进行对话，询问"梦，你在哪里"。

梦工作的案例

下面是综合运用上述方法，与梦进行工作的一个案例片段。

来访者：昨晚我做了一个梦。那是一条很窄的小巷，我走在里面，遇到一个外国老太太，我超过她，她又超过我，我们反复互相超过了好几次，我觉得这个梦蛮奇怪的。

咨询师：你讲述了一个梦的场景，请你用现在进行时来描述，就好像你身临其境一般，一切正在发生。

来访者：我正走在一条很窄的小巷里，前面有一个外国老太太，我超过了她，走到她前面，她又很快超过了我，重新走到我前面。这时我心想，难道她不开心了吗？但是接下来，她又很有礼貌地让开，让我超过她。我又想，她是在跟我开玩笑吗？

咨询师：刚刚你描述了一个关于超越的场景，请你停在"我正在超过她"那个时刻，你是怎么超过她的？

来访者：我走在后面，看着她的背影，我想超过她。这时，我的意图似乎被她感受到了，她往旁边闪了一下，我就加快脚步走到她的前面了。

咨询师：在你超过她的时候，你有看到她的表情吗？

来访者：我走在后面的时候，她有回过头看我，她是一个年龄很大的外国老太太，长得很难看。

（说明：在这一段，咨询师运用沉浸式讲述和定格技术，帮助来访者细化梦境、展开体验。）

咨询师：现在请成为那个长得很难看的外国老太太，可以用"我是外国老太太"来开始。

来访者：我是外国老太太，我回过头看到一个中国人想要超过我。

咨询师：这个中国人长什么样子，你喜欢她吗？你紧张吗，害怕吗？

来访者：我想逗逗她。

咨询师：哦，你想怎么逗她？

来访者：我觉得她想走到我前面去，那我就让开，让她超过去，然后我再超过她，看看她会有什么感觉。

咨询师：你希望她有什么感觉？

来访者：我希望看到她被愚弄的样子，然后我就像小孩子做鬼脸一样，朝她吐舌头，发出"略略略"的声音，这样我就成功地戏弄了她。

（说明：通过认同和扮演梦境中的另一个人物，并继续澄清细节，一个戏弄他人的角色呈现出来，让人物关系更加清晰。）

咨询师：好，回到你自己，你看到了这个外国老太太在戏弄你，你有什么要对她说的？

来访者：我很愤怒。

咨询师：成为愤怒，用你的身体去表现愤怒。

来访者：我是愤怒，你怎么可以超过我！稍等，我还想酝酿一下。

咨询师：没关系，深吸一口气，积聚你的能量。

来访者：我现在有一些困惑，我的愤怒里经常有任性的成分，很多时候我愤怒是因为你没有满足我，我像一个任性的孩子，我要的所有东西你都要满足我，所以刚才我在愤怒和任性之间有一些挣扎。

咨询师：听起来你有一个贪婪的自己，什么都想要，一切都要满足你，所有人都要围着你转。

来访者：对，这个感觉是对的。

咨询师：好，请本色出演。

来访者：（像娇嗔的孩子一样大喊）为什么你超过我！我要在你前面！你不能超过我！你应该让着我！我要什么，你就要给我什么！这是我的！我就是要往前走！

（说明：对愤怒和任性进行澄清是重要的一步，咨询师从中抓取"一个贪婪的自己"，这与来访者的感受准确契合，并推动了她与贪婪、任性的状态充分接触。）

咨询师：你在对谁表达？

来访者：对这个外国老太太，也对我生活中所有的场景表达，这就是我。

咨询师：你最早有这样的表达是在什么时候？你最希望对谁表达？

来访者：对我的父母……我的悲伤有点出来了。

咨询师：去感受你的悲伤，你对父母有很多想要的东西，但是你未能被满足，连一个外国老太太超过你，你都很愤怒，你觉得不可以。

来访者：（闭着眼睛，没有讲话。）

咨询师：你的面部肌肉有一些抖动，但是你在控制。你好像要发声，又咬住了嘴唇。

来访者：我想跟父母表达愤怒和任性，但是它变成悲伤流淌出来。

咨询师：是的，你不能对父母表达需要，你要不到，这很令人悲伤。

（说明：来访者呈现出孩童的样子，咨询师猜测这与童年期的未完成事件有关，于是询问来访者相关的投射和背景，发现来访者在父母那里有许多未能被满足的需要，由此隐藏在愤怒和任性之下的悲伤浮现出来。之后，咨询师用描述的方式去追踪，帮助来访者觉察自己的内在体验。）

来访者：（闭着眼睛默默流泪，过了一会儿睁开眼睛）我现在有些话想和他们说。

咨询师：可以，你能想象他们在你面前吗？

来访者：我能想象，我妈妈已经过世两年了，所以我不想用愤怒的情绪表达（痛苦地流泪）。

咨询师：好，你可以用悲伤的情绪表达，"妈妈，你去世两年了，我有些话想对你说"。

来访者：（一边痛哭，一边表达）妈妈，你去世两年了，我有些话想对你说。我知道在我很小的时候，你和爸爸给予了我很多爱，可是我才 9 个月，你们就把我送走了。后来你们说是因为外婆家在大城市，条件比较好，但是我不想离开你们。之后我又有了弟弟妹妹，每次你们来看我，都希望把我拥有的东西给弟弟妹妹，那时候我还小，不懂得分享，只是感觉你们强行把我的东西给了他们，这让我很痛苦。我感觉自己是被抛弃的孩子，你们还要把我的一切都给弟弟妹妹，我真的非常伤心和难过。其实我要的不是这些东西，而是与你们的情感连接。我知道你们也在努力，每次你们来看我，都想表达对我的爱，但对我来说，这些努力远远不够，所以我一直在拒绝你们。

咨询师：因为我觉得你们做得不够，我宁愿不要。

来访者：因为我觉得你们做得不够，我宁愿不要。

咨询师：如果要不到我想要的，我就会很生气地推开。

来访者：如果要不到我想要的，我情愿推开。

（说明：来访者对过世的妈妈深情地表达了积累多年的复杂感受，这里有强烈的渴望与爱，也有被抛弃、被剥夺的伤痛与恨。之后，咨询师用提炼一句话这个实验，帮助来访者觉察和拥有自己的应对方式，如果得不到想要的，就推开和拒绝，这里面包含着力量，同时也蕴含着深深的无助。这样，来访者既可以整合有力的部分，又可以触碰和拥抱脆弱无力的部分。）

咨询师：还有什么想对妈妈说的吗？

来访者：我知道你们一直在尝试给予我，是我在拒绝。

咨询师：现在我能感受到……

来访者：现在我能感受到，你们想跟我连接的强烈愿望一直都在，只是我从来没有接受，我始终在拒绝你们。

咨询师：今天我想打开……

来访者：今天我想打开我的心扉，妈妈，我知道你一直在关心着我，你一直在爱着我。

咨询师：从内心感受一下这份爱。

来访者做了几次深呼吸。

咨询师：保存这份美好的感受。

来访者：（举起双手）我能感受到我的胸腔在逐渐扩大，以很慢、很慢的速度，好像麻木之后在一点点苏醒。

咨询师：像刚才这样把你的双手举起来，身体坐直，打开胸腔，跟随那份感受一点点展开你的手臂，可以配合呼吸进行，每次吸气的时候体会打开的感觉。

来访者闭着眼睛，逐渐展开手臂。

咨询师：很好，我能看到你双臂之间的距离越来越大，去感受它。现在你的感觉怎么样？

来访者：（睁开眼睛）我能感觉到空间在一点点打开，世界似乎也变得清澈了起来，谢谢你。

咨询师：也谢谢你让我见证这个动人的过程。

（说明：当来访者充分觉察到自己的感受和选择后，就可以更好地承担起自我责任。承认是自己在拒绝，也就意味着妈妈一直在尝试给予和连接。在这里，咨询师使用了一些引导性的句子作为开头，帮助来访者继续整合，从拒绝的一极来到开放的一极，与妈妈的爱意连接在一起，充分拥有这份连接。最后，咨询师运用身体的资源来协助整合，完成吸收和消退的过程。）

　　这个案例片段从一个关于超越的梦境开始，来访者通过认同和扮演梦中不同的人物，呈现出一个戏弄人的外国老太太和一个任性的孩子之间的互动。这样，来访者内心那个贪婪、任性的孩子得以浮现，进而连接到早年与父母分离的伤痛经历。来访者失去了与父母一起生活的机会，同时还要把自己的东西让给弟弟妹妹，她在其中体验到巨大的丧失和被剥夺感。作为一个年幼的孩子，她多么想要独自拥有父母，但残酷的现实又令她感到无能为力，只好用"如果得不到我想要的，我就全部拒绝"来表达自己的伤痛和愤怒。

　　通过对母亲充分表达这些情感，来访者逐渐意识到，不是母亲没有给予，而是自己没有接受。这开启了一个哀悼的过程，来访者开始接纳曾经如此强烈的渴望就这么错过了，再也没有办法实现了。这样她才能看见和接受母亲可以给予的部分，不再用拒绝的方式进行自我保护，她可以敞开心扉，拥抱母亲的爱。通过这样一个完整的过程，咨询师从一个梦境入手，帮助来访者完成了一次深入的内在整合，并与已经过世的母亲建立起更深切的情感连接。

第六部分

格式塔咨询师的成长之路

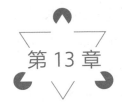

第13章　格式塔咨询师的成长与发展

格式塔咨询师的成长包括专业成长和个人成长两个方面，其中专业成长主要包括以下几点：

- 掌握格式塔疗法的理论体系与基本概念；

- 把握格式塔全周期咨询的整体框架；

- 运用格式塔疗法的理论进行过程性的评估和个案概念化；

- 学会运用各种现象学觉察技术与实验技术；

- 了解如何在当下进行自我运用，通过咨询师的觉察帮助来访者提升觉察能力；

- 形成对整体咨询关系的把握与理解，能够运用对话方法对我－你关系进行工作。

个人成长是指咨询师通过自我探索修通个人议题，不断发展并成为真实而完整的人，具体包括保持觉察连续谱，拥有清晰的自体边界、稳定的自体支持，能够在接触边界灵活地接触与后撤，以及承担自我责任。由于格式塔疗法的核心特点是咨询师运用自己进行工作，因此个人成长就像武侠小说中的修炼内功，咨询师当前的修通程度和存在状态决定了他能在多大程度上发挥自己的专业能力。

需要说明的是，在格式塔咨询师的成长历程中，专业成长和个人成长不是相互独立的两条主线，而是像 DNA 的双螺旋结构一样在相互交织、相互促进中不断螺旋上升。

在本章，我们将介绍格式塔咨询师在成长过程中遇到的常见问题、个人议题的处理、进阶发展等内容。

学习格式塔疗法的常见问题与应对

难以适应现象学与过程性的工作方式

格式塔疗法的工作方式与我们习惯的思维方式是相悖的。我们大脑的驱动方式以目的论和线性因果为基础，会尽量寻找从 A 点到 B 点的最短路线，并将其拆分成具体步骤以达成目标。而在现象学和场论的非线性因果体系中，格式塔疗法训练的是悬搁想法、回到体验，跟随生生不息的体验之流。学习者在刚开始接触格式塔疗法时，会感觉找不到抓手，就像武林高手忽然失去了趁手的武器一般，产生各种不舒适的体验，如感到焦虑、疑惑、走神、无聊、困倦等。我们在格式塔工作坊训练咨询师时，常常会被学员问及如下问题："只需要描述就可以了吗""这样工作会不会无法深入""这样做的意义是什么"。问这些问题的目的都是追求控制感，因为人们在面对现象学这个充满不确定性的新世界时，往往会感到无所适从，于是想要回到大脑熟悉的套路，得到某种确定的答案。

当咨询师还没有熟练掌握跟随当下的工作方法时，为了让咨询继续下去，会习惯性地使用过去的应对方式。常见的情况包括：在心中设想一些工作思路，不论来访者如何回应，都按照既定的方向或步骤推进对话；用技术来武装自己，先考虑接下来要使用什么技术，甚至把自己学到的各种格式塔技术都试一遍。这样的技术运用脱离了当下，没有考虑来访者在此时此地的真实状况，因此不能给咨询带来实质性的进展，反而会让咨询师感到更加挫败和无力。之后，咨询师可能会在督导中询问诸如"在这种情况下，我要怎么办""对这类来访者应该如何进行工作"等问题，希望督导师给予具有指导性并广泛适用的方法和建议。但是在格式塔疗法的体系下，这类问题永远没有确定的答案，因为当下是在不断流动、变化的，咨询师无法用事先准备好的方案去应对。

不过，咨询师可以运用格式塔疗法的工作思路去应对这一问题，回到感受层面，倾听自己内心的需要，可能是面对不确定时感到失控和恐惧，也可能是在学习新方法的过程中不够自信，担心自己做不好。通过连接当下的感受，认可自己的付出和努力，允许自己需要一些时间来适应，咨询师可以有效地降低自己的焦虑感，提升对不确定性的耐受能力。

除了增加自体支持，咨询师也可以继续寻求专业成长。产生这类问题的根本原因是咨询师尚未掌握觉察连续谱，最直接的解决方案就是通过督导、个人体验、工作坊等进行觉察训练，提升保持觉察的能力。当咨询师体会到在当下保持觉察是一种怎样的体验后，可以进一步练习觉察自己的咨询工作模式。具体方法是，观察在头脑驱动和跟随当下这两种工作模式下，自己的体验和状态有哪些不同，然后在咨询中有意识地觉察自己当下的工作模式，如果回到了头脑驱动模式，就再次切换到跟随当下模式。经过反复练习，咨询师就会对两种模式的差异更加敏感，并可以更多地保持在跟随当下的模式中。

随着经验的积累，咨询师会逐渐发现过程性的工作方式并不是混乱无序的，这里仍然有一些规律和方法可以遵循。就像学习滑雪或冲浪，个体需要在不断尝试的过程中越来越熟悉雪地的质感或海浪的走向，最终可以充分信任自己，并信任来自背景的支持，更加灵活、流动地在场，跟着变化走，同时驾驭变化。

处在角色层，不敢真实地运用自己

学习格式塔疗法的另一个常见问题是难以走出角色层，不敢充分运用真实的自己，有所保留地与来访者接触。当咨询师尚未适应格式塔疗法的工作位置时，容易按照一些标准或外在期待来表现自己，把自己隐藏在"好咨询师"的角色面具下，以获得相对安全、可控的感觉。具体情况有以下几种。

第一种情况是，咨询师把自己的个人价值与咨询效果等同起来，完全依赖咨询表现来确认自身的存在感。这会导致咨询师把更多注意力放在自己身上，考虑问题的出发点常常是"我怎么做会更好""如果犯了错误怎么办""来访者、督导师、同行会怎么看我"，而不是关注来访者的状况，考虑来访者当前需要什么。这是一种十分常见的现象，尤其是处在起步阶段的咨询师，他们还没有积累足够的实践经验，尚未形成对咨询师身份的稳定认同，遇到困难和挑战时会更容易产生自我怀疑。这需要咨询师先处理好自己的个人议题，随着咨询经验的积累，咨询师的胜任力会不断提升，在拥有了稳定的自我价值感和职业身份认同后，咨询师自然就可以放下对自己的关注，把空间留给来访者。

第二种情况是，咨询师成为全能的照顾者和拯救者，过度付出以满足来访者的期待，导致咨询中出现责任转移，来访者没有承担起成长的自我责任。这可能是由于来访者产生了理想化的投射，希望咨询师作为权威和专家来解决他的问题，而咨询师认同了这一投射；也可能是由于咨询师自身的未完成事件，小时候希望获得全能照顾者的照料，但没有被满足，于是把这种需要投射出去，以咨询师的身份成为全能照顾者，用自己希望被对待的方式去对待来访者。实际情况常常是来访者和咨询师具有双向动力，两者相互作用、相互叠加。

第三种情况是，咨询师担心暴露自己的真实感受会给咨询带来不利影响，例如，"承认我有无力感会不会失去来访者的信任"或"如果我说出对来访者的愤怒，破坏了咨询关系怎么办"。这意味着咨询师有一些内摄性的信念，认为消极感受具有破坏性，需要被隐藏起来，或者对自己的咨询师身份有一些理想化的期待，认为咨询师不应该感到脆弱，不能有攻击性等。而实际情况是，咨询师在咨询场域中体验到的情感常常与来访者有关，来访者恰恰是因为无法整合这些情感才求助咨询师的。如果咨询师也回避面对，会导致场域中的支持性力量不足，形成咨询师与来访者一起分裂的局面。只有咨询师能够觉察和接纳自己的各种情感体验，才有可能充分在场，支持背景中的元素浮现出来成为图形，然后才能帮助来访者面对和处理这些情感。

第四种情况是，咨询师来到角色层的另一极，被格式塔疗法那种自由、反叛的精神鼓舞，解开过去的自我束缚，在咨询中过于真实，把所有感受和想法都直言不讳地反馈给来访者。还有一些咨询师没能理解皮尔斯所说的"我是我，你是你"的真正含义，认为来访者在咨询中产生的所有情绪都与咨询师无关，需要来访者自己负责，这是对自我负责和接触理论的误解。皮尔斯那种极具挑战性的工作风格需要以精准的觉察为基础，因此我们建议学习者在使用初期不要过于笃定，尽量保持开放的态度，积极倾听来访者的反馈，在运用真实自我的同时不脱离善行的伦理准则。只有这样，咨询师才能真正站在接触边界与来访者相遇，而不是以"真实之名"侵犯来访者的边界和利益。

总之，格式塔咨询师进行自我运用需要整合两极，就像光的波粒二象性一样，处在"既是……又是……"的状态中：既是真实的自己，又承担着咨询师的功能，把自己作为咨询工具来使用；既能够全身心地投入咨询中，又可以把个人价值与咨询成败区分开。当咨询师能够把这些看似矛盾的状态整合在一起时，就真正找到了属于自己的工作位置。

担心来访者脱落

担心来访者脱落不是格式塔咨询师所面临的独有难题，而是所有咨询师都会遇到的问题。下面我们从格式塔疗法的角度来讨论如何看待和处理这一问题。

当咨询师缺乏足够的内外部支持时，如尚未建立良好的职业胜任感、缺乏招募来访者的稳定渠道等，担心脱落是一种常见的现象。但如果咨询师过度认同这份担心，被害怕的感觉裹挟，就会把防止脱落作为咨询的第一要务。当咨询关系出现晃动时，咨询师会专注于挽留来访者，忽略真正需要工作的议题，这样反而容易导致脱落。所以，如何面对脱落是一个悖论性的问题，当咨询师不再那么关注结果，而是关注过程，把脱落看作众多关系现象中的一种时，就可以让自己稳定下来，更好地运用自己处理当前的关系问题，最终起到降低脱落率的效果。

我们可以从格式塔疗法的人性观出发，重新看待和定义脱落。格式塔疗法认为，有机体天生具有自体调节和自我负责的能力，所以格式塔咨询师愿意信任来访者的成长潜能，相信来访者有能力选择自己需要的环境，也有权利决定自己要以怎样的方式和路径获得帮助。成长是持续终身的事情，一个人只要活着，就会在一圈圈的接触循环中不断朝向整合。从这一态度出发，心理咨询只是来访者终身成长过程中的一环。咨询师在来访者的某个人生阶段出现，提供一些支持和帮助，陪伴来访者走过一段路途。然后，来访者会离开咨询师，继续他的人生旅程。所以，咨询持续的时间可长可短，咨询师不必把自己预料之外的结束都看作脱落和失败。执着于达成某种特定的效果或时长，可能是咨询师自己的需要，咨询师可以觉察和理解这种需要，但不必将其强加给来访者。

具体来说，当咨询中出现脱落议题时，咨询师可以识别并区分哪些是自己的部分，哪些是来访者的部分。如果咨询师面对所有来访者都担心脱落，这可能与咨询师的个人状况相关，包括自我评价与个人价值感、对职业的稳定感、收入和经济考量、来访者来源的不稳定等因素。咨询师可以从增加自体支持、处理个人议题的角度来解决这个问题。

当咨询师将自己的部分与来访者的部分区分开后，可能会发现自己仍然担心一些来访者脱落，但是对其他来访者就没有这样的担心。这可以作为一种信号，帮助咨询师理解关系中发生了什么。例如，有些来访者在咨询中总是若即若离，或者每过一段时间就会提出结束咨询的想法，这往往反映了来访者特定的接触方式，可能涉及信任、依赖、亲密等议题。咨询师可以把自己的观察和感受反馈给来访者，并与来访者讨论。

还有一些来访者会表现得极为忠诚和信任，让咨询师感到这段关系十分稳固，甚至好像永远也不会结束。这种情况更不容易引起咨询师的注意，会让咨询师以为一切进展顺利，但在咨询关系中，融合现象可能已经发生，以致差异和不满不能被呈现和表达。格式塔疗法不仅会关注出现了什么，还会关注缺少了什么。对于场域中明显缺失的东西，咨询师可以主动提及，让那些被分裂的情感有机会被接触和整合。

格式塔疗法警惕在任何一极的固化，提倡有连接的同时也可以有差异，重视关系中的自由和选择。

当允许来访者自由时，咨询师也会感到更自由。

当咨询师更加自由时，就可以给予来访者更大的自由。

探索个人议题

重塑对个人议题的理解

个人成长在格式塔咨询师的职业发展中居于核心地位，因为格式塔疗法主要运用咨询师自身进行工作，咨询师个人的修通程度直接决定了咨询工作的质量。格式塔疗法需要咨询师在当下在场，跟着变化走。总体上讲，咨询师需要有相对健康的自恋及在关系中的安全感，这样才能从掌控的需要中解放出来，允许场的浮现，接纳各种体验的发生，灵活地在两极移动，把自己作为关系中的实验工具来使用。另外，在具体的个案工作中，咨询师尚未充分修通的卡点容易被有相似议题的来访者触发，进而产生议题的共振。如果咨询师发生接触中断，没有办法去面对和整合，就无法帮助来访者。

个人议题的确十分重要，但是在心理咨询的专业领域存在一种对个人议题的污名化现象。不知从何时开始，"个人议题"这个标签隐约带上了一层负面色彩，说一位咨询师有个人议题，好像就意味着他在专业上存在瑕疵。我们认为基于格式塔疗法的人性观，个人议题的意义可以被重新思考和看待。个人议题实际上是咨询师现象场的体现，反映了咨询师如何体验自己、体验世界，是我们每个人存活在世界上所必需的，是有机体的创造性调整。从这个角度出发，个人议题得以正常化和去羞耻化，有个人议题并不意味着咨询师不够好，只说明这是一个在路上的人，一个成长中的有机体。

在咨询工作中，个人议题就像一把双刃剑。一方面，咨询师尚未修通的卡点的确会影响咨询进展，咨询师需要去面对和处理；另一方面，正是个人议题让咨询师成为一个真实的人，能够体验和理解人类普遍的命运和痛苦，这样咨询师才具有了成为一位助人者的基础条件。咨询师不需要把自己打造成一个完美的人才能成为一位好的助人者。格式塔疗法认为，心理咨询的疗愈力量正是来自咨询师是与来访者一样不完美的普通人，来自两个不完美的普通人相互映照彼此的生命。重要的是，咨询师如何面对自身的脆弱、不堪、迷惘、贪婪。这些人性中有裂缝的地方是所有人终其一生都无法回避的课题，一步步穿越自身苦难的历程让我们学会了如何面对人类共通的苦难。最终，咨询师身上那些脆弱的部分不会消失，但受伤的脆弱会被整合为更有强度、更有韧性的脆弱，并成为重要的疗愈资源。

探索自己的个人议题

从极性的角度同时看到利与弊，可以帮助咨询师用更接纳、更平和的态度看待个人议题。之后，咨询师可以通过个人体验、成长团体、格式塔工作坊等途径进行自我探索，处理个人议题。个人议题在咨询中被激活是常有的事情，咨询师对自己的个人议题越熟悉，就能越早觉察到，也就能及时进行处理和调整。

咨询师可以从以下几个角度整理个人议题：有哪些经常出现的议题、对咨询有怎样的影响、如何应对和调整。下面提供一些整理个人议题的示例作为参考。

示例：整理个人议题

示例 1

议题表现：比较理性，对情绪缺乏敏感度。

对咨询的影响：容易停留在头脑层面与来访者探讨模式，对体验工作不足，导致来访者什么都明白，但无法改变。

应对和调整：觉察自己在咨询中使用三个区域的比例，有意识地减少对中间区域的使用，更多地使用内部区域和外部区域；在朋辈小组中练习对体验进行工作，更加熟练地运用技术帮助自己降低焦虑感。

示例2

议题表现：容易过度承担责任，比来访者更用力。

对咨询的影响：导致责任转移，来访者更加被动，咨询反而没有进展。

应对和调整：对来访者转移责任的信号保持觉察，包括反复提问、被动参与、原地兜圈子等；对自己过度承担的信号保持觉察，包括反复思考怎么办、在咨询中多话、出现焦虑感或无力感。

示例3

议题表现：在意评价，经常担心来访者对咨询不满意。

对咨询的影响：难以处理负性移情，缺乏足够的空间和稳定性以承接攻击性。

应对和调整：找个人体验师处理羞耻和自恋的议题；在成长团体中练习表达攻击性，面对人际冲突。

示例4

议题表现：害怕被抛弃，当咨询关系出现晃动时经常感到害怕和不安。

对咨询的影响：容易见诸行动，挽留来访者，没有真正处理关系议题。

应对和调整：当觉察到自己产生被抛弃的恐惧时，有意识地照顾自己的内在小孩，尝试区分外在现实和心理现实；对自己更宽容一些，告诉自己暂时失去心理空间也没有关系，可以在咨询后寻求体验师和督导师的帮助，经过调整后再去面对来访者。

示例 5

议题表现：在咨询中过于主动，主导性过强。

对咨询的影响：经常打断来访者原本的叙述和情绪过程，让来访者有被侵入的感觉。

应对和调整：对自己的主动性保持觉察，学会后退；在每次做出一个干预后，退回来等一等，根据来访者的反应再决定下一步怎么做，而不是直接打"一套组合拳"。

除了反思自己的个人议题，咨询师还可以从当下的视角出发，留意个人议题的激活信号，运用觉察帮助自己在咨询现场进行调节，这是符合格式塔理念的过程性工作方式。下面同样提供一个咨询师的自我觉察示例作为参考。

示例：觉察个人议题的激活信号

在下面这些情况下，我会失去稳定性，难以保持咨询师的工作位置。当觉察到这些信号出现时，我可以调整身体姿势、觉察并调节呼吸，帮助自己稳定下来。

状态命名：茫然

出现情境：无法判断来访者的问题，不知道如何应对和处理。

中间区域的信号：头脑转得很快，但思绪混乱，没有什么有效的想法。

内部区域的信号：焦虑、心慌，身体有缩小的感觉。

状态命名：窄化

出现情境：困在一个问题里出不来，不能灵活地选择。

内部区域的信号：肩膀僵硬、身体保持不动、视线狭窄。

> 状态命名：疑惑
>
> 出现情境：对咨询进展感到迷惑，担心走错了方向。
>
> 内部区域的信号：心里像装了很多水桶一样七上八下的感觉。
>
> 状态命名：拉扯
>
> 出现情境：当需要做出选择时，感到难以抉择。
>
> 中间区域的信号：有很多声音在头脑里吵架。
>
> 内部区域的信号：皱眉、咬嘴唇、假装淡定。
>
> 状态命名：着急
>
> 出现情境：急于解决问题，否则担心事情会变得更糟。
>
> 中间区域的信号：明明不知道怎么办，但相信一定会有办法。
>
> 内部区域的信号：身体前倾、想往前冲，像要扑出去一样。

咨询师可以按照上面介绍的两种方法觉察和整理自己的个人议题，也可以在小组中与同伴讨论，分享处理个人议题的经验。

格式塔咨询师的进阶发展

格式塔疗法提供了一种价值观和生活方式，在掌握了基本的框架和思路后，咨询师就可以发展自己的格式塔方法，并在工作和生活中践行。

格式塔咨询师的共性特征

优秀的格式塔咨询师身上都蕴含着一些相似的特质，他们往往颇具人格魅力，散发着格式塔精神独有的吸引力。下面我们就来谈谈他们的共性特征。

第一，他们都具有敏锐的觉察能力。精进觉察能力似乎是一条没有止境的路，觉察的广度、精度、敏锐度、细腻度都可以不断得到提升。更进一步的是提升保持觉察的能力，维持觉察在更长的时间维度上不掉线。尤其是在生活中，能够带着觉察的状态，在当下吃饭、睡觉、运动、交友，是十分难能可贵的。

第二，他们都非常真诚，敢于做真实的自己，同时允许他人真实。这需要极大的勇气，尤其是在面对人际间的挑战和冲突时，可以坦然地承认"我对你的话感到不耐烦"或"我没有办法帮助你"。需要强调的是，运用真实需要以善意和尊重为基础，怀着对自己和他人的充分信任，相信无论发生什么，自己都可以面对，并且愿意尊重对方的选择。

第三，他们都是可爱的生命。无论年龄多大，他们都拥有孩子般的好奇心，充满活力与热情，喜欢尝试各种新奇的东西，不断探索和创造新的可能性。

优秀的格式塔咨询师常常具有这些共性特征，同时在另一极，他们每个人又是如此个性鲜明，以独特的方式存在于世，不刻意迎合环境，不轻易被他人改变。他们同时整合了灵活和稳定的两极，展现出鲜活而丰富的生命力。这让他们有能力营造格式塔的场域，让人们身处其中就可以体验到格式塔的魅力。

优秀的格式塔咨询师是"活"出来的。

发展自己的格式塔风格

格式塔疗法中有一句著名的话："有多少位格式塔咨询师，就有多少种格式塔。"因为格式塔疗法运用咨询师自己来工作，每个人都是独特的，所以从每位咨询师的身体和生命中流淌出来的格式塔风格也是独特的。咨询师在掌握了格式塔疗法的理论体系和实操方法后，就可以开始探索如何发挥个人特色，形成自己的工作方式了。

　　每个人对世界的感知方式都是不一样的，这意味着每位咨询师都有自己特定的觉察风格。三个区域的划分提供了一种训练觉察的基本框架，但这并不是唯一的答案。我们内在的体验之流是如此丰富，不同区域的感知觉不断涌现，由此形成的对体验的觉察实际上是一个交融为整体的格式塔。咨询师在熟练运用对三个区域的觉察后，可以进一步跳脱出来，尝试运用更加个性化的方式探索觉察。

　　这里，我们引入MBTI人格测试体系以提供一个拓展的视角。在MBTI中，人们获取信息的方式有两种，一种是感觉型（Sensing，简称"S"），另一种是直觉型（Intuition，简称"N"）。感觉型的人在获取信息时，更关注事实本身，比较注重细节，会从自己听到、看到、闻到、感觉到的东西中获取实实在在、有形有据的信息，格式塔疗法中对三个区域的觉察所训练的就是这种感知方式。而直觉型的人在获取信息时更具整体性，会略过那些原始的感觉信息，自发地将不同通道的信息整合起来，形成一个综合而笼统的感觉。虽然对直觉型的人来说，将已经整合而成的综合感觉还原成原始信息是困难的，但他们的感觉仍然是基于事实的，不完全是天马行空的想象。只是这种感知方式建立在内部加工的基础上，因而更容易发生投射现象。所以，格式塔疗法的觉察训练可以帮助直觉型的人向感觉型的一极移动，更多地关注原始信息，减少投射，但不太可能彻底改变他们的感知方式。MBTI体系认为，一个人是感觉型还是直觉型是与生俱来的，他可以在后天发展劣势功能，但先天的优势功能仍然会占主导。而且，每种感知方式都有其利弊，并不存在一种方式一定比另一种方式更好的情况。

虽然 MBTI 体系给我们提供了一个看待觉察的新视角，但它只把人群分为两类，这是一种高度抽象化的总结，实际情况远比这更加复杂，每个人都有自己独特的觉察方式。所以，我们不需要拘泥于任何特定的体系和模板，关键是熟悉和了解自己，用匹配自身特点的方式去发展觉察能力。而且，觉察能力的精进并不需要面面俱到，没有一个武林高手擅长使用所有兵器，只需要找到自己趁手的兵器，能够发挥优势、规避劣势就可以了。

具体来说，咨询师可以通过对觉察的觉察来进行探索，了解自己习惯以怎样的方式觉察，容易觉察到什么，不容易觉察到什么，在什么情况下能够保持觉察，在什么情况下会失去觉察。例如，有些人具有极强的观察力，可以捕捉到丰富的视觉信息；有些人拥有精准的直觉，对场域中看不见、摸不着的氛围变化极为敏感；有些人可以在一个时点敏锐地抓住关键信息；有些人能够对随着时间推移的变化过程保持监测。

除了觉察方式外，还有一个重要的因素是咨询师的个人特质。每位咨询师都有自己的性格特点，有的温暖抱持，有的真诚开放，有的敏锐细腻，有的坚韧有力。这些特质都是咨询师的内在资源，可以转化为关系中的养料，以疗愈来访者。

虽然这些特质是每个人与生俱来的，但在咨询中学会运用它们需要经历一个过程，就像挖掘埋藏在深海的宝藏一般。通常，处在新手阶段的咨询师会比较懵懂，以本能性的方式运用自身的特质。随着实践经验的积累，咨询师会更加了解自己，更清楚自身的哪些特质会有助于咨询，哪些特质容易阻碍咨询进展。这就需要咨询师勤于观察自己，开放地听取来自来访者的反馈，并不断摸索如何更好地运用个人特质。最终，咨询师可以游刃有余地使用自己，达成"人剑合一"的状态。

练习：探索个人特质

这个练习你可以一个人进行，也可以在小组中进行。

如果你是在小组中进行练习的，可以先进行自我探索，然后与小组成员一起讨论，听取他人对自己的观察和反馈，核对自我视角与他人视角有怎样的相似和不同之处。请带着尊重和善意，用中立的态度相互反馈，避免使用评价性的话语。

个人特质一：＿＿＿＿＿＿＿＿＿＿＿＿＿＿＿＿＿＿＿＿＿

对咨询的积极作用：＿＿＿＿＿＿＿＿＿＿＿＿＿＿＿＿＿＿＿

弊端：＿＿＿＿＿＿＿＿＿＿＿＿＿＿＿＿＿＿＿＿＿＿＿＿＿

个人特质二：＿＿＿＿＿＿＿＿＿＿＿＿＿＿＿＿＿＿＿＿＿

对咨询的积极作用：＿＿＿＿＿＿＿＿＿＿＿＿＿＿＿＿＿＿＿

弊端：＿＿＿＿＿＿＿＿＿＿＿＿＿＿＿＿＿＿＿＿＿＿＿＿＿

个人特质三：＿＿＿＿＿＿＿＿＿＿＿＿＿＿＿＿＿＿＿＿＿

对咨询的积极作用：＿＿＿＿＿＿＿＿＿＿＿＿＿＿＿＿＿＿＿

弊端：＿＿＿＿＿＿＿＿＿＿＿＿＿＿＿＿＿＿＿＿＿＿＿＿＿

个人特质四：＿＿＿＿＿＿＿＿＿＿＿＿＿＿＿＿＿＿＿＿＿

对咨询的积极作用：＿＿＿＿＿＿＿＿＿＿＿＿＿＿＿＿＿＿＿

弊端：＿＿＿＿＿＿＿＿＿＿＿＿＿＿＿＿＿＿＿＿＿＿＿＿＿

个人特质五：＿＿＿＿＿＿＿＿＿＿＿＿＿＿＿＿＿＿＿＿＿

对咨询的积极作用：＿＿＿＿＿＿＿＿＿＿＿＿＿＿＿＿＿＿＿＿＿＿＿＿＿

弊端：＿＿＿＿＿＿＿＿＿＿＿＿＿＿＿＿＿＿＿＿＿＿＿＿＿＿＿＿＿＿＿＿

最后需要说明的是，不同的咨询师在格式塔疗法的三大支柱（觉察、对话、场论）之间也会有所侧重。有些咨询师更注重帮助来访者发展觉察能力，有些咨询师更擅长运用我－你关系，在接触中帮助来访者实现成长，还有些咨询师则专注于场论，从场的视角来看待和理解来访者，并用场的方式驱动工作。从不同的理论视角入手会形成不同的工作风格，格式塔咨询师在进阶成长时，也可以探索和寻找自己更为认同的理论分支。但需要强调的是，觉察、对话、场论始终是一个有机的整体，有所侧重并不意味着非此即彼，当格式塔咨询师选择其中一支作为主要发展方向时，另外两支会存在于背景中，以提供支持。

第 14 章　格式塔取向的督导

在本章，我们会介绍格式塔取向督导的工作方式，这不是为了教授如何做督导，而是让咨询师对格式塔取向的督导有所了解。当咨询师更清楚督导的工作思路和起效方式后，就可以更好地利用督导协助自己实现专业成长。之后，我们会提供一个完整的督导案例，介绍一位咨询师在督导的帮助下所经历的成长历程。

格式塔取向督导的工作方式

督导的功能

心理咨询是一种需要通过经验式学习来获得的技能，只有理论知识是远远不够的。而且心理咨询并不像骑自行车这类技能，靠自己摸索就可以学会，而是需要一个师傅带徒弟的过程。督导师承担的就是这样一个重要的功能，他们把理论与实践结合起来，并且像手艺人一样手把手地传承技艺。

近年来，督导领域正在发生变革，从传统的督导模式向更多元、更丰富的督导模式发展。传统的督导模式通常"以来访者为中心"，聚焦于讨论来访者的咨询案例，督导师处在较权威的位置，给受督咨询师提供教学和指导。与之相对的一种新兴模式是"以咨询师为中心"的督导，督导师与受督咨询师建立更加平等的关系，以咨询师的专业成长为核心来开展督导工作，我们认为这一模式更加符合心理咨询的工作特性。

因为心理咨询本质上是通过一个人来疗愈另一个人，专业人员的培养重点是对咨询师这个"人"的打磨和锻造。咨询师的成长是一项系统工程，除了参加理论学习、技术演练、个人体验，咨询师还要在持续的实践过程中积累经验，深化对于人类苦难的普遍性理解，最终每位咨询师都会形成自己的人性观和治疗观，结合自身特质发展出独具个人特色的工作方法。

可以说，咨询师的专业成长是一个不断整合的过程，我们可以借助格式塔理论中的接触循环来理解。咨询师需要不断与环境接触，从环境中吸收所需的营养，并将其同化为自己的一部分，最终发展出独特的专业身份认同，成为自己想要成为的那个咨询师，就像一个人活出真实的自己一样。正因如此，咨询师与理论流派之间的关系也是"人"整合流派，而不是人归属或皈依于流派。各种经典的咨询流派实际上都是一个或几个创始人的个人观点，由于其具有对人类心灵普遍而深刻的洞察而得以流传。达到成熟阶段的咨询师会使用自己这个人将不同的理论和流派整合起来，形成个人化的治疗哲学。

在每位咨询师的专业成长历程中，督导都是重要的环境支持来源，尤其是一对一的个体督导，可以为咨询师量身打造个性化的专业支持，承载着不可替代的功能。所以，我们认为督导工作不应局限于讨论来访者的案例，而是要全面支持受督咨询师的专业成长，协助受督咨询师发展成一个好的疗愈者，最终才能更好地落实心理咨询行业的核心价值观——服务于来访者的福祉。

格式塔取向督导的工作目标

格式塔疗法重视整体的人，相信在当下相遇的力量，与督导师处在同一场域的是受督咨询师，而不是来访者，所以督导师更关注自己面前的这个人，关注自己与受督咨询师在此时此地的接触。从这一特点出发，格式塔取向的督导天然是一种"以咨询师为中心"的督导模式。

与格式塔咨询的运作思路类似，格式塔取向的督导同样会整合觉察、对话、场论三大支柱，以接触循环为底层逻辑，给受督咨询师提供一个支持性的环境，促进受督咨询师进行专业上的成长与整合。只要受督咨询师可以朝向"健康的有机体"不断迈进，就可以在咨询中运用自己的觉察连续谱，在此时此地灵活地工作，发挥自身的创造性去帮助来访者。

以受督咨询师的专业成长为核心，格式塔取向督导的工作目标可以总结为以下几个方面：

- 协助受督咨询师发展自我觉察能力，获得觉察连续谱；
- 通过在督导中提供支持，协助受督咨询师从环境支持过渡到自体支持；
- 探索受督咨询师的个人议题如何影响咨询，移除卡点以更好地在此时此地工作；
- 发展受督咨询师的自我运用，最终形成具有个人特色的格式塔风格。

基于"以咨询师为中心"的工作特点，格式塔取向的督导不太受限于受督咨询师的取向和流派，具有跨流派督导的潜质和优势。无论受督咨询师使用怎样的理论假设和工作思路，督导师都会给予充分的尊重，提供一个对话的空间、一个可接触的环境，通过发展觉察、促进整合，协助受督咨询师形成自己的工作方式和个人风格。

格式塔取向督导的核心特点

体验式和浸泡式的督导方式

　　格式塔疗法以体验为核心，采用非线性的过程性工作方式，所以咨询师学习格式塔疗法也需要采用一种浸泡式的方式。这是由于格式塔疗法的工作是在当下的接触中鲜活地发生的，是经由咨询师这个人的生命流淌而出的，不是通过一板一眼的教授可以获得的程式化技术。如果格式塔疗法的学习采用老师教一句、学生学一句的方式，就会变成生硬的模仿，失去了咨询师作为一个人的独特性和创造性，也违背了"整体大于部分之和"的根本思想，最终咨询师所用的技术会失去灵魂，无法发挥格式塔疗法的真正魅力。

　　浸泡式学习是指咨询师需要在格式塔的场域中长期浸泡，去感受自己与环境的接触，去观察场域中图形/背景的形成与破坏，切实体验到一圈圈的接触循环是如何运作的。通过这个过程，咨询师将格式塔的思维方式、体验方式、生活方式整合进自己的整个生命中，成为一个真实、鲜活、活在当下的人。当咨询师能够以格式塔的理念去生活和工作时，他对来访者的理解、对咨询技术的运用会以"人"为基底自然地生长出来，并逐渐整合形成自己的格式塔方法。这也十分符合格式塔疗法所属的人本存在阵营的"以人为本"的核心哲学观。团体形式的格式塔工作坊是进行浸泡式学习的一种良好环境，咨询师可以在团体中接触不同的人，感受到丰富的图形和场域。但是咨询师只参加团体工作坊是不够的，要想把在团体中体验到的觉察、接触、场论应用到咨询实践中，咨询师还需要在一对一的个体督导中对其进行深化和细化，针对与个案工作的具体情况跟督导师进行讨论。格式塔取向的个体督导同样会遵循格式塔疗法的学习规律，即便只有两个人，督导师仍然会以自己的存在营造一个格式塔的场域，帮助受督咨询师在体验中浸泡学习。具体来说，进行体验性督导的方式主要有两种，一种是进行角色扮演，另一种是发挥督导师的示范功能。

角色扮演是由督导师和受督咨询师进行咨询演练：可以由督导师来扮演咨询师，示范如何运用觉察和接触，受督咨询师可以作为来访者体验督导师是如何工作的；也可以由督导师来扮演来访者，与受督咨询师进行一小段模拟咨询，之后可以立即进行复盘和讨论，协助受督咨询师改进和整合。

与有意识地进行角色扮演相比，发挥督导师的示范功能是一种更底层的方式，是可以渗透在督导全过程中的浸泡式学习方式。督导师以临在当下的状态在场，运用自己的觉察连续谱，在此时此地与受督咨询师真实地接触。这样，受督咨询师就可以感受到两个人有接触是一种怎样的体验，发生接触中断又是一种怎样的体验，从而学会对接触进行评估和工作。在关系层面，督导师同样示范着平等的对话式关系，既不会把自己塑造为理想化的权威形象，也不会期待受督咨询师一味模仿自己，而是会秉承开放的态度，欢迎差异与碰撞，尊重受督咨询师的个性特点和专业倾向，容纳各种不同的观点与态度。最重要的是，督导师会给受督咨询师提供一个安全、可靠的探索空间，鼓励咨询师信任自己的感觉，发展自我觉察能力和自体支持，并支持受督咨询师去接触更大的场，获得多元化的知识和营养，而不是只依赖督导师。这是在任何理论讲授和书本知识中都无法获得的宝贵经验，受督咨询师在有了切身体验后，还可以与督导师进行讨论，把非言语层面的体验转化为言语层面的交流和表达，并与格式塔疗法的理论联系起来，真正吸收并整合成自己的东西，这样受督咨询师就可以用同样的方式去对待来访者了。

关注咨询师的自我运用与个人议题

我们在前文已经介绍过，格式塔疗法的个案概念化、咨询思路、干预技术全部是过程性的，需要以咨询师的自我运用为核心，在与来访者时时刻刻的接触中进行一体化的评估与干预，所以格式塔取向督导的核心工作就是发展受督咨询师的自我运用能力。为了实现这一目的，督导师通常不会直接给予自己的理解和建议，而是支持受督咨询师进行探索，包括咨询师是如何感受和理解来访者的，咨询师觉察到了什么、忽略了什么，咨询师在与来访者的接触中有怎样的体验，以及如何运用这些体验去帮助来访者。通过这样的探索过程，受督咨询师会逐渐发展出良好的觉察能力和接触能力，并在此基础上学习如何把真实的自己投入对话中，与来访者深刻地接触、真实地相遇。

随着受督咨询师尝试运用真实的自己进行工作，一些尚未修通的内在卡点会被触发，成为图形浮现出来，这通常会涉及咨询师自身的脆弱感、失控感、羞耻感、不安全感等深层的情感。对格式塔咨询师来说，有效工作的前提是处在觉察性的位置，这样才能保持在场，运用当下的觉察与来访者对话。当咨询师自身的议题被激活时，为了保护这些强烈的情感，咨询师会在缺少觉察的情况下产生接触中断或内在分裂，导致咨询师脱离此时此地的经验及与来访者的接触，无法把自己体验到的情感转化为有效的工作资源。这就好像一辆汽车出现了零部件故障，导致在半路抛锚，我们需要把零部件修好，才能让汽车重新上路。所以，格式塔取向的督导也十分关注受督咨询师的个人议题，会评估受督咨询师的在场状态，如果受督咨询师由于个人议题影响了咨询的进展，督导师会帮助受督咨询师进行觉察，支持其处理内部卡点、恢复功能以重新回到有效的工作位置上。通过这个过程，受督咨询师也可以更加熟悉和了解自己的个人议题，并在需要时寻求个人体验或成长团体以进行更系统的处理。

这意味着格式塔取向的督导会更多触及受督咨询师个人化的部分，在长期督导中，受督咨询师会与督导师建立深入的情感连接，这有可能会激发移情性的关系，双方需要对督导与个人体验之间的界限进行适当的思考和处理。在通常的咨询师成长体系中，这两者的角色分工是十分清晰的，督导关注咨询师的专业成长，个人体验则专注于咨询师的个人成长。在督导中遇到受督咨询师的个人议题时，督导师的责任是协助受督咨询师进行觉察和识别，而个人议题的修通和处理需要放到个人体验中进行。但是，对于格式塔疗法这种以咨询师的自我运用为核心的工作方式，专业成长与个人成长存在着许多交叉和重叠，如果在督导中完全不触及受督咨询师的个人部分，就无法运用体验性的方式帮助受督咨询师真正掌握格式塔疗法的精髓。

在格式塔疗法的视角下，接触边界总是在人与人的接触中流动变化着，我们很难事先划出一条泾渭分明的楚河汉界。针对这一情况，我们认为督导师需要与受督咨询师共同面对、平衡利弊，尽量帮助受督咨询师获得最大化的专业成长，同时保持适当的边界，避免对受督咨询师造成伤害。这一方面需要督导师在开始阶段清晰地介绍格式塔取向督导的特点，让受督咨询师了解督导的开展方式，另一方面需要督导师对督导关系保持觉察，当受督咨询师的个人议题被激发出来或督导中出现移情性的关系时，双方要根据具体情况讨论如何灵活地处理。在这个过程中，受督咨询师也可以体会和练习如何在人际间协商边界，进而把这种经验整合、应用到咨询工作中。

在本节的最后，我们提供了一些探索性问题，受督咨询师可以从这些角度出发来评估自己的督导体验。

- 督导师的存在状态是否给人一种真诚、开放、平等的感觉，我能否感觉到与督导师有真实的接触和连接。
- 督导师是否可以帮助我切身体验到格式塔疗法的工作方式，而不是仅限于讲授和教导。
- 在督导中，我是否感觉被充分支持，既包括对具体个案工作的支持，也包括在职业发展和专业成长方面的支持。

- 在督导中，我是否可以轻松自在地分享一切，尤其是自己在咨询中的失误和挫败，以及与督导师不同的意见和想法。对于这些，督导师能否开诚布公地与我讨论，而不是批评和评价我。
- 通过与督导师进行工作，我是否越来越信任自己，拥有更强的职业胜任力，并激活了更丰富的创造性，能够充满活力地投入咨询中。

督导案例

下面介绍一个格式塔取向的个体督导案例，这个案例会分别用受督咨询师和督导师的工作笔记来呈现，两个人从各自的视角分享了对督导过程的记录和感受，从中我们可以看到格式塔取向的督导如何帮助咨询师获得专业上的成长与发展。

1 月 21 日

受督咨询师：

最近，我换了一位新的格式塔督导师，这次的督导体验跟以往很不一样，我在督导中拿着笔做记录，他让我放下笔，看着他。那一刻我很惊讶，也很不适应，如果不做记录，我怎么能好好消化和吸收我在督导中的收获呢。但是经过两次督导，我体验到我与督导师之间建立起一种很深的关系，以前我好像从来没有过这么快地靠近和信任一个人。这让我联想到格式塔理论所讲的接触，这大概就是接触的体验吧？我能接触到他，也感觉自己被接触到了。不过，这只是一种模糊的感觉，我还搞不清楚这到底是怎么发生的。

督导师：

最近，我开始了一段新的督导工作，这位受督咨询师令我印象最深刻的是，她的督导报告非常枯燥、无聊，全部是来自中间区域的反思和分析，但在督导中见到她时，我看到一个非常可爱、活生生的人，与看报告时我心中浮现的她判若两人。我能看到她对咨询工作认真、投入，关心来访者，但是把真实的自己隐藏在一个"好咨询师"的角色背后，只用头脑跟来访者接触，不敢在咨询中运用自己的情感。

所以，我在督导中把她拉出中间区域的轨道，更多地在当下接触。我先让她在督导中体验接触的感觉，之后我会鼓励她在咨询中更多地运用真实的自己进行工作。

2月6日

受督咨询师：

督导师最近在教我如何用现象学的方法做反馈，所有我看到的、听到的、感觉到的，都可以如实地分享给来访者。这种做法让我很害怕，我怎么可能把自己所有的内心活动都说出来，伤害了来访者怎么办。

跟督导师讨论后，我惊讶地发现，原来我并没有自己以为的那么坦诚。我以为自己很真诚，但很多时候我还是想表现出善解人意的样子，希望来访者喜欢我。我用一层薄薄的隐形外壳把自己包装起来，甚至连自己都没有觉察到。

原来真实是如此地需要勇气。

督导师：

最近，我主要在发展受督咨询师对外部区域和内部区域的觉察，并且结合逐字稿帮助她掌握如何在咨询中使用自己的觉察。

当我鼓励她更加真实时，过去由角色层保护着的脆弱浮现了出来。受督咨询师很害怕失控，担心负面评价，所以才会过度运用头脑来获得控制感，想要在来访者面前表现得完美。我协助受督咨询师探索这些，让她对自己的应对方式有更多觉察。

2 月 24 日

受督咨询师：

在最近的咨询中，我更有意识地觉察自己在当下的感受，尝试把它们直接反馈给来访者，但是我感觉有点复杂，不确定这是不是真的有效。尤其是有一天，我跟一位来访者说，我对她的关心都被反弹回来，我感到挫败和生气。结果来访者很自责，好像她犯了错误惹我生气了一样，但这并不是我的本意。

我去问了督导师，督导师说这是有效的，激发出来访者的情绪刚好是工作的契机。如果我将生气反馈给来访者，她就会自责，这可能呈现了她通常的反应方式——总是为别人的情绪负责，我可以帮助来访者觉察这一点。但我觉得这很困难，还是感觉一知半解。

督导师：

最近，受督咨询师能够更多地在咨询中尝试运用自己的感受，但对来访者接下来的反应不太能进一步进行识别和工作。帮助她理解对话关系是一个不断进行的过程，每一步尝试都是实验，重要的是追踪来访者接下来的反应，就可以看到一些固化的模式在当下呈现出来，然后再对此进行工作。

3月13日

受督咨询师：

那位来访者脱落了！我觉得这跟我表达自己的情绪有关，这样做破坏了我们的关系。我对自己很不满意，对督导师也有点生气。

在督导中，我表达了自己的担心，这样做咨询太放飞自我了，我需要一些原则，例如，在反馈感受之前先进行评估。但是，督导师没有回答我的问题，反而说我对咨询过于尽责了，希望一切都在自己的掌控之下，不能犯错。之前的几位督导师确实都反馈过这个问题，我也跟体验师聊了很久，以为自己已经放下对掌控的需要了，但现在督导师还这么说，我真的感到很挫败，也很沮丧。

最后，我跟督导师说，我感觉自己没有被理解，我努力表达了自己的困难，但他没有帮到我。督导师竟然说，他不能帮我解决所有问题，有些困难就是需要我自己去面对的。我听后很伤心，感觉自己是如此孤单的一个人，真没想到他会这么说。

不过，督导结束后我消化了一阵子，从这个让我感到冲击的回应里体会出一些不同的东西。督导师不能帮我解决所有问题，或许我也不需要帮来访者解决所有问题，但以前我总觉得自己有这个义务，所以我并没有真的信任来访者能够为自己负责。原来我心里仍然住着一个自大狂，唉！

督导师：

受督咨询师在运用自己的过程中遇到了一些挫败，于是回到了自己熟悉的模式，想拿回控制感，希望从我这里获得确定的方法和步骤，避免失控和犯错。我没有直接给予答案，而是回到她个人的部分，帮助她觉察这种模式对咨询的影响。

虽然我尽力给予了支持，但受督咨询师仍然感到不满意，还是希望我以"她期待的方式"来帮助她。我感到一种"责任转移"在督导和咨询中平行发生着，受督咨询师过度承担了来访者的责任，也希望督导师以同样的方式来为她承担责任。所以，我使用了"使失望"策略，把责任交还给她，希望能带给她不一样的体验。

4 月 18 日

受督咨询师：

这个月，我在咨询中尝试了很多，终于有点明白要怎么运用自己的真实了。真实是一种在场的状态，但不是感觉到什么就要立刻说出来，而是有选择地说，一切反馈都是为了帮助来访者增加觉察，所以要有的放矢，而不是乱扔飞镖。不过，有时咨询需要冒险，那天我在咨询中产生了一些自己都不理解的感受，当时我很忐忑，但心里有一股劲儿支持着我把它们讲出来，没想到来访者跟我有一样的感受，然后我们在很深的地方相遇了。当时我特别受触动，看来忠于自己的感受真的很重要。

我跟督导师讨论了最近的感悟，把真实地在场和自我暴露的差异梳理得更清楚了。督导师还说，因为真实是一种强大的武器，所以使用真实要以善良为基础。善良就是真正看见对方，在自己真实的同时考虑到对方的需要，让对方有空间、有选择，而不是在自己的真实里一意孤行，这才是真正具有疗愈作用的真实。我喜欢这种态度。

督导师：

最近，我能看到随着受督咨询师更多地在咨询中打开自己，不断积累经验，她内在的整合开始发生。受督咨询师更深地体验到如何在咨询中保持稳定地在场，并在此基础上灵活地运用技术。当受督咨询师对跟随过程的工作方式有了更多的安全感和信任感时，她就会更敢于冒险，敢于面对不确定性，在对话中运用真实的力量。

5 月 26 日

受督咨询师：

最近，我开始体会到在咨询中"不装"是一种什么感觉了，好像拿掉了一层包裹在外面的东西，自己可以更透明，而且不太会预设咨询的方向，敢于说出一些突发奇想。虽然这样挺自由的，但同时我也感觉咨询更吃力了。最近，个案的变化好像很多、很快，关系中的冲突也更多了，这让我有点应接不暇，我感觉自己很渺小，有些失控和害怕。

我跟督导师聊了这些新体会，督导师说把自己真正投入关系中的确是不容易的，需要承载和消化更多感受。我说这种感觉就像在大海里游泳，没有任何保护措施，一旦没力气了，就会被海水吞没。督导师说，经验多了就会发现大海是可以信任的，把自己交给变化，就可以放松地应对，这需要一个适应的过程。而我现在的状态是很用力地跟海水做斗争，这会让我很辛苦。我可以先学着设立边界，在咨询中真实地在场，咨询结束后就放下，不需要一直背负那么多。我有点被安慰到了，但感觉还是很难，不知道怎么放下。

督导师：

随着受督咨询师内在的整合，她可以更少地控制，更多地把自己投入对话关系中，她与来访者的接触方式正在发生根本性的变化。这也给她带来了一些挑战，她需要消化和处理更多情绪。目前，我能做的就是提供支持，帮助她觉察和梳理发生了什么、见证这个变化的过程，并提供"脚手架"协助她度过这个阶段。

6 月 23 日

受督咨询师：

不知不觉间，督导已经持续半年了，我跟督导师一起总结了之前的工作，并谈了谈后续的督导目标。

经过跟督导师讨论，我更加明晰这半年都发生了什么。他说中间区域强大是我的优势，但其弊端是对情绪的关注不足。所以之前的督导主要是帮助我提升觉察能力，学习如何跟随来访者在当下工作。接下来，我想更系统地掌握格式塔疗法的工作方式，包括如何理解个案，以及如何灵活地应用它们。

我们也谈了谈督导关系，我第一次表达了自己很喜欢他，跟他在一起感觉很放松、很自在，把这些讲出来真不好意思。我也问了他跟我一起工作的感觉，他说是真实、有趣，而且很被信任。我说，他好像有一种神奇的能力，这半年我发生了很大的改变。他说，不是他改变了我，那些是我原本就有的东西。只是以前我因为恐惧，不敢去用。当我能够勇敢地面对恐惧时，那些封存的东西就被激活了，真实是最有力量的。

督导师：

我们进行了督导的阶段性讨论，帮助受督咨询师整合并吸收她在上一个接触循环所获得的成长，并准备开始一个新的接触循环。随着受督咨询师在咨询中更加真实，她也更愿意在当下与我更深地接触。我们分享了对彼此的感觉，这是一次美好的相遇体验。

8月17日

受督咨询师：

在最近的督导中，我们花了一些时间用格式塔的理论去理解来访者。当我能够把理论和一个个具体的个案对应起来时，我终于感觉那些抽象的概念活起来了！原来接触循环是动态流动的，大圈套着小圈。而且，我发现可以先把这个圈用在自己身上，熟练掌握后再去看来访者的接触循环就更加清晰了。还有，跟督导师讨论后我才发现，每位来访者都存在大大小小的僵局，但我以前一直不理解什么是停留在僵局里，只想赶快找到出路。现在我明白原来这是因为我自己很害怕僵局，我可以先停留在害怕里，这就是改变的悖论吧。

督导师很擅长使用整体论，我之前一直觉得这部分很难，最近终于有点摸到门道了。极性就像变魔术一样神奇，一位来访者总是批评自己，感觉很无力，但他的自我批评就很有力，有力得让自己陷入无力之中。这种视角带给我一种层出不穷的变化感，非常灵活和自由，没有什么是真正被卡住的，我们总是可以看到希望。

督导师：

最近，受督咨询师的兴趣点集中在对格式塔理论的应用上，过去她看了很多书，但没有与实际联系起来。我支持并鼓励她跟随自己的兴奋感，让她在咨询中体验理论中的概念是如何发生的，并在督导过程中用此时此地的现象进行示范，帮助她获得更鲜活的觉察和理解。

9月18日

受督咨询师：

最近，我跟督导师发生了冲突，因为我在几位来访者那里遇到了相似的困难，我觉得他之前提供的思路比较零散，我希望得到更系统、更全面的理解。结果督导师说我这样是"反格式塔"，格式塔认为每个人都是独特的，不会用统一的模板去做咨询。我感觉被批评了，很难过，也有点怀疑自己是不是真的适合格式塔疗法。

在接下来那次督导中，我跟督导师谈了我的感受，督导师说我们的确有不一样的方向，我希望他提供个案概念化，但他想在我 – 你对话中去接触。当我无视他的努力，总是回到自己的频道时，他也会感觉很挫败，这可能是他上次那么说的原因。我对督导师如此坦诚感到很意外，也很受触动。

这次冲突也让我更理解关系动力了，当我在咨询中感觉无力时，我会着急地找督导师要一些明确的东西，想让自己重新有力起来。如果督导师没有满足我，我就会生气并感到失望。这与我想要督导的咨询困境是一样的，只不过位置对调了一下。这次我切身体验到了督导师如何用稳定和真诚来处理这种困境，我也可以学着用起来。

督导师：

受督咨询师最近遇到了一些复杂的关系动力，她不太能耐受被卡在僵局里的感觉，希望在督导中获得一个通用的做法以摆脱困境。无论我怎么尝试回到此时此地去接触她的感受，她都觉得这没有用，一定要回到头脑层面找我要答案。我感到督导也陷入了僵局，一时找不到突破的办法，只好用半开玩笑的方式告诉她这个思路是"反格式塔"的。

在接下来那次督导中，受督咨询师说这让她产生了自我怀疑，认为我在说她不适合格式塔疗法。我知道自己并没有这样的意图，只是想让她看到这是两种截然不同的工作思路，格式塔疗法总会基于此时此地的情况灵活处理，永远不会有标准答案和万全之策。于是，我们复盘了上一次的互动过程，一起理解我们之间发生了什么，我也坦诚地分享了自己的挫败感和无力感。通过交流感受、澄清差异，我们在发生接触中断的地方重新建立起接触，并修复了关系。受督咨询师在这个过程中体验到了如何面对和处理关系中的冲突，她可以相应地将其迁移到咨询中了。

10 月 9 日

受督咨询师：

在这几周在咨询中，我经常有迷路的感觉，只记得跟随当下，但失去了大方向，像无头苍蝇一样。我跟督导师讨论，督导师问我跟来访者在一起是为了做什么，问得我哑口无言。除了自我探索、个人成长这样笼统的答案，我竟然说不出更多，好尴尬。

督导师建议我可以定期跟来访者讨论并更新咨询目标，而且除了来访者提出的目标，咨询师也可以有自己的工作目标，如提升觉察能力、增加自我力量、改善融合的接触方式等。这样我就有了一张后台的地图，以指导我进行当下的工作。这个视角让我很受启发，我准备把每位来访者的工作目标都梳理一遍。

督导师：

受督咨询师跟随当下的能力有所提高，但相应地呈现出另一极的短板，即对咨询整体性的评估和把握不足。我建议受督咨询师与来访者一起补上这一块的工作，练习定期讨论咨询目标，并学着建立咨询师后台的地图，这样就可以在整体方向和此时此地的过程之间进行双向协调。

11 月 24 日

受督咨询师：

我发现梳理工作目标的方法很好用，而且每过一两个月，我还可以更新一次，这样一条清晰的脉络就可以呈现出来，让我看到来访者是如何变化的。

最近，督导师总是说我的中间区域过强，我是在用头脑驱动接触。他说我可以换一种方式，用感受来驱动，当发生接触中断时，不要问应该怎么办，而是问自己有什么感受。我发现及时捕捉当下的感受对我来说真的很难，我准备多练习一下。

在后续咨询中，我打算从以下几个方面来觉察，我还可以把我觉察到的写在咨询记录里，这样就能验证自己到底觉察到了多少。

在见到来访者时，关注我看到了一个怎样的人，我对这个人有什么感觉。

捕捉来访者在咨询过程中是怎么打断接触的，当接触中断发生时，我有什么感受。

多留意非言语信息，如来访者是怎么说话的，而不是话语的内容。

督导师：

最近，我在督导中观察到，受督咨询师对咨询过程有了更丰富的觉察，但这些觉察经常是滞后的，在咨询结束后她才能意识到，无法在当下进行捕捉和运用。在咨询中，她仍然习惯性地使用头脑去思考下一步应该怎么做，而不是跟随在当下自然浮现的图形。尤其是在我建议她梳理整体的咨询目标后，头脑驱动的模式有点反扑，想要重新夺回控制感。在一个人发生深刻的内在转变时，这种情况常常会发生，新的模式正在逐渐形成，同时旧模式的坚固性也更加凸显，更大的张力和冲突在两种模式之间产生。

所以，我帮助受督咨询师去觉察她在咨询中是如何工作的，鼓励她更多地运用自己的感受来驱动咨询。

1月12日

受督咨询师：

最近，我对自己的头脑驱动模式看得更清楚了，我发现督导师的建议不完全适合我。我无法从头脑驱动模式直接切换到感受驱动模式，我需要先觉察自己是怎么使用头脑的。观察到那种头脑控场的状态，我才有机会从里面跳出来，回到感受。

我跟督导师讨论了我的想法，终于彻底把两种驱动模式区分开了。一种是结果导向的科学家思路，即发现问题—分析问题—解决问题；另一种是过程导向的现象学思路，通过觉察和接触让事物自然运转，来访者会以自己的方式发生变化。

督导师：

受督咨询师对两种驱动模式做了很多观察，产生了更深的领悟。她现在能够在体验上清楚区分两种驱动模式了，而不像过去那样总是用头脑去理解，这是一个好的迹象。

1月26日

受督咨询师：

发生了很神奇的事情，我好像忽然升级了！

这周我跟督导师做演练，我用来访者为难我的方式来为难督导师。不论我怎么胡搅蛮缠，督导师都稳稳地站在接触边界回应我。一瞬间我好像忽然明白到底什么是在当下接触了。

　　然后，我脑袋里就冒出了两个有趣的意象，一个是大螃蟹式，另一个是土豆式。

　　大螃蟹式就是头脑的运作方式，它会迅速从来访者的话语中定义问题，并不断规划解决问题的路径和步骤。这种模式的目的性很强，就像整个人向前倾，两只手臂向前伸，张牙舞爪，像一只大螃蟹。

　　土豆式是一种扎根在当下的感觉，就像土豆埋在泥土里的样子，非常稳定。这种方式让我可以持续感觉到自己的身体，并感觉到与身体相连的大地，就像稳稳地坐在时间之流中，看着一切发生，每一刻都是如此清晰。

　　出现土豆式后，我在咨询中的感觉完全变了，既能清晰地觉察到自己每一刻的状态和感受，又能清楚地看到一些过程性的现象，来访者是怎么内转的，又是怎么偏转的，就像放电影一样在我面前发生，太神奇了。在接下来那次督导中，我带着忐忑的心情跟督导师交流了新出现的土豆式，没想到督导师竟然完全能理解，这让我十分惊喜。我之前还担心别人听不懂我在说什么，那就太孤独了。

　　督导师说，这就是觉察连续谱。原来是这样，我都不知道自己怎么忽然就有了这种体验。我问他，这是不是每个人都有的潜力。他说是的，只不过每个人感知世界的方式都不一样，我是土豆式，别人可能是其他的方式。我很好奇，问他是什么方式。他说他自己是河蚌，看起来外壳很坚硬，有边界感，但内在有一颗柔软的心。如果把一颗石头放进去，河蚌可以将它慢慢变成珍珠。

　　这个意象好美，但河蚌把石头孕育成珍珠的过程也会很痛吧，河蚌辛苦了。

督导师：

受督咨询师对当下的感觉从量变到质变，她突然顿悟了，体验到了觉察连续谱的状态。而且，这让她产生了很多创造性的能量，她用"土豆""螃蟹"这些生动的形象来描述自己对两种模式的体验，她的督导报告也是图文并茂，很有意思。看到她兴奋得像个孩子，我也很受触动，见证一个人的成长和蜕变总是令我十分感动。

2月21日

受督咨询师：

最近，我特别喜欢跟督导师在当下做游戏，因为我对过程更敏锐了，我经常用自己觉察到的细节去挑战和攻击他，看他怎么应对。那种感觉就像一个刚学会摔跤的孩子，特别兴奋，总想跟教练比试比试，哪怕反复被摔倒，也要爬起来继续玩。如果能把教练摔倒一次，那简直太开心了！

不得不说，我还发现最近需要督导的问题似乎在变少，用土豆式做咨询，可以不断地跟着变化走，也就没有那么多疑问了。

督导师：

最近，受督咨询师在督导中的兴奋点不是讨论个案，而是在当下跟我接触，运用她的觉察连续谱在接触边界进行"碰撞实验"。我能感觉到她越来越有力量，对觉察和接触的运用也越来越纯熟，我能预感到分离的时刻不远了。

5月8日

受督咨询师：

这段时间我好忙，两个多月一转眼就过去了。在最近的咨询中，我持续地练习土豆式，随着我越来越熟悉这种状态，最初那种兴奋的感觉慢慢消失了。现在我找到了一种打开开关的感觉，每次咨询开始前，我都会有意识地把注意力转向身体，这样我就跟当下连接上了，基本可以在50分钟里保持觉察，不过在咨询外我好像还做不到。

接受督导的时候，我们换了一种方式，用对话逐字稿来讨论我和来访者的互动细节。这样做让我可以清晰地看到接触的过程是如何发生的，我对现象学的理解又加深了。但我也渐渐感到自己不那么需要督导了，很多时候，即使我没做好，我也能觉察到问题出在哪里，然后再跟来访者讨论就可以了。

是不是到了要分离的时候了，我的心情好复杂，不知道怎么跟督导师说。哎呀，先拖一拖再说吧。

督导师：

在这段时间的督导中，我们使用逐字稿对咨询对话进行了细致的讨论。我帮助受督咨询师巩固了对觉察连续谱的运用，并引导她把自己当作实验工具来使用。

之前的觉察连续谱作为一个新出现的图形，是一个清晰、明亮的格式塔，让她感受到一种显著的体验性改变。随着时间的推移，这个图形被整合并吸收到背景中，成为一种自然而然的状态，也带来了更加深刻、彻底的改变。我能看到她在咨询中更加灵活自如地运用觉察，并发展出自我督导的能力。这让我意识到督导能带给她的东西已经不多了，可以进入结束阶段了。

5月15日

受督咨询师：

天哪，督导大人是不是有读心术！我还没想好怎么提，他就主动跟我说督导可以考虑结束了。他说，他能看到我有很大的进步和成长，但同时我从督导中的获益已经在减少了，他鼓励我从不同的渠道整合自己需要的东西，不要只依靠一个人。

督导师的做法让我想到了以前看过的动物世界，在雏鹰长到一定年龄后，鹰妈妈会把雏鹰叼出巢，抛向天空，让雏鹰学会飞翔。他这样做让我很感动，我对这段督导关系也很不舍。

督导师：

我与受督咨询师开始讨论结束督导了，我能看到她也有督导即将结束的预感，只是还没有准备好面对分离。我们还需要一个结束和消退的过程，以帮助她整合从这段督导中获得的体验和成长。

6月2日

受督咨询师：

在最近几次督导中，我跟督导师回顾了这一年半的工作，决定下次就要结束了。有很多话我还是不知道怎么当着他的面说出口，所以我决定写一封信，准备在分别时送给他。这也是我留给自己的一个纪念，所以我把它记录在这里。

我不知道要怎么总结这段督导经历，虽然只有一年多的时间，但它带给我的改变是巨大的。

最初，我对您有很多钦佩和欣赏，您像变魔术一样把格式塔运用得炉火纯青，让我叹为观止。后来随着我的进步，我可以在当下和您一起"玩耍"了。但无论我怎么试探和进攻，您总是稳稳地站在接触边界，应对得游刃有余，让我感觉您既真实、鲜活，又不可捉摸。我渐渐开始怀疑，自己触碰到的是真实的您吗，或者只是一个拥有金钟罩、铁布衫的武林高手。我更感兴趣的是金钟罩下面那个活生生的人，尤其是您身上有局限、脆弱、暗昧的部分。那不是您扎稳马步、淡定说出"我当然会犯错误"的时刻，而是真正让我感受到您的忐忑不安、局促、尴尬，但仍然愿意诚实面对这一切的时刻。这对我至关重要，它让我相信疗愈不是来自经验和技术，而是来自作为一个人的真实与坦诚。

我们一起经历了很多温暖而又感人的时刻，您见证了我的蜕变与成长。但同时我们也发生了很多次冲突，我对专业有自己的想法，并不完全与您一致。重要的是，在这段关系中，我体验到一切都可以被承载和包容，不论发生什么，我们都可以带着对彼此的信任去面对。这让我不再那么害怕差异和冲突，能够对自己有信心，对关系有信心。在咨询中，我也学会了用同样的态度对待来访者。

真的很谢谢您，您让我体验到了什么是允许另一个人在自己心里变得重要，这很冒险，也很感人。也谢谢您能够坦然承认自己的有限性，鼓励我去探索更大的世界。

我现在更加理解皮尔斯的那段祈祷文了，我想在分别的时刻作为礼物送给您。

> 我做我的事，你做你的事。
> 我在这个世界上不是为了满足你的期待，
> 你在这个世界上亦非为了满足我的期待。
> 你是你，我是我。
> 如果我们偶然发现彼此，那很美好。
> 如果没有，那也没有办法。

督导师：

督导结束了，我收到了受督咨询师的一封信，写得十分真挚，让我感受到信任、亲密，我很感动。虽然我已经见证过很多人的成长历程，但这样的时刻仍然会让我深深感怀。格式塔疗法有一种神奇的魔力，可以点亮一个生命的热情与活力，使其不断散发出更大的生命力。大概正是这一点吸引着我，让我持续地投入格式塔的咨询与教学中。尤其是督导工作，当一位咨询师从格式塔疗法中收获了成长和改变时，他就会成为一颗种子，可以帮助更多的来访者，也可以把格式塔的魅力传播给更多的人。

在这个督导案例中，受督咨询师在开始接受督导时有一定的咨询经验，有较好的反思能力和反思意愿，但比较依赖中间区域的思考和分析，对情绪感受的觉察不足，在咨询中试图塑造一个"好咨询师"的形象，不敢让自己真实地投入咨询中。所以督导师从此时此地的接触开始，让受督咨询师在督导中先体验到我–你之间的真实接触，然后鼓励受督咨询师在咨询中更加真实地呈现自己。这类似于学游泳，个体需要先从岸上来到水中，才能切身体会到在水中的感觉。之后，随着受督咨询师在实践中遇到困难和阻碍，每一次，督导师都跟随浮现的图形，协助受督咨询师发展觉察能力，并学习如何在当下运用自己的觉察。

在督导过程中，受督咨询师的个人议题会不时被咨询动力触发，并被平行地转移到督导关系中，包括害怕面对失控和不确定性、过度承担责任、追求完美等。督导师会运用督导关系中的互动，帮助受督咨询师觉察自己的个人议题，并利用自己与受督咨询师的真实接触带来新的体验。

督导在中后期接触到了更加核心的工作，受督咨询师完成了一次体验组织模式的转变。旧的模式是追求确定感和掌控感的头脑驱动模式，新的模式是跟随当下过程的感受驱动模式，督导师协助受督咨询师对两种模式进行觉察，支持她不断练习运用新的模式。最终，受督咨询师发生了顿悟式的转变，获得了在当下保持觉察的能力，也就是觉察连续谱状态。之后，受督咨询师得以灵活地运用自己的觉察与来访者进行工作，并探索、发展自己的个人风格。

　　总之，这个督导过程协助受督咨询师发展了觉察连续谱、用创造性的方式进行自我运用，并从依赖环境支持过渡到拥有更强的自体支持，在专业成长方面取得了长足的进展。

参考文献

[1] 弗雷德里克·皮尔斯，拉尔夫·赫弗莱恩，保罗·古德曼.格式塔治疗：人格中的兴奋与成长 [M].吴思樾，译.程无一，校译.南京：南京大学出版社，2023.

[2] 加里·扬特夫.觉察、对话与过程：格式塔治疗论文集 [M].潘新玉，译.南京：南京大学出版社，2022.

[3] Phil Joyce, Charlotte Sills.格式塔咨询与治疗技术 [M].叶红萍，等译.李鸣，审校.北京：中国轻工业出版社，2016.

[4] 埃德温·尼维斯.完形治疗：观点与应用 [M].蔡瑞峰，黄进南，何丽仪，译.卓纹君，校阅.成都：四川大学出版社，2007.

[5] 戴维·曼恩.完形治疗：100 个关键点与技巧 [M].窦东徽，李雪燕，译.北京：化学工业出版社，2017.

[6] 彼特鲁斯卡·克拉克森，珍妮弗·麦丘恩.弗里茨·皮尔斯：格式塔治疗之父 [M].吴艳敏，译.南京：南京大学出版社，2019.

[7] 罗伯特·索科罗斯基.现象学十四讲 [M].李维伦，译.台北：心灵工坊，2004.

[8] 张祥龙.什么是现象学 [J].社会科学战线，2016（5）.

[9] 清流.如何做一个情绪稳定的成年人 [M].北京：北京联合出版公司，2021.

[10] 乔瓦尼·弗契多.情绪是什么：如何用神经科学解释七情六欲 [M].黄珏苹，译.杭州：浙江人民出版社，2018.

[11] 马丁·布伯.我和你 [M].杨俊杰，译.杭州：浙江人民出版社，2017.

[12] 库尔特·勒温.拓扑心理学原理 [M].竺培梁，译.北京：北京大学出版社，2011.

[13] 埃文·波斯特.那些被否定的曾经，其实很精彩 [M].伍立恒，译.长春：北方妇女儿童出版社，2016.

[14] 安东尼奥·达马西奥. 笛卡尔的错误：情绪、推理和大脑 [M]. 殷云露，译. 北京：北京联合出版公司，2018.

[15] 史蒂芬·库查克. 精神分析和心理治疗的关系性革命 [M]. 魏与晟，译. 台北：心灵工坊，2023.

[16] 弗雷德里克·皮尔斯. 格式塔治疗实录 [M]. 吴艳敏，译. 南京：南京大学出版社，2020.

[17] Gary Yontef. Awareness, Dialogue & Process：Essays on Gestalt Therapy[M]. New York：The Gestalt Journal Press，1991.

[18] Frederick Perls，Ralph Hefferline，Paul Goodman. Gestalt Therapy: Excitement and Growth in the Human Personality[M]. New York：The Gestalt Journal Press，1951.

[19] Richard Hycner，Lynne Jacobs. The Healing Relationship In Gestalt Therapy：A Dialogic/Self Psychology Approach[M]. New York：The Gestalt Journal Press，1995.

[20] Gianni Francesetti. From individual symptoms to psychopathological fields: Towards a field perspective on clinical human suffering[J]. British Gestalt Journal，2015，24（1）：5–19.

[21] Gianni Francesetti，Michela Gecele，Jan Roubal. Being present to absence: Field Theory in Psychopathology and Clinical Practice. Relational Heart of Gestalt Therapy. In publication.

[22] Jan Roubal，Gianni Francesetti，Michela Gecele. Aesthetic Diagnosis in Gestalt Therapy[J]. Behavioral Sciences，2017：70（7）.

[23] Kenofer B. Developing Gestalt case conceptualization[J]. Gestalt Review，19（2）：110–132.

[24] Petruska Clarkson. The Therapeutic Relationship[M]. London：Whurr Publishers Ltd，2003.